© Verlag Zabert Sandmann
München
1. Auflage 2009
ISBN 978-3-89883-253-3

| | |
|---|---|
| Redaktion | Karen Guckes-Kühl, Karin Kerber |
| Redaktionelle Mitarbeit | Dr. Petra Thorbrietz |
| Wissenschaftliche Mitarbeit | Helmut Hoffmann, Klaus Eder, Eden-Reha |
| Grafische Gestaltung | Thomas Übelacker, Georg Feigl |
| Illustrationen | Christian Lampe, Axel Kock |
| Fotos Buchumschlag | Jana Liebenstein |
| Herstellung | Karin Mayer, Peter Karg-Cordes |
| Lithografie | Christine Rühmer |
| Druck und Bindung | Mohn media Mohndruck GmbH, Gütersloh |

Beim Druck dieses Buchs wurde durch den innovativen Einsatz der Kraft-Wärme-Kopplung im Vergleich zum herkömmlichen Energieeinsatz bis zu 52 % weniger $CO_2$ emittiert. *Dr. Schorb, ifeu.Institut*

Prof. Dr. Dietrich Grönemeyer

# DAS GRÖNEMEYER RÜCKENTRAINING

unter Mitarbeit
von
Helmut Hoffmann

ZABERT
SANDMANN

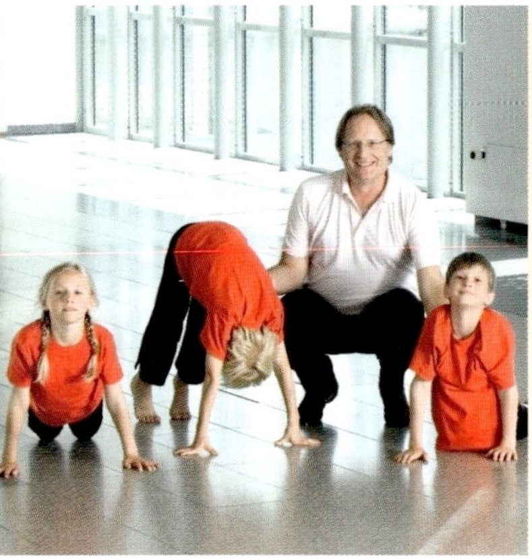

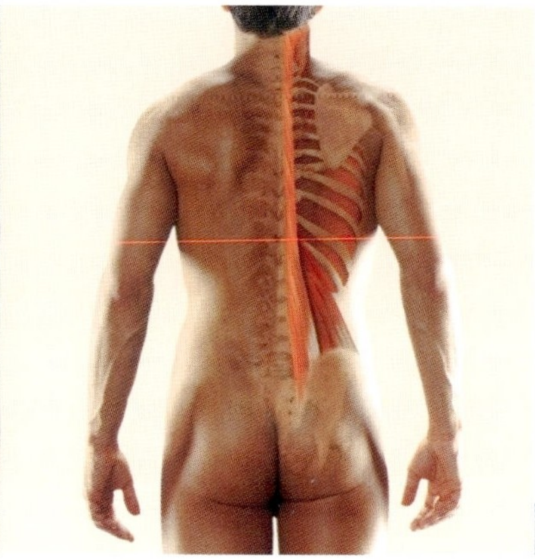

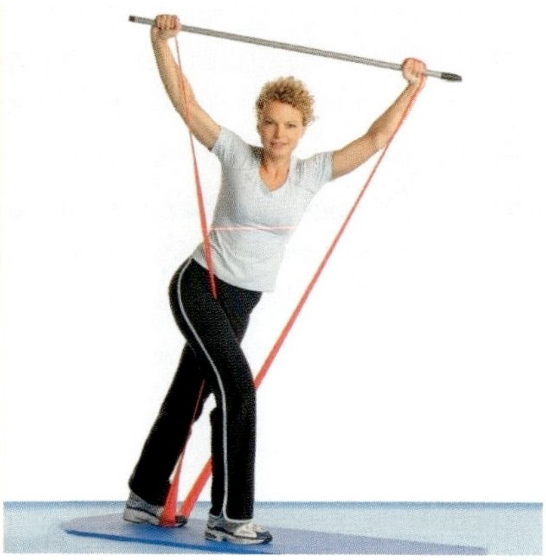

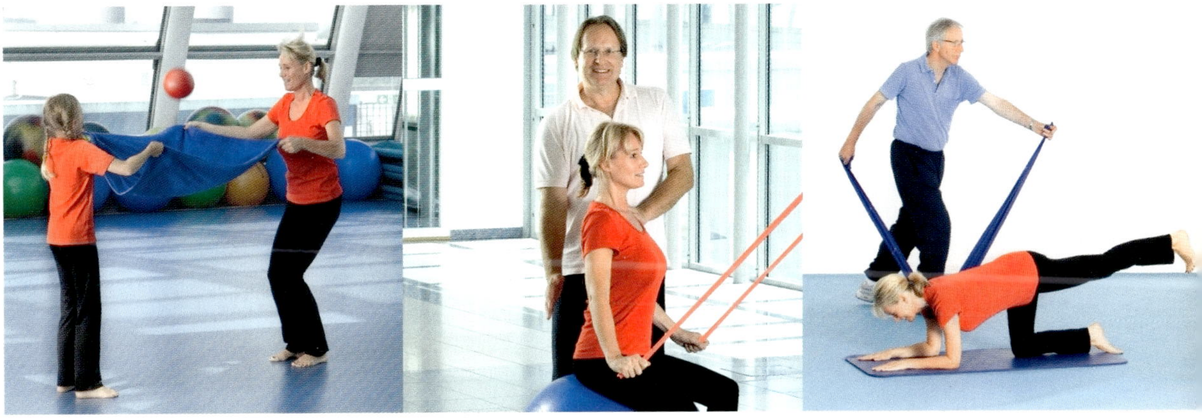

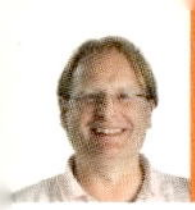

# Liebe Leserin, lieber Leser,

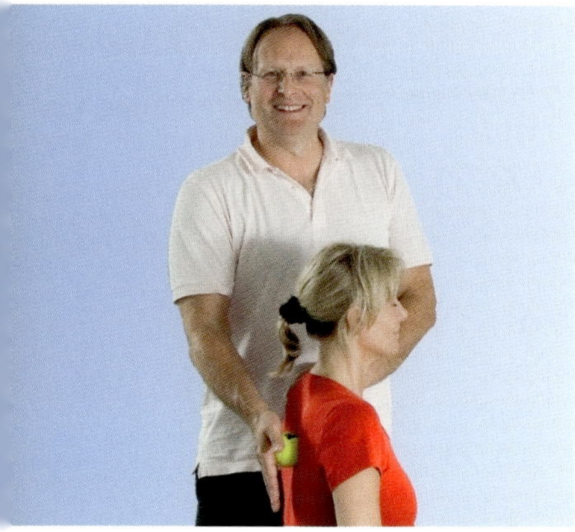

kennen Sie dieses Gefühl: Nach einem langen Arbeitstag spüren Sie plötzlich ein leichtes Stechen zwischen den Schulterblättern und ein Ziehen an der Wirbelsäule, als würde dort jemand einen Haken einhängen und Sie daran festhalten? Dann bewegen Sie Ihren Kopf, lassen die Schultern kreisen und versuchen, den Haken abzuwerfen – doch er hält Sie fest. Erst dann wird Ihnen bewusst, wie verkrampft Ihr ganzer Rücken ist, wie hochgezogen Ihre Schultern sind und wie steif Ihr Kreuz ist.

Negativer Stress und Anspannung sind in unserer modernen Gesellschaft die wichtigsten krank machenden Faktoren. Sie sind auch verantwortlich für die Rückenschmerzen, unter denen jeder Zweite in der Bevölkerung immer wieder leidet. Bei 15 Prozent der Männer und bei 21 Prozent der Frauen werden sie sogar chronisch. Seit über 30 Jahren versuchen Ärzte und Therapeuten, Krankenkassen und Gesundheitspolitiker, mit den verschiedensten Konzepten für Prävention und Therapie Abhilfe zu schaffen, doch die Zahlen steigen. Immer jüngere Menschen sind von diesem Syndrom betroffen: Mittlerweile haben fast 70 Prozent aller 10- bis 17-Jährigen Rückenbeschwerden.

**Ursache: chronischer Stress**

Bei 80 Prozent der Rückenschmerzen, glaubt man heute, ist muskuläre Verspannung der entscheidende Auslöser. Die Hauptursache ist ständiger negativer Stress. Weil diese Tatsache nicht ausreichend berücksichtigt wurde, mussten die alten Rückenschulen scheitern, weil sie vor allem bei der Belastung der Wirbelsäule ansetzten. Körperliche Aktivität ist notwendig und richtig – man weiß inzwischen, dass der ursprüngliche therapeutische Ansatz der Schonung, wie man ihn vor etwa 30 Jahren vertrat, meist schädlich war. Ausdauer- und Kraftsport stärken dagegen Knochen und Muskulatur und entlasten zudem die Wirbelsäule. Doch selbst intensives körperliches Training kann die negativen Folgen von chronischem Stress nicht ungeschehen machen. Wir müssen lernen, uns gezielt zu entspannen.

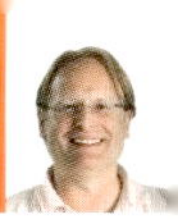

Doch das ist gar nicht so leicht. Wenn wir uns bewusst entspannen, strengen wir uns schon wieder an. Loslassen ist eine Übung, die schwieriger ist, als Gewichte zu stemmen. Ich persönlich habe das erst mit Tai-Chi und später mit Yoga gelernt, wunderbaren Entspannungsmethoden, bei denen das Atmen eine große Rolle spielt. Überhaupt bieten die asiatischen Bewegungslehren viele Anregungen für ein besseres Körpergefühl. Das ist ein erster wichtiger Schritt, um für einen gesunden Rücken zu sorgen.

**Wissen, das ich weitergeben möchte**

Um diese Erfahrung einzubringen, habe ich mich entschlossen, eine neue Rückenschule auszuarbeiten. Nach der großen Resonanz, die mein »Rückenbuch« gefunden hat, war es mir ein wesentliches Anliegen, die Theorie und die Erfahrungen meiner Patienten in ein praktisches Programm umzusetzen. Es sollte eine Rückenschule werden, die aus den Fehlern der Vergangenheit lernt und die das modernste Wissen aus den Bereichen Orthopädie, Neurologie und Sportmedizin, Physiotherapie und Osteopathie, Naturheilkunde und Psychoneuroimmunologie umsetzt.

Die Übungen, die mir am wichtigsten sind, stelle ich Ihnen zusätzlich auf der begleitenden DVD vor. Ganz bewusst führe ich einen Teil der Rückenübungen nicht zusammen mit professionellen Models aus. Mir war es wichtig, dass besonders Familien rasch einen Zugang zu meinem Programm bekommen. Die Übungen und ausführenden Personen sollten deshalb möglichst alltagsnah wirken. Doch auch diejenigen unter Ihnen, die professionelle Anleitung suchen, werden auf der DVD das passende Programm finden.

**Ihr persönlicher »Rücken-Baukasten«**

Mir geht es darum, Ihnen ein Bewegungsprogramm anzubieten, das sowohl an- wie auch entspannt. Das im Wechsel Reize setzt und Spannung nimmt. Das Sie allein oder zu zweit, im Studio oder im Büro umsetzen können. Das so vielfältig ist, dass Sie sich das jeweils für Sie Passende heraussuchen können. Das so viel Spaß macht, dass Sie irgendwann gar nicht mehr darauf verzichten möchten. Sie meinen, ich übertreibe? Probieren Sie es aus!

Viel Erfolg dabei wünscht Ihnen

Prof. Dr. med. Dietrich Grönemeyer

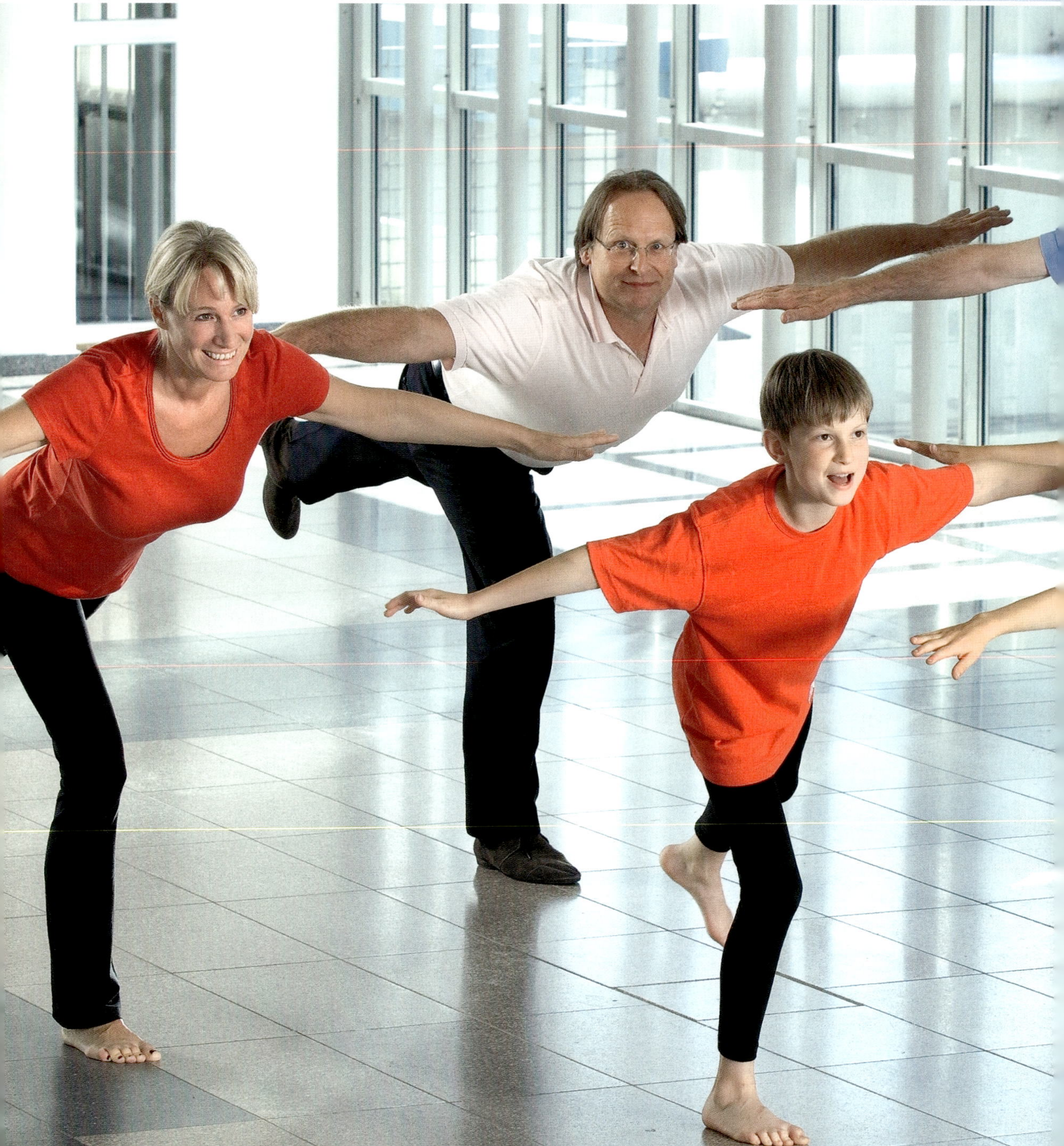

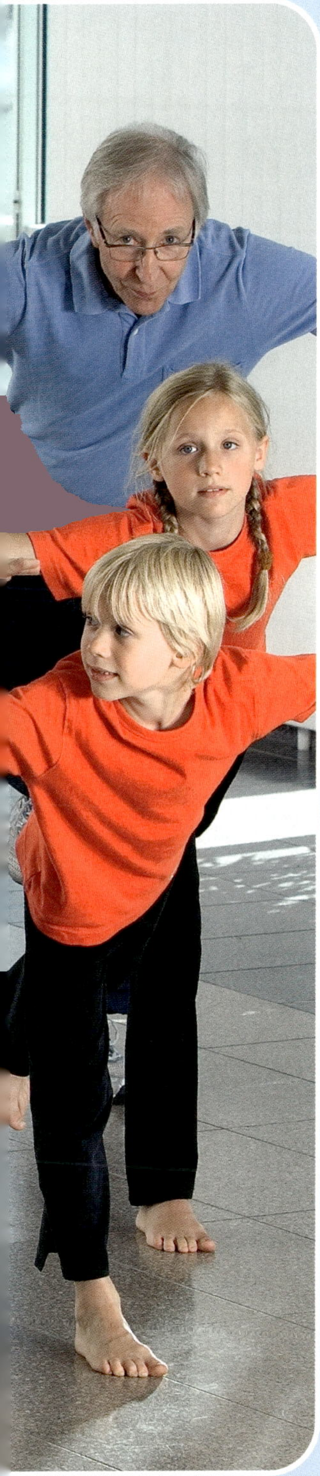

# Neue Wege des Rückentrainings

Neue Erkenntnisse aus Medizin und Forschung haben die Behandlung von Rückenbeschwerden in den letzten Jahrzehnten entscheidend vorangebracht. Und moderne Rückentrainingskonzepte berücksichtigen immer komplexere Ursache-Folge-Reaktionen von Rückenbeschwerden. Was ist Mode und welche Rückenschulansätze taugen etwas? Was ist für Sie das Richtige, und wie können Sie sich motivieren, auch durchzuhalten? Dietrich Grönemeyer sieht den Menschen als Ganzes in seinem persönlichen und sozialen Lebensumfeld.

# Die Weiterentwicklung der Rückenschulkonzepte

Sie möchten etwas für Ihren Rücken tun? Das ist gut und richtig, aber gar nicht so einfach umzusetzen. Wer sich bei den Krankenkassen informiert, wer im Fitnessstudio Ausschau hält oder im Internet recherchiert, der findet die verschiedensten Ansätze für ein Rückentraining. Doch nicht alles davon taugt etwas. Was ist Mode und was ist neuester Stand der Wissenschaft? Was ist für Sie das Richtige, und wie können Sie sich motivieren, auch durchzuhalten? Soll es Pilates werden oder lieber Yoga? Krafttraining oder Kieser?

Warum sollten Sie sich also ausgerechnet für ein weiteres – für mein – Rückentraining interessieren? Die Antwort ist einfach: Obwohl seit Beginn der 70er-Jahre Rückenschulen den Beschwerden vorbeugen oder sie zumindest lindern sollen, hat die Anzahl der Betroffenen nicht abgenommen – im Gegenteil. In den letzten zehn Jahren haben Rückenschmerzen hierzulande sogar um rund 30 Prozent zugenommen. Hat der patientenorientierte Ansatz, die Vorstellung, dass die Schmerzpatienten selbst etwas für ihre Gesundheit tun können, versagt? Sicher nicht. Doch die bisherigen Rückenschulen haben unterschätzt, wie groß der Bewegungsmangel in unserer Gesellschaft wirklich ist. Und sie haben nicht verstanden, dass es nicht ausreicht, Empfehlungen für richtige Lebensweise und Bewegung zu geben. Wir müssen den Betroffenen auch helfen, sie umzusetzen.

Obwohl seit Beginn der 70er-Jahre Rückenschulen den Beschwerden vorbeugen oder sie zumindest lindern sollen, hat die Anzahl der Betroffenen nicht abgenommen – im Gegenteil.

Mit diesem Buch möchte ich Sie, und das ist das entscheidend andere an meinem Ansatz, genau beim Handeln unterstützen. Zugleich sollen Sie verstehen, warum es so eine Vielzahl von Bewegungsansätzen gibt, was davon längst überholt und was wirklich wirksam ist und warum.

### Was neue Erkenntnisse zeigen

In den vergangenen drei Jahrzehnten, in denen ich selbst viel Erfahrung mit Rückenproblemen gesammelt habe, hat sich jede Menge getan, was Therapie, aber auch Prävention des Volksleidens Rückenschmerzen angeht. Bildgebende Verfahren wie die Kernspintomografie haben unsere Vorstellung vom Körper genauso revolutioniert wie die molekularbiologische Forschung, die Vorgänge rund um die Zelle in immer mehr Details aufklärt. Die

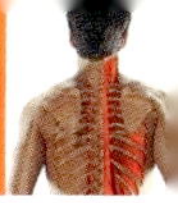

Kenntnisse über die Feinstruktur von Muskeln und Bindegewebe haben enorm zugenommen. Die Schmerzforschung hat aufgeklärt, wie Signale im Körper verarbeitet werden und was sie auslösen. Die Psychoneuroimmunologie untersucht die komplexen Wechselwirkungen von Nerven, Gefühlen und Immunsystem. Und die Hirnforschung streitet immer noch über die Frage, wie frei wir in unseren Entscheidungen sind.

All das hat an irgendeinem Punkt mit Ihnen und Ihrem Rücken zu tun, wie Sie noch lesen werden. Denn Rückenschmerzen bleiben trotz aller Fortschritte immer noch ein rätselhaftes Symptom, für das sich in 80 bis 90 Prozent aller Fälle keine körperlichen Ursachen finden lassen. Auch den umgekehrten Fall gibt es: Kernspinaufnahmen, die wegen ganz anderer Beschwerden gemacht werden, zeigen Bandscheibenvorfälle, die symptomfrei sind. Trotzdem werden in Deutschland jährlich rund 100.000 Menschen an ihren Bandscheiben operiert. Bei einem Drittel davon nützt das nichts, und jeder Sechste muss sich erneut einem chirurgischen Eingriff unterziehen.

Rückenschmerzen lassen sich nicht mit Medikamenten auskurieren. Sie sind hartnäckig und erfordern, dass Sie Ihr Leben selbst in die Hand nehmen und ändern – ein Arzt kann dabei nur ein unterstützender Partner sein.

**Aufräumen mit längst überholten Vorstellungen**

Warum das so ist und zu welchen Fehlschlüssen die verschiedenen Rückenschulkonzepte schon geführt haben, das soll Ihnen ein kurzer Abriss der bisherigen Therapieansätze zeigen. Trotz der rasanten Entwicklung der Life Sciences, zu der neben Biologie, Chemie und Pharmazie auch die Medizin gehört, halten sich nach wie vor längst überholte Vorstellungen – gerade unter erfahrenen Orthopäden. Rückenschmerzen lassen sich aber meist nicht mit Medikamenten auskurieren. Sie sind hartnäckig und erfordern, dass Sie Ihr Leben selbst in die Hand nehmen und ändern – ein Arzt kann dabei nur ein unterstützender Partner sein. Aktiv werden aber müssen Sie selbst.

## 1. Der mechanistische Ansatz

Am Anfang war die Bandscheibe. Rückenschmerzen galten lange Zeit als Symptom einer mechanischen Überlastung der Wirbelsäule. Vor allem beim Nach-vorn-Beugen, also einer »krummen Körperhaltung«, beim Heben oder Sitzen, entsteht auf der Rückseite der Bandscheiben eine enorme Zugkraft durch eine Muskelgruppe, die des Musculus erector spinae. Diese Kraft führt dazu, dass das Wirbelsegment mit der darin liegenden Bandscheibe zusammengepresst wird – vor allem der hintere Abschnitt ihres Faserrings. Hält dieser Zustand (zum Beispiel in einer Fehlhaltung) lange an oder wiederholt er sich oft, entwickelt die Bandscheibe mit der Zeit Risse.

Das kann dazu führen, dass sie sich ausbeult – von einer solchen »Protrusion« gefährdet sind besonders die Bandscheiben der unteren Lendenwirbelsäule. Meistens jedoch verursachen solche Verformungen keinerlei Beschwerden und werden höchstens durch Zufall auf einem Kernspintomogramm entdeckt. Ein plötzlicher stechend-heißer Schmerz scheint nur dann aufzutreten, wenn sich die Bandscheibe durch irgendeine Bewegung ruckartig ausdehnt und auf den im Wirbelkanal liegenden Nerv drückt.

Das erste Rückenschulkonzept, das vor etwa 30 Jahren in den USA entwickelt wurde, beruhte auf Erfahrungen aus Orthopädie und Unfallchirurgie – sie waren Worst-Case-Szenarien.

**Echte Bandscheibenvorfälle sind selten**

Ein echter Bandscheibenvorfall tritt seltener auf: Nur 5 Prozent der Männer und 3 Prozent der Frauen in Deutschland erleiden ihn. Bei einem solchen »Prolaps« tritt Gewebe aus dem Faserring oder dem Gallertkern aus und irritiert die Nervenwurzel. Das verursacht ein akutes, meist heftiges Stechen und oft starke dumpfe Schmerzen, die in andere Körperregionen ausstrahlen. Schmerzend sind oft auch Verspannungen der Muskeln des Rückens, des Gesäßes und der Beine. Auch Lähmungen können eintreten.

Abgelöste Bandscheibenstücke nennt man »Sequester«. Sie können entweder auf das hintere Längsband drücken, eine Sehne, die den Spinalkanal an der Hinterfläche der Wirbelkörper verstärkt. Oder sie durchbrechen sie und rutschen in den Wirbelkanal. Sequester müssen nicht immer operativ entfernt werden: Solange keine Lähmung oder starker Schmerz auftritt, können sie lokal mikrotherapeutisch – also ohne Skalpell – mit Medikamenten behandelt werden. Anderenfalls muss operiert werden.

Es sind vor allem Dreh- und Beugebewegungen, welche die Bandscheiben verschleißen lassen. In der Tat zeigten Versuche, dass sie sehr hohe Druckbelastungen aushalten. Dem Druck halten sie aber eben nur stand, solange sie plan aufeinandergedrückt werden. Dann brechen eher die Deckplatten des Wirbelgelenks, als dass die Bandscheiben Schaden nehmen.

**Ausgleich einer falschen Mechanik**

Das erste Rückenschulkonzept, das vor etwa 30 Jahren in den USA entwickelt wurde, beruhte auf solchen Erfahrungen aus Orthopädie und Unfallchirurgie – sie waren Worst-Case-Szenarien. Ausgehend vom Bandscheibenvorfall wurden Bewegungsmangel, stereotype Bewegungsmuster, daraus entstehende Muskelschwächen und Fehlbelastungen der Wirbelsäule als Ursachen identifiziert. Die Empfehlung lautete also, einseitige mechanische Belastungen, vor allem die risikoreichen kombinierten Dreh-Beuge-Bewegungen, am besten zu vermeiden. Sie kennen vielleicht die »So

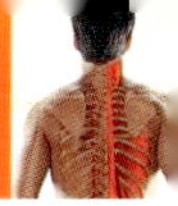

## Der Aufbau der Wirbelsäule

Die Wirbelsäule kann man in fünf Abschnitte teilen – in Hals-, Brust- und Lendenwirbelsäule, das Kreuz- und das Steißbein. Insgesamt haben wir 34 Wirbel, wobei zehn davon, aus Kreuz- und Steißbein, miteinander verwachsen sind. Deshalb spricht man von 24 freien Wirbeln. Die Wirbel werden nach diesen Abschnitten durchnummeriert (zum Beispiel L5 für den fünften Nerv der Lendenwirbelsäule).

Das Rückgrat ist doppelt gekrümmt: Die Halswirbelsäule weist von der Seite betrachtet eine Biegung nach hinten auf (konkav), die Brustwirbelsäule wölbt sich nach vorn (konvex), die Lendenwirbelsäule wieder nach hinten und Kreuz- und Steißbein erneut nach vorn. Das hat den Zweck, Erschütterungen abzufedern und auch das Gehirn vor größeren Stößen zu bewahren.

Jeder Wirbel besteht aus einem kompakten Wirbelkörper, an den sich ein knöcherner Bogen anschließt. Der Hohlraum, der auf diese Weise entsteht, bildet den Wirbelkanal, in dem sich das Rückenmark befindet, die zentrale Verbindung des Nervensystems zum Gehirn. Zwischen jeweils zwei Wirbeln tritt ein Nerv aus, der in Arm oder Bein führt. An den knöchernen Vorsprüngen der Wirbelbögen (seitlich und hinten) setzen Bänder und Muskeln an, welche die Wirbelsäule stabilisieren und auch die Verbindung zum Rumpf herstellen. Die einzelnen Wirbel sind durch kleine Gelenke (Facettengelenke) miteinander verbunden. Dazwischen liegt eine Bandscheibe. Sie besteht aus Bindegewebe mit einem relativ festen, äußeren, elastischen Ring und einem weichen, inneren Kern. Die Bandscheibe besitzt keine Blutgefäße. Sie wird über Bewegung ernährt: Durch Beugen und Strecken der Wirbelsäule gelangen die Nährstoffe in die Bandscheibe. Sie verliert mit dem Alter an Flüssigkeit und ist nicht mehr so belastbar.

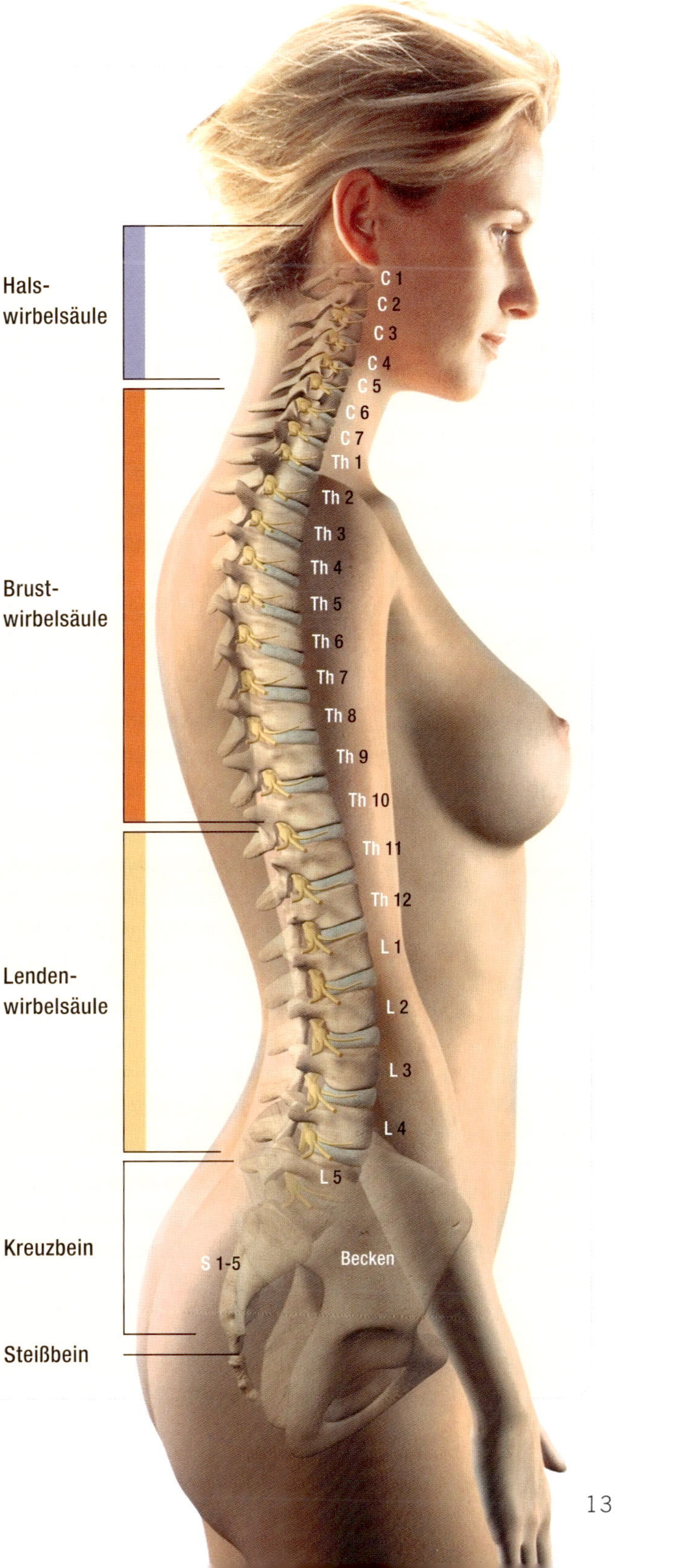

## Oberflächliche und tiefe Rückenmuskeln: Auf das Zusammenspiel kommt es an

### Oberflächliche Ebene

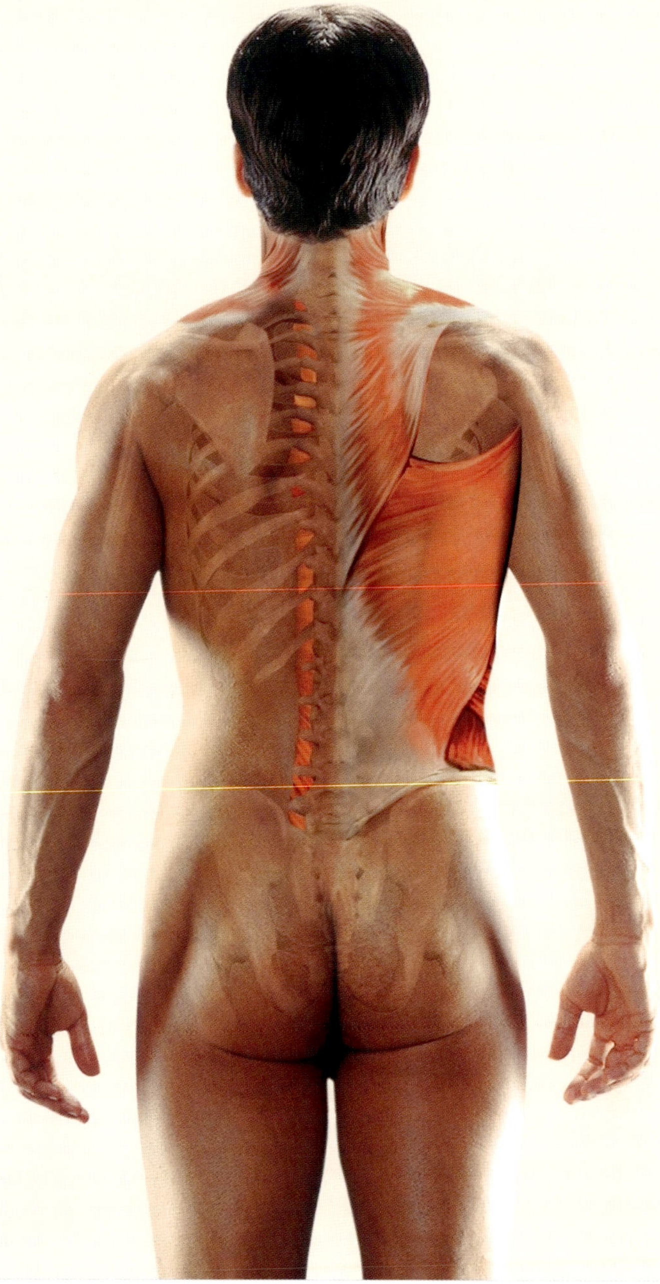

Um die Wirbelsäule zu stabilisieren und die Haltung zu verbessern, fokussierte herkömmliches Krafttraining (mechanistischer Ansatz) zunächst auf die oberflächliche Rückenmuskulatur (siehe Bild links). Dieses Muskelkorsett ummantelt den Rücken, verleiht ihm Stabilität und ermöglicht so erst seine unterschiedlichen Bewegungsrichtungen: das Beugen, Strecken, Zur-Seite-Neigen und Drehen. Auch kombinierte Bewegungen (z.B. Dreh-Beuge-Bewegungen) sind so möglich.

Erst als in den 90er-Jahren die Möglichkeiten der Diagnostik ausgereifter wurden, erkannte man, dass es nicht nur um das äußere Muskelskelett geht. Auch eine Reihe von tiefliegenden Muskeln (siehe Abbildungen rechts) bilden eine funktionelle Einheit mit dem Muskelskelett: Die Rotatoren sind für die Drehbewegungen zuständig, die Multifidi für Beugung und Streckung. Sie verbinden die einzelnen Segmente der Wirbelsäule und stabilisieren sie. Dieses Wissen um die lokale Stabilität der Wirbelsäulenabschnitte hat zu einer ganz neuen Art von Rückenübungen geführt (neurophysiologischer Ansatz, siehe Seite 18).

Mittlere Ebene

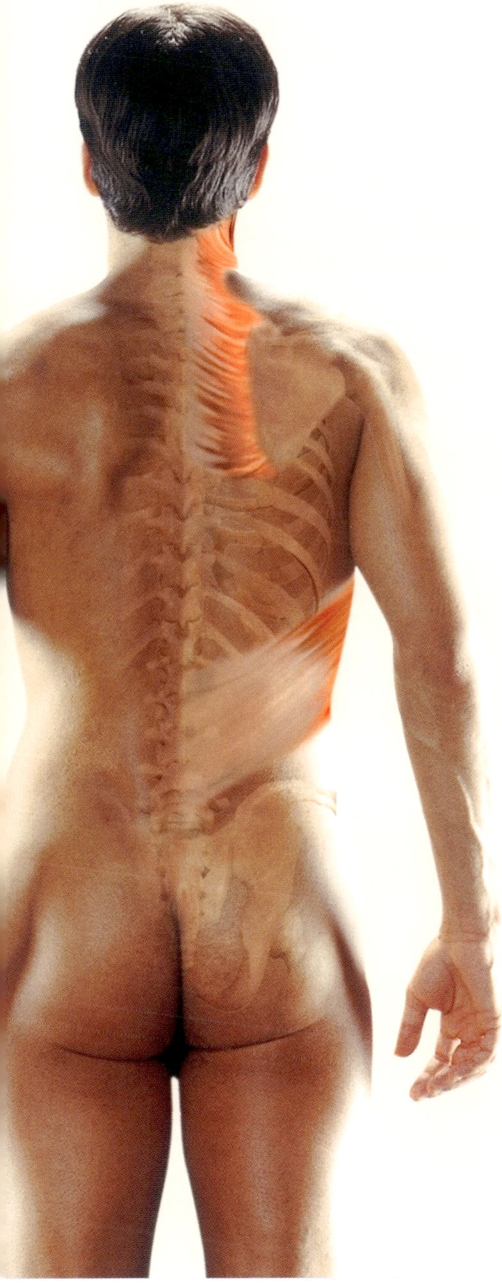

Tiefe Ebene

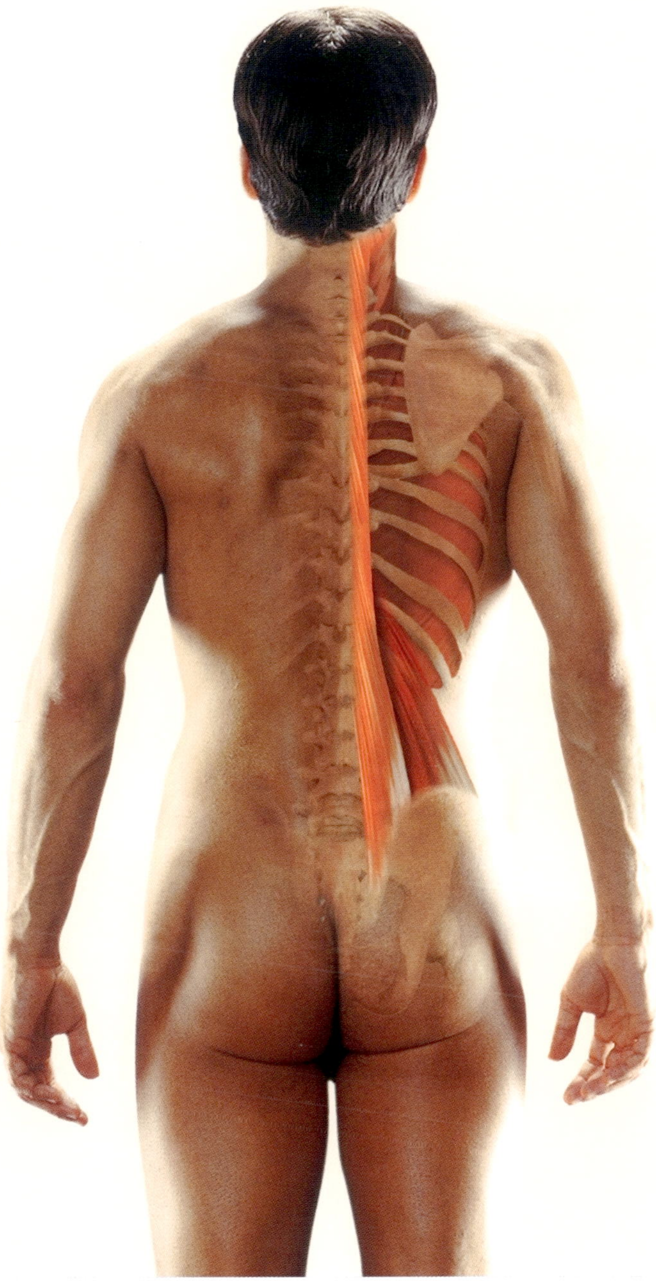

**Manchmal ist Schonhaltung trotzdem sinnvoll**

»Eine Bewegung, die wehtut, die mache einfach nicht!« – das war die Logik des mechanistischen Modells der Rückenschule. Dieser Ansatz ist dann noch gültig, wenn zum einen eine stark ausgewölbte Bandscheibe auf Nerven drückt, die Ursache in Fehlhaltungen liegt, die dringend korrigiert werden müssen, oder stärkere Schmerzen auftreten. Dann kann ein reines Krafttraining sinnvoll sein, um eine Muskelbalance zu fördern, damit alle Muskeln, Spieler und Gegenspieler, gleichmäßig trainiert sind. Bei 40 bis 50 Prozent der Betroffenen hat das Erfolg. Da jedoch bei mindestens der Hälfte durch dieses Krafttraining keine nennenswerte Besserung eintritt, wurde nach neuen Ansätzen gesucht. Dies auch vor dem Hintergrund, dass selbst Menschen mit einem trainierten Rücken unter Schmerzen litten.

Das relativ statische Körperverständnis der ersten Rückenschulen wurde bald von einem dynamischeren abgelöst. Statt von einer idealistischen Normvorstellung ausgehend die Position der Wirbelsäule »korrigieren« zu wollen, bemühte man sich nun, natürliche Bewegungsabläufe zu ermöglichen. Und je mehr man darüber erfuhr, desto wichtiger erschienen die Aufgaben der Muskulatur im Zusammenspiel mit den dazugehörenden Nervenstrukturen.

## 2. Der neurophysiologische Ansatz

In den 90er-Jahren waren die Möglichkeiten der Diagnostik bereits um sehr vieles ausgereifter. Vor allem die Kernspintomografie machte den Zusammenhang zwischen Knochen, Bandscheiben, Sehnen und Muskeln transparenter. Denn dieses bildgebende Verfahren ermöglichte es, nicht nur knöcherne Strukturen, sondern auch Weichteile präzise dreidimensional abzubilden. Gleichzeitig zeigten neurophysiologische Forschungsansätze, dass Bewegung nicht nur der räumlichen Fortbewegung des Körpers dient, sondern vielfältige Stoffwechselfunktionen im Organismus unterstützt. Störungen der Signalketten und der Körperchemie, so wurde umgekehrt klar, könnten genau dieselben Beschwerden des Bewegungsapparats hervorrufen wie eine mechanische Fehlbelastung.

**Rezeptoren und Signalketten**

Wie kann das sein? Es gibt im Organismus eine Vielzahl von Signalketten, die komplexe Regelungsvorgänge im Körper in Gang setzen (biokybernetisches Modell). Sie werden durch »Sensoren« in den Muskeln, in den Sehnen und Gelenken, im Bindegewebe und in der Haut gesteuert: Wenn die eine Muskelgruppe angespannt wird, erhält eine andere das Kommando, loszulassen: Wenn die eine hart wird, wird die andere weich. Stereotype Bewegungen, die selbst noch keinen Schmerz auslösen, dies war die neue Erkenntnis, geben dennoch permanent Signale an die Muskulatur ab. Sie führen dazu, dass Spannung aufgebaut wird, wo sie gar nicht notwendig ist. Sie kennen das aus Stresssituationen: Ein kritischer Moment im Straßenverkehr reicht dazu aus, Ihren Puls in die Höhe zu treiben, obwohl Sie sich gar nicht anstrengen, sondern mehr oder weniger unbeweglich im Auto sitzen.

Warum ist das so? Die Signalketten werden über ein System von Rezeptoren gesteuert. Einer der von ihnen gemessenen Parameter ist die Muskelspannung. Wird sie in einem Bereich zu groß, erhält der Gegenspieler das Kommando, anzuspannen, um die einseitige Belastung zu korrigieren. Wenn dieses Regelsystem aber aus dem Lot gerät – etwa durch permanente Überlastung –, können einzelne der beteiligten Muskeln nicht mehr loslassen.

**Triggerpunkte – eine Folge der Fehlsteuerung**

Die aufgebaute Spannung führt dazu, dass sich besonders druckempfindliche Stellen, sogenannte Triggerpunkte, ausbilden. Sie entstehen in der Mitte der Muskelfasern, dort, wo eine Nervenendigung Bewegungsimpulse an den Muskel übermittelt. Weil durch die Fehlschaltung dort zu viel des Nervenbotenstoffs Acetylcholin freigesetzt wird, ziehen sich die feinen Muskelfasern zu verspannten Bündeln zusammen. Der Energiebedarf des Muskels wächst, während gleichzeitig die Spannung im Inneren die feinen Blutgefäße zusammenpresst: Blut und Nährstoffe werden knapp. Jetzt befindet sich der Muskel in einem Alarmzustand und schüttet Signalstoffe aus, welche die Schmerzfühler aktivieren: Der Triggerpunkt tut weh (siehe auch Seite 174).

Die Wirkung reicht jedoch über den betroffenen Muskel hinaus. Ein Triggerpunkt im Wadenmuskel kann etwa Beschwerden am Kreuzdarmbeingelenk verursachen – und umgekehrt. Vermutlich ist das so, weil der Schmerzimpuls aus dem Wadenmuskel paradoxerweise im Rückenmark benachbarte Nervenzellen stimuliert, die Schmerz melden, obwohl sie nur für das Kreuz zuständig sind. Über Massagen, Akupressur oder Neuraltherapie im Bereich der Triggerpunkte können die Symptome oft gebessert werden.

Verspannungen und Schmerzen können also ebenso auftreten, wenn der Körper einen Reiz fehlinterpretiert. Das ist zum Beispiel auch der Fall, wenn Sie im heißen Sommer in einem Cabrio sitzen und sich den kühlen Fahrtwind um die Ohren wehen lassen. Am nächsten Morgen kann es sein, dass Sie sich nicht aus dem Bett bewegen können. Das liegt dann daran, dass der

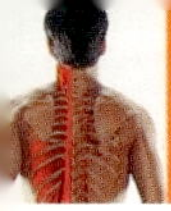



Muskel nicht präzise unterscheiden konnte, ob er durch einen physikalischen Druck, eine falsche Bewegung, psychischen Stress oder auch nur einen leichten Reiz wie den kalten Wind zur Anspannung gebracht wurde.

Im Mittelpunkt des neurophysiologischen Ansatzes der Rückenschule steht das Nervensystem mit seinen unterschiedlichen Rezeptoren in Gelenken, Muskeln und Sehnen, in Haut und Bindegewebe.

### Die Behandlung der Triggerpunkte

Ein vernünftiger Arzt empfiehlt dann Wärme, weil das die Durchblutung fördert und im besten Fall die Selbstregulation wieder in Gang bringt. Häufig geben Therapeuten bei chronischer Verspannung aber auch Medikamente, die die Muskeln entspannen (Muskelrelaxanzien). Diese helfen zwar momentan, machen aber auf Dauer abhängig und haben auch noch andere unerwünschte Nebenwirkungen. Vor allem aber behandeln sie nicht die eigentlichen Ursachen des Problems, die Fehlleitung von Nervenimpulsen.

Herauszufinden, wo bei Schmerzen Symptom und wo Ursachen liegen, ist nicht immer einfach. Erfahrene Therapeuten testen bei unklaren Rückenschmerzen zuerst eine Reihe klassischer Triggerpunkte im Körper und tasten außerdem die Rückenmuskulatur ab: Dabei schieben sie ihre Fingerkuppen bis tief unter die Haut, die unter der rhythmischen Bewegung kleine Wellen schlägt. So erspüren sie Verhärtungen der Faszien unter dem Fettgewebe.

Aus dieser Erkenntnis entstand ein neurophysiologischer Ansatz der Rückenschule: In ihrem Mittelpunkt steht das Nervensystem mit seinen unterschiedlichen Rezeptoren in Gelenken, Muskeln und Sehnen, in Haut und Bindegewebe. Deren Zusammenspiel reguliert die stabilisierende Muskulatur von Rumpf und Wirbelsäule. Es ging also nicht mehr nur um die Bandscheibe. Vielmehr identifizierte man viele weitere Ursachen für Rückenprobleme. Vor allem wurde deutlich, dass ein Symptom wie Schmerz und seine Ursache längst nicht immer deckungsgleich sind.

### Fernwirkungen der Organe

Es stellte sich zum Beispiel heraus, dass Veränderungen und Fehlspannungen innerer Organe auf die Wirbelsäule wirken. Ein »Wandern« der an Bändern aufgehängten Niere kann beispielsweise dort Schmerzen auslösen, die denen eines Bandscheibenvorfalls gleichen.

Auch wissen wir inzwischen, dass das Kreuzdarmbeingelenk (Iliosakralgelenk, zwischen Lenden-Becken-Hüft-Region und Beinen), nicht zuletzt wegen des vielen Sitzens besonders anfällig für Blockaden ist. Schon kleinste Veränderungen in seiner Beweglichkeit aber wirken sich auf die Stabilität der Wirbelsäule aus. Wenn sich zum Beispiel der Beckenkamm (der obere Rand des schaufelförmigen Teils des Hüftgelenks) nach hinten neigt, ver-

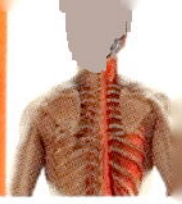

## Fein justiertes Steuersystem: die Nerven des Rückens

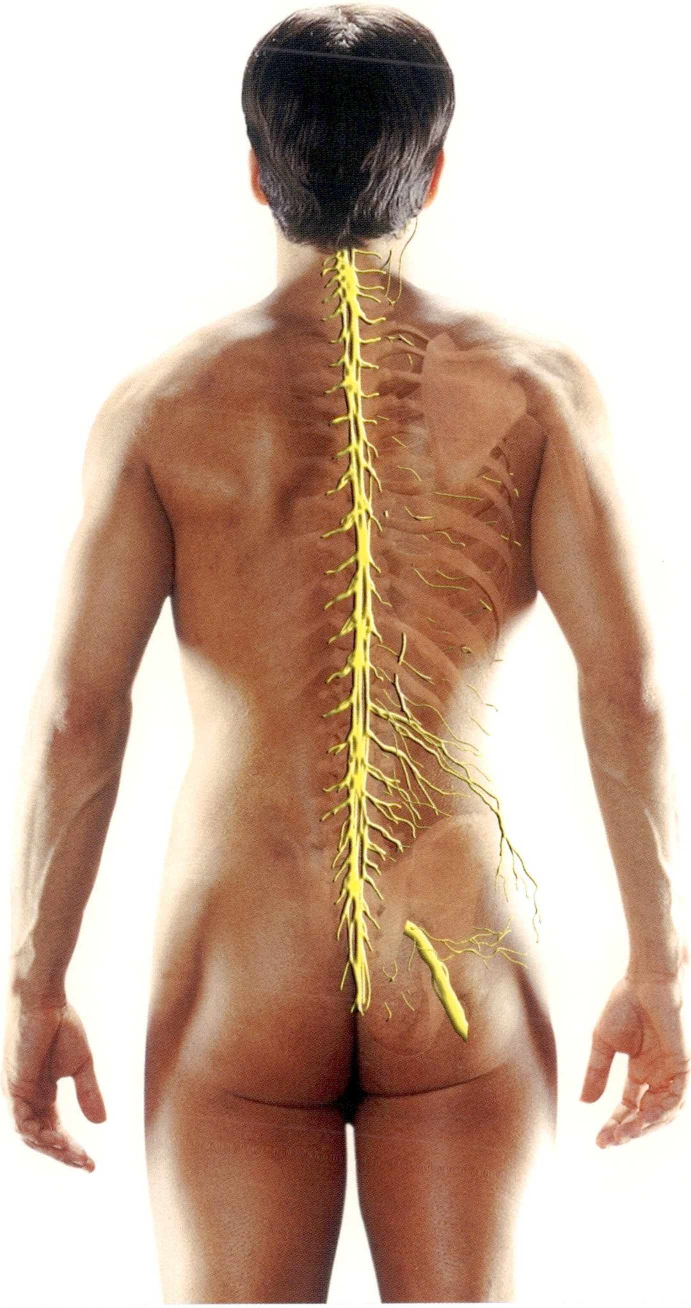

Zwischen den einzelnen Wirbelkörpern treten Spinalnerven aus dem Rückenmark aus, die die rechte und die linke Körperseite versorgen. Das Nervensystem mit seinen feinen Verästelungen und seinen unterschiedlichen Rezeptoren in Gelenken, Muskeln und Sehnen, in Haut und Bindegewebe steht im Mittelpunkt des neurophysiologischen Ansatzes der Rückenschule (siehe Seite 18). Ihr Zusammenspiel reguliert – neben vielfältigen anderen Aufgaben – die stabilisierende Muskulatur von Rumpf und Wirbelsäule: Verändert beispielsweise ein Muskel seine Länge aktiv oder wird diese passiv verändert, geben die beteiligten Rezeptoren Signale an bestimmte zum Köperzentrum hinleitende (afferente) Nerven weiter. Diese übermitteln die Information – je nach Dringlichkeit – entweder direkt über Reflexe im Rückenmark (spinale Ebene) oder an das Gehirn (supraspinale Ebene). Rückenmark oder Gehirn geben schließlich den Befehl an die ableitenden Nerven (efferente Nerven), die Muskelspannung zu verändern. Wenn ein Muskel anspannt, wird ein anderer also entspannt. Die kurzen Übertragungswege und die räumliche Enge machen das System aber auch anfällig für Störungen. Dann führt nicht nur ein Dehnreiz zur Muskelanspannung, sondern auch ein Kältereiz. Dann spannt ein Muskel auch an, wenn er einen kalten Windzug abbekommt.

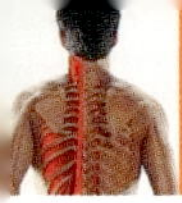



## Transport von Botenstoffen im Blut

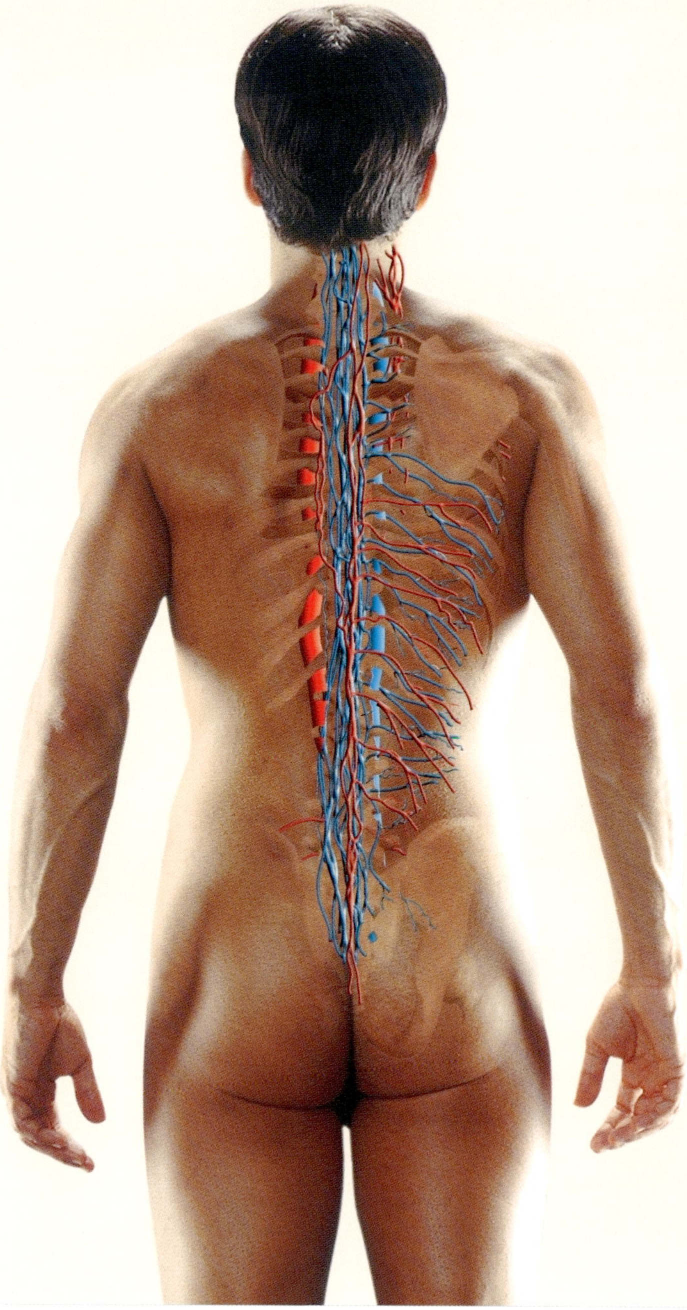

Drei zentrale Arterien versorgen das Rückenmark, die wichtige Nährstoffe und Sauerstoff transportieren. Dass sie im Halsbereich seitlich der Wirbelsäule entspringen, macht deutlich, warum dieser Wirbelsäulenabschnitt so besonders empfindlich ist. Im Brust- und Lendenbereich erhalten sie Zuflüsse aus den seitlichen Segmentarterien und den Lendenarterien. Die größte und zentralste Segmentarterie liegt zwischen dem 9. und 12. Brustwirbel.

Neben der Nährstoff- und der Sauerstoffversorgung haben die Blutgefäße noch eine andere wichtige Aufgabe: den Transport von Hormonen und anderen Botenstoffen. Eingebettet in ein komplexes Zusammenspiel von Signalketten transportiert der Körper auf diese Weise wichtige Botschaften. Oft bestätigen sie sich in einer Art Zirkelschluss: Dann klingen Rückenschmerzen zum Beispiel nicht ab, auch wenn die ursprüngliche Ursache, etwa eine Entzündung, längst verheilt ist.

Auch die Psyche ist abhängig von solchen Botenstoffen. Wer einem Schmerz nur wenig Bedeutung beimisst, wird kaum Schmerzen haben. Ängste, Aggression oder Frustration hingegen können zu dauernder Muskelverspannung führen.

dreht das die Hüfte unmerklich. Dies wird oft irrtümlich als Beinlängendifferenz interpretiert. Die Bänder vom Beckenkamm zur unteren Lendenwirbelsäule (Lendenwirbelkörper 4 bis Steinbein 1) üben bei dieser Hüftdrehung starken Zug aus, der in der Folge zu Rückenschmerzen führen kann.

Manual- und Physiotherapeuten sowie Osteopathen versuchen, solche Fehlspannungen aufzulösen, indem sie manuellen Druck auf einzelne Muskeln ausüben (zum Beispiel aufs Zwerchfell) und diese in verschiedene Richtungen dehnen. Sie mobilisieren auch einzelne Gelenke und fördern ihre Beweglichkeit, was die Selbstregulation des Körpers oft wieder aktiviert.

### Die Schulung der Wahrnehmung

Das neurophysiologische Rückentraining will dazu beitragen, dass solche massiven Verspannungen gar nicht erst entstehen. Es setzt darauf, dass die sensomotorischen, also durch Sinnesreize gesteuerten Bewegungsabläufe bewusst werden. Der Rücken zum Beispiel enthält Rezeptoren, die Informationen über Druck, Schmerz, Kälte und Wärme über die Nervenbahnen an das Gehirn leiten. Im Gegensatz zu Händen und Füßen weist der Oberkörper jedoch weit weniger der kleinen Messfühler auf, nur etwa fünf pro Gramm Muskelmasse, der Finger hat 24-mal mehr. Deshalb nehmen wir häufig nicht rechtzeitig genug wahr, dass wir Muskeln zum Beispiel in einer Stresssituation an-, aber danach nicht wieder entspannen.

Besonders wichtig sind dabei die Rezeptoren der Muskelspindeln – das sind jene Bereiche am Ende der Faserbündel, um die eine Nervenfaser gewickelt ist. Diese Fühler messen die Länge und die Dehnung des Muskels. Unterstützt werden sie von den Sehnenspindeln, kleinen, mit Flüssigkeit gefüllten Messaggregaten. Neben Informationen über den Grad der Beanspruchung eines Muskels liefern sie unter anderem räumliche Informationen über die Position eines Gelenks.

### Rechtzeitiges Erkennen von Warnzeichen

Wenn Sie eine verspannte Sitzhaltung einnehmen, wird Ihr Nacken hart, und Ihr Gesicht schiebt sich nach vorn. Als Folge ziehen sich die Muskeln am siebten Halswirbel zusammen. Wenn Sie länger so sitzen bleiben und diese Position nicht nach einiger Zeit ändern, kann sich diese Muskulatur irgendwann nicht mehr richtig entspannen, Ihre Schultern bleiben hochgezogen, der Brustkorb verliert an Beweglichkeit, und der Atem wird flach. Die Folgen einer schlechten Sitzposition wirken sich auf diese Weise auf den gesamten Körper aus, nicht nur auf den Rücken.

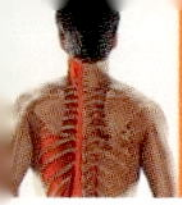



Neurophysiogische Übungen helfen, die Warnzeichen rechtzeitig zu spüren und ihnen entgegenzusteuern. Das bewusste Fühlen bezieht auch die emotionale Ebene ein: Rückenschmerzen, sagte selbst die Weltgesundheitsorganisation WHO, sind eben kein rein orthopädisches und mechanisches Problem, sondern haben auch eine wichtige psychische Seite. Vor allem beim Übergang von akuten zu chronischen Schmerzen spielen depressive Stimmungslagen, anhaltende Anspannung im Job oder in der Familie sowie traumatische Erlebnisse wie der Verlust eines Partners eine große Rolle.

## 3. Der energetische und ganzheitliche Ansatz

Wie wichtig die Psyche für körperliche Vorgänge ist, zeigte auch die Stressforschung. Sie machte deutlich, wie sich Botschaften im Körper verselbstständigen können, sogar wenn der Anlass längst vorbei ist. So kann allein eine freudige, aber auch eine schreckliche Erinnerung Ihren Puls in die Höhe treiben oder Ihre Nackenmuskeln anspannen. Menschen, die in frühester Kindheit viel negativem Stress ausgesetzt waren, reagieren ein Leben lang mit einer geringeren Reizschwelle auf Belastungen, weil sich ihre Vergangenheit wie ein Code in ihren Körper eingeschrieben hat.

Einem ähnlichen Mechanismus der Verselbstständigung folgt ein chronischer Rückenschmerz. Er kann noch vorhanden sein, wenn die Ursache, etwa eine Entzündung oder ein emotionaler Reiz, längst abgeklungen ist.

### Was hinter Schmerzen steckt

Die Psyche, die selbst von solchen Botenstoffen, Hormonen und Neurotransmittern abhängig ist, spielt dabei eine ganz zentrale Rolle. Wird einem Schmerz wenig Bedeutung beigemessen, so sind die körperlichen Reaktionen darauf geringer. Löst er dagegen schlechte Erinnerungen und Ängste aus, so kann er sich geradezu lähmend auswirken. Wir wissen, dass Schmerz auch kulturell »codiert« ist: Südländer klagen eher früher oder lauter, ohne dass es dafür eine körperliche Ursache gäbe.

Schmerz setzt sich also immer aus einer Muskelreaktion und einem Reflexgeschehen im Rückenmark oder dem Einfluss des Gehirns zusammen. Er hat eine bewusste Komponente und eine unbewusste, die beide über das Nervensystem (das bewusste, zum Muskel führende, und das unbewusste, vegetative) vermittelt werden. Interessanterweise setzen traditionelle Heilverfahren wie die chinesische Medizin oder das indische Ayurveda an der Schnittstelle zwischen Bewusstem und Unbewusstem an, um Dysbalancen,

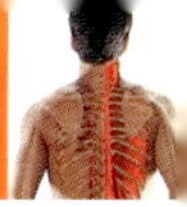

seelische wie körperliche, zu beheben. Bewegungsübungen aus diesen Medizinsystemen wie Yoga, Tai-Chi oder Qigong haben nicht das primäre Ziel, die Muskulatur zu kräftigen oder die Gelenkbeweglichkeit zu erhalten. Wenn sie »Blockaden« beseitigen, ist damit vor allem der Ausgleich der gegensätzlichen Kräfte im Körper oder von Störungen im »Energiefluss« gemeint.

### Traditionelle asiatische Heilsysteme

Die Traditionelle Chinesische Medizin (TCM), ihre Akupunktur und ihre Bewegungslehren, aber auch das indische Yoga werden seit einigen Jahren gezielt in der Therapie von Rückenschmerzen eingesetzt. Sie zeigen nicht nur verblüffende Erfolge, sondern sind auch eine wichtige Alternative zur medikamentösen Langzeittherapie von chronisch Schmerzkranken geworden.

Die »Energie«, die wir in unserem westlichen Verständnis mit dem chinesischen Begriff des »Qi« gleichsetzen (das indische Ayurveda spricht vom »Prana«), hat kein physisches Korrelat und entspricht einem bewusst erfahrenen Körpergefühl. Man kann sie nicht direkt messen. Ihre Leitbahnen, von den Chinesen Meridiane genannt, haben keine nachvollziehbare körperliche Struktur, einen Kanal oder ein bestimmtes Gewebe. Möglicherweise sind es Verschaltungen des unbewussten (vegetativen) Nervensystems. Klar ist nur, dass sie im Wesentlichen den Muskelfunktionsketten folgen und dabei auf der Oberfläche der Haut verschiedene Reflexzonen berühren, die mit einzelnen Organen in Verbindung stehen.

Traditionelle Heilverfahren wie die chinesische Medizin oder das indische Ayurveda setzen an der Schnittstelle zwischen Bewusstem und Unbewusstem an, um Dysbalancen – seelische wie körperliche – zu beheben.

### Die Erklärung des Meridianmodells

Das hat zu einer Deutung geführt, die in den Meridianen eine Art Projektion der Schnittstellen der diversen Regelkreise des Körpers auf seine Oberfläche sieht. Dies würde auch die Frage beantworten, warum man über gezielte Reize auf diesen Bahnen – durch Druckpunktmassage (Shiatsu) oder Akupunktur – die Selbststeuerung des Organismus beeinflussen und blockierte Regelkreise wieder »in Fluss« bringen kann. Qi und Prana sind also keine chemischen Substanzen, sondern ein anschauliches Bild für die Kapazität unseres Organismus, mit seinen individuellen Belastungen zurechtzukommen.

Akupunktur zum Beispiel hilft sehr gut gegen chronische unspezifische Rückenschmerzen. Wie das genau funktioniert, ist wissenschaftlich noch nicht erklärt. Vieles deutet inzwischen aber darauf hin, dass allein der Reiz der Nadel auf eine spezifische Region (möglicherweise fälschlich Punkt) ausreicht, um eine Kette von Reaktionen auszulösen. Der sogenannte Akupunkturpunkt entspricht einer mehrere Millimeter großen Fläche in der Körpertiefe, wie eine Studie an meinem Lehrstuhl der Universität Witten/Herdecke zeigte. Die Reizung dieser Region – durch eine Nadel oder Fingerdruck – aktiviert möglicherweise die Selbstregulationskräfte des Körpers und unterdrückt zum Beispiel Schmerzimpulse oder schaltet sie auch ganz ab.

### Wie man über die Psyche den Körper erreicht

Hirnforscher wie Antonio Damasio von der University of Southern California haben mit neuen Denkansätzen unser Bild von den Funktionsweisen des Körpers erweitert: Damasio sieht in Gesundheit ein Produkt der ständigen Auseinandersetzung des emotionalen Urgehirns mit dem evolutionär viel jüngeren kognitiven Bewusstsein. Reize, so erklärt er, werden in Bruchteilen von Sekunden durch Rezeptoren wahrgenommen und über das Rückenmark an das Gehirn vermittelt. Erst danach werden sie uns als Empfindung, zum Beispiel als Schmerz oder Angst, bewusst.

Dieser Vorgang funktioniert auch umgekehrt: Die emotionalen Zentren des Gehirns, dort wo auch Aggression, Sexualität und Stress ihren Ursprung haben, stehen durch Hormone und das unbewusste Nervensystem in engem Kontakt zum Körper. Sie können im Organismus Reaktionen auslösen, bevor unser Verstand diesen Prozess auch nur wahrgenommen und analysiert hat. Das ist zum Beispiel der Fall, wenn wir während einer unangenehmen Begegnung unbewusst unseren Rücken anspannen und die Schultern wie zur Abwehr hochziehen.

### Der Atem als verbindendes Element

Eine Verschränkung zwischen dem Bewussten und dem Unterbewussten leistet unser Atem: Atmen ist ein körperlicher Reflex und geschieht automatisch, aber der Mensch kann Einfluss darauf nehmen, den Atem steuern. Wenn wir lernen, unseren Atem zu kontrollieren, können wir auf das unbewusste Nervensystem einwirken. Nicht von ungefähr kommt es daher, dass alle großen meditativen Bewegungslehren wie Yoga, Tai-Chi oder Qigong den Atem während der Übungen als Instrument nutzen. Und auch bei den modernen Entspannungstechniken wie progressiver Muskelentspannung, autogenem Training oder Biofeedback nimmt der Atem eine zentrale Rolle ein. Ihn zu kontrollieren entspannt den Muskeltonus, beruhigt das vegetative Nervensystem, wirkt Stress entgegen und stärkt das Immunsystem.

Besonders zu empfehlen ist bei chronischen Rückenschmerzen das sanfte Tai-Chi. Wissenschaftliche Untersuchungen belegen, dass diese jahrtausendealte Kampftechnik bei regelmäßigem Üben die Gesundheit positiv beeinflusst. Wer langjährige Tai-Chi-Erfahrung hat, ist seltener von Verformungen der Wirbelsäule betroffen. Dass die Bewegungen mit voller Aufmerksamkeit ausgeführt werden müssen, schärft Konzentration und Ruhe.

Das indische Yoga, von dem ich einzelne Übungen selbst praktiziere, ermöglicht eine optimale Mischung aus langsamer Bewegung, tiefer Atmung, vorsichtiger Dehnung und Konzentration. Bei chronischen Rückenschmerzen ist es besser als jede Gymnastik, bewies eine nach strengen wissenschaftlichen Anforderungen erstellte Studie aus den USA. Ärzte an der Klinik für Integrative Medizin an der Universitätsklinik Essen fanden heraus, dass gestresste Frauen nach drei Monaten Yoga-Training weit weniger Rückenschmerzen hatten und außerdem auch viel besser mit Stress umgehen konnten. Entspannung und Beruhigung stehen also im Vordergrund eines an traditionellen Bewegungslehren orientierten Rückenschulansatzes, von dem ich Ihnen fünf Übungen anbiete (nach Rücksprache mit Ihrem Arzt).

> Ich bin überzeugt, dass man Rückenschmerzen nicht mit einem einzigen Patentrezept kurieren kann, sondern ganz individuell ansetzen muss, um eine Therapie auch für den jeweils Betroffenen wirksam zu machen.

## 4. Der bio-psycho-soziale Ansatz

All die bisher geschilderten Rückenschulen sind nicht gegensätzlich zu verstehen; sie erweitern sich stattdessen um immer neue Erkenntnisse und berücksichtigen immer komplexere Ursache-Folge-Reaktionen von Rückenbeschwerden. Zugleich differenzieren sich die verschiedenen Therapieansätze aus und bieten unterschiedliche Elemente für verschiedene Problemlagen.

Ich bin überzeugt, dass man Rückenschmerzen nicht mit einem einzigen Patentrezept kurieren kann, sondern dass man ganz individuell ansetzen muss, um eine Therapie auch für den jeweils Betroffenen wirksam zu machen. Mein persönlicher Ansatz folgt daher dem neuesten Gesundheitsmodell, das bio-psycho-sozial genannt wird: Es legt besonderen Wert auf Ihre Motivation, die Stärkung Ihrer Eigenverantwortung, und es hilft Ihnen dabei, Ihre Ziele auch in Ihrem persönlichen Lebensumfeld umzusetzen. Denn nur, was zu Ihnen passt und Sie überzeugt, wird Ihnen auch helfen können.

### Die Bedingungen für Gesundheit

Grundlage dieser Sichtweise ist der Beginn eines Paradigmenwechsels in der Medizin, der auch durch die steigende Zahl chronischer Leiden zusehends notwendiger wird. Er fragt nicht mehr, was die Ursachen einer Krankheit sind – denn die sind zum Beispiel bei Rückenschmerzen vielfältig. Stattdessen erforscht er die Bedingungen für Gesundheit. Dieses als »Salutogenese« bezeichnete Konzept hat seinen Ursprung in Studien von Aaron Antonovsky

(1923 bis 1994). Der israelische Medizinsoziologe hatte untersucht, wie es jüdischen Frauen gelungen war, trotz härtester Umstände in den Konzentrationslagern zu überleben. Nach seiner Vorstellung hat dabei das Zusammenwirken mehrerer Umstände geholfen, die er in einer »Kohärenz-Theorie« zusammenfasste. Wichtige Voraussetzungen für Gesundheit sind nach Antonovsky ein Verständnis dessen, was mit einem selbst passiert (im Gegensatz zum unkontrollierten Ausgeliefertsein), das Gefühl, noch handlungsfähig zu sein, und das Empfinden von Sinnhaftigkeit des Geschehens. Was so noch relativ abstrakt klingt, meint bezogen auf Ihre Rückenprobleme:

- Sie müssen wissen, wo diese herkommen,
- Sie müssen erfahren, was Sie dagegen tun können, und
- Sie müssen ausreichend motiviert sein, das Wissen auch umzusetzen.

Diese drei Bereiche müssen gestärkt werden, damit ein Rückentraining – bei den vielen Ursachen von Rückenbeschwerden – Erfolg haben kann.

> Ganz wichtig ist, dass Sie die Angst vor dem Schmerz verlieren und sich wieder trauen, sich zu bewegen. Der Schmerz nämlich ist definitiv kein Signal dafür, dass die körperliche Aktivität gestoppt werden sollte!

### Ein Vorgehen auf mehreren Ebenen

Die bio-psycho-soziale Rückenschule geht deshalb die Hauptursachen von Rückenproblemen von allen Seiten gleichzeitig an:

- Sie bessert die körperlichen Belastungen (zum Beispiel in Folge einseitiger Tätigkeit oder durch starken Verschleiß) – deshalb die Bezeichnung »bio«.
- Sie berücksichtigt die psychischen Faktoren (wie Stress, Angst oder Depression) – daher der Begriff »psycho«.
- Sie weiß, dass auch die soziale Komponente wichtig ist (die persönliche Lebenssituation wie Unzufriedenheit in Job oder Familie).

Dieser Rückenschulansatz setzt deshalb auf einen Mix von regelmäßiger körperlicher Aktivität, den Abbau von negativen Stressfaktoren (psychische und soziale) und eine veränderte Einstellung zu den Schmerzsymptomen.

### Ein neues Verständnis des Körpers

In der bio-psycho-sozialen Rückenschule wird der Körper sanft bewegt und stufenweise gestärkt, bis schließlich auch ungewohnte Bewegungen möglich sind. Die Übungen sollen möglichst zu Ihrem täglichen Trainingsprogramm werden, genauso wie Sie auch lernen sollten, sich gezielt zu entspannen. Ganz wichtig ist darüber hinaus, dass Sie die Angst vor dem Schmerz verlieren und sich generell wieder trauen, sich zu bewegen. Der Schmerz nämlich ist definitiv kein Signal dafür, dass die körperliche Aktivität gestoppt werden sollte! Wenn Sie das beherzigen, werden Sie sehen und spüren, dass Rückenschmerzen auch wieder vorbeigehen können.

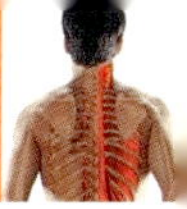

Bei der bio-psycho-sozialen Methode gibt es keine »richtigen« und »falschen« Bewegungen mehr. Es gibt nur günstige und weniger günstige. Sie erfahren, dass Ihr Rücken und damit auch Sie eigentlich eine Menge aushalten. Und Sie lernen, was Sie persönlich so verletzlich macht und wie Sie sich dagegen wappnen können (siehe Seite 217 ff.). Das alles fördert Ihre individuelle Bereitschaft, aktiv zu werden, und stärkt Ihre Handlungskompetenz.

### Ganz entscheidend: die richtige Motivation

Zur Motivation gehört auch die simple Frage, wie Sie die Übungen durchführen – ob Sie lieber allein morgens auf die Wiese gehen, gemeinsam mit Ihrem Partner oder Ihrer Partnerin trainieren oder den Kontakt mit anderen im Fitnessstudio brauchen. Der Zusammenhang zwischen Muskelaktivität und Stimmungslage ist inzwischen durch viele Studien bestätigt worden. In der Trainingspraxis findet das jedoch meist viel zu wenig Anwendung. Wenn Sie sich bewegen und dabei zunehmend wohler fühlen, wird das Belohnungszentrum im Gehirn mit Wohlfühl-Botschaften überschwemmt, sodass Sie irgendwann auf die Bewegung gar nicht mehr verzichten wollen. Und nebenbei stärken die Stimmungsaufheller auch das Immunsystem.

> Back to balance – das bedeutet für mich nicht nur das Wiedererlangen einer Balance zwischen verschiedenen Muskelgruppen, sondern auch ein Gleichgewicht zwischen An- und Entspannung im Leben zu finden.

### Die Verinnerlichung eines gesunden Lebensstils

Wenn Sie gesund werden wollen, bedeutet das auch, dass Sie verinnerlichen, welche Folgen Ihr Lebensstil für Ihren Körper hat. Das Training hilft Ihnen dabei, Ihre Wahrnehmung zu schärfen. Dann können Sie auch positive Erfahrungen mit Verhaltensänderungen machen und erhalten Anreize, diese in Ihren Alltag einzubauen, zum Beispiel richtige Ernährung. Das Bindegewebe, aus dem Muskeln und Sehnen bis hin zur Bandscheibe geformt werden, muss mit den richtigen Nährstoffen versorgt werden, um seine Elastizität zu bewahren. Genauso benötigen Ihre Knochen Kalzium und Vitamin D.

Information, Motivation und Training – das sind die drei Säulen, die mein Therapiekonzept tragen. Es beschränkt sich also nicht wie das mechanistische Modell auf ein bestimmtes idealtypisches Körperbild und auch nicht auf eine vorgeschriebene Lebensweise. Ziel ist ein Fließgleichgewicht, in dem Sie ganz individuell mit Ihrem Leben Ihren Platz finden. Denn das Leben ist kein Zustand, sondern ein Prozess: Keine Übung der Welt kann Sie fit für alle Eventualitäten machen. Back to balance – das bedeutet für mich nicht nur das Wiedererlangen einer Balance zwischen verschiedenen Muskelgruppen, sondern auch ein Gleichgewicht zwischen Körper und Seele sowie zwischen An- und Entspannung zu finden.

# Das individuelle Trainingsprogramm für jeden

Theoretisch wissen Sie jetzt bestens über Ihren Rücken und über die unterschiedlichen Ansatzpunkte der Rückenschulen Bescheid. Sie haben erkannt, wie wichtig es ist, Schonhaltungen zu vermeiden und sich stattdessen ganz natürlich und so viel wie nötig zu bewegen. Denn nur so gelingt es Ihnen ja, aus dem Teufelskreis von Schmerzen, Schonhaltungen und wieder neuen Schmerzen dauerhaft zu entkommen.

Mit meinem Rückentraining möchte ich Ihnen nun einen möglichst großen Werkzeugkoffer an Maßnahmen und Mitteln mit auf den Weg geben, damit Rückenbeschwerden gar nicht erst eine Chance haben und bestehende Probleme nachhaltig bewältigt werden können. Sie brauchen dafür nur wenige Hilfsmittel, und die Übungen sind so konzipiert, dass sie sich auch zeitlich sehr gut in einen normalen Alltag integrieren lassen. Vor allem aber möchte ich Ihnen die Chance geben, dass Sie Ihre persönliche Handlungsstrategie für einen starken und funktionsfähigen Rücken entwickeln können, die ganz individuell auf Ihre Lebenssituation zugeschnitten ist. Auf unterschiedlicher Ebene erhalten Sie Möglichkeiten, wie Sie erfolgreich Ihre Selbstheilungspotenziale aktivieren können: ob auf funktionaler Ebene mittels klassischen Krafttrainings, ob basierend auf alternativen Gesundheitskonzepten oder auf emotionaler beziehungsweise psychischer Ebene. Nach folgenden Gesichtspunkten können Sie sich Ihr individuelles Übungsprogramm zusammenstellen:

- **Nach der persönlichen Krankengeschichte:** Ob Sie Rückenschmerzen vorbeugen wollen, bereits Beschwerden haben oder nach einer Therapie einem wiederholten Auftreten von Rückenschmerzen entgegenwirken wollen – das Konzept enthält für jede Krankengeschichte das passende Traininigsprogramm. Mit den vorbeugenden Trainingsprogrammen stärken Sie gezielt den ganzen Körper, den Bereich der Brustwirbelsäule oder die Lenden-Becken-Hüft-Region (siehe Seite 42 bis 109). Für alle, die sich wegen eines Rückenleidens schon in Therapie befinden, gibt es therapiebegleitende Übungsprogramme, die eine

Behandlung nach Absprache mit dem Arzt unterstützen können (siehe Seite 148 bis 213). Sowohl das vorbeugende Rückentraining als auch das therapiebegleitende Rückentraining sind in Form von Trainingszirkeln aufgebaut. Damit überstandene Rückenprobleme erst gar nicht wieder auftreten, wird der Praxisteil durch das nachsorgende Rückentraining abgerundet (siehe Seite 216 bis 229).

- **Nach der Ursache der Beschwerden:** Nur bei etwa 15 Prozent aller Patienten mit Rückenschmerzen finden sich dafür körperliche Ursachen. Denn auch Stress am Arbeitsplatz, Kummer mit den eigenen Kindern und finanzielle Sorgen äußern sich nicht selten in Rückenschmerzen. Neben Kräftigungs- und Dehnübungen enthält das *Grönemeyer-Rückentraining* deshalb auch einige Entspannungsübungen und fernöstliche Übungen zum Stressabbau.

- **Nach der körperlichen Konstitution:** Die Übungen des *Grönemeyer-Rückentrainings* sind individuell »dosierbar«. Je nachdem, wie kräftig oder wie beweglich Sie sind, können Sie das passende Übungslevel für sich heraussuchen. So überfordern Sie sich nicht und sind nicht gleich frustriert, wenn Sie die Übungen nicht auf Anhieb schaffen. Die Sportlicheren unter Ihnen hingegen werden entsprechende Übungen finden, die Sie nicht unterfordern.

- **Nach dem Alter:** »Turne bis zur Urne«, das ist eines meiner wichtigen Mottos. Doch auch wenn es nie zu spät ist, mit Bewegung zu beginnen, so gelten für ältere Menschen doch besondere Regeln für das Training. Aus meiner Praxis habe ich aber auch erfahren, dass viele Schulkinder bereits Koordinationsprobleme und Haltungsschäden haben. Das *Grönemeyer-Rückentraining* enthält deshalb ein »Spezial« für Kinder und eines für ältere Menschen.

- **Nach den persönlichen Vorlieben:** Das *Grönemeyer-Rückentraining* lässt sich in jede Lebenssituation integrieren. Es gibt Übungen, die Sie ganz leicht zu Hause ausführen können, andere lassen sich ideal in ein Sporttraining integrieren, und wieder andere können Sie gemeinsam mit anderen Menschen in einem Fitnessstudio ausführen. Mein besonderes Anliegen ist es, dass Sie Bewegung wirklich in Ihren Alltag integrieren können – und jeder so, wie es seiner Situation am besten entspricht.

## Wie finde ich heraus, welches Übungsprogramm für mich das passende ist?

Sie werden sich jetzt vielleicht fragen: »Woher weiß ich denn nun, ob für mich Übungen aus dem vorbeugenden oder eher aus dem ausgleichenden Rückentraining geeignet sind?« Oder: »Ich war vor einiger Zeit schon einmal wegen Rückenbeschwerden in Behandlung – sind dann nur noch die Übungen aus dem nachsorgenden Rückentraining geeignet, oder darf ich auch ein vorbeugendes Programm absolvieren?«

Um herauszufinden, welche Übungen Ihnen guttun könnten, sollten Sie deshalb zunächst eine kleine Bestandsaufnahme machen. Wichtig ist, dass Sie sich dabei nicht nur auf die Frage beschränken, wie trainiert Ihr Körper

### Wie ist es um Ihr Sozialleben bestellt?

Unser kleiner Fragenkatalog kann Ihnen dabei helfen, herauszufinden, wie es um Ihr soziales Umfeld bestellt ist. Beantworten Sie die Fragen möglichst, ohne lange darüber nachzudenken. Jeder Frage, die Sie mit *»Nein«* beantworten, lohnt es sich einmal nachzugehen. Überlegen Sie, was Sie selbst an Ihrer Situation ändern können oder wen Sie um Hilfe bitten können. Bevor Sie in einer festgefahrenen Situation verharren, sollten Sie auch die Unterstützung eines Psychologen in Erwägung ziehen. Auch wenn dieser Schritt nicht gerade leichtfällt, so wird man Ihnen in der Therapie sicher Wege aus Ihrer Situation aufzeigen können.

- Fühlen Sie sich mit Ihrer derzeitigen familiären Lebenssituation wohl (allein lebend, mit Partner, mit Partner und Kindern, alleinerziehend, Wochenendpendler etc.)?
- Wenn Sie an Ihre Kontakte zur Familie denken, die nicht mit Ihnen zusammen in einem Haushalt leben (z.B. Eltern, Geschwister) – empfinden Sie dann Freude?
- Haben Sie enge Freunde, denen Sie so ziemlich alles anvertrauen würden und an die Sie sich jederzeit wenden können?
- Pflegen Sie lockere soziale Kontakte in der Freizeit (z.B. Verein)?
- Wenn Sie Unterstützung brauchen: Finden Sie diese ausreichend in Ihrem sozialen Netz?
- Ist das Geben und Nehmen in Ihrem sozialen Netz ausgewogen?
- Fühlen Sie sich Ihrem Alltag meistens gewachsen?
- Fühlen Sie sich an Ihrem Arbeitsplatz anerkannt und haben Sie ein gutes Verhältnis zu Ihren Kolleginnen und Kollegen?
- Können Sie auch in belastenden Situationen noch positiv denken?
- Wenn Sie morgens aufstehen: Sind Sie dann voller Elan und freuen Sie sich darauf, was der Tag bringen wird?
- Wenn Sie abends ins Bett gehen: Können Sie ohne Probleme abschalten und einschlafen?
- Schlafen Sie nachts durch und fühlen Sie sich am nächsten Tag ausgeruht?
- Sind Sie stolz darauf, was Sie in Beruf und Privatleben leisten?
- Sind Sie insgesamt zufrieden mit Ihrer Lebenssituation und haben Sie nie oder nur selten den Wunsch, alles möge komplett anders sein?
- Sind Sie zufrieden mit sich und Ihrem Körper?

ist, sondern dass Sie auch etwas tiefer in sich hineinhorchen. Das heißt: Klopfen Sie sich auch auf Ihre emotionale Verfassung hin ab. Denn wie Sie auf den Seiten 24 bis 29 schon erfahren haben, spielen Stress und Psyche, aber auch das soziale Umfeld bei Rückenschmerzen häufig ein große Rolle.

- Warum Stressabbau und Entspannung so wichtig sind und welche Methoden hier wirkungsvoll sind, lesen Sie ausführlich ab Seite 227. Dort können Sie auch anhand eines einfachen Tests herausfinden, ob auch bei Ihnen Rückenprobleme mit Stress in Verbindung stehen könnten.
- Psyche und Körper hängen außerdem entscheidend davon ab, wie geborgen Sie sich in Ihrem sozialen Umfeld fühlen. Die emotionale Beziehung zu unseren Mitmenschen und unsere Rollen im Alltag wirken sich direkt auf unsere Gesundheit aus. Die Fragen im Kasten auf Seite 32 sollen Ihnen dabei helfen, Ihre eigene Situation einzuschätzen.

Nachdem Sie nun eingeordnet haben, wo Sie persönlich stehen, können Sie das bestmögliche Übungsprogramm auswählen.

## Welche Übungsprogrammme für welches Alter?

| **Altersgruppe** | **Geeignete Übungsprogramme** |
|---|---|
| Kinder | Kinderprogramm, ab S. 46 |
| Erwachsene mittleren Alters | Vorbeugende Rückenschule ab S. 42; Ausgleichende Rückenschule ab S.112; Rückenschule zur Nachsorge ab S. 216; Top Ten ab S. 54 |
| 60+ | Übungen für Ältere ab S. 55 (leichte Variante) |

## Welche Übungsprogramme passen zu meinem Lebensstil?

| | **Ich bewege mich viel** | **Ich bewege mich wenig** |
|---|---|---|
| **Ich übe gerne zu Hause** | Sportartspezifisches Ausgleichstraining S. 134–145 | Lebensstil Vielsitzer S. 122–125<br>Rundrücken S. 126–129<br>Hohlkreuz S. 130–133 |
| **Ich übe gerne in der Gruppe** | Rückentraining im Fitnessstudio S. 225–229 | Rückentraining im Fitnessstudio S. 225–229 |
| **Ich habe nur wenig Zeit** | Top Ten S. 54–73 | Top-Ten S. 54–73 (leichte Var.) |
| **Ich bin in Beruf und Alltag sehr angespannt und gestresst** | Weitere Entspannungmethoden ab S. 219 zudem Entspannungsübungen bei den Trainingszirkeln (S. 85, 97, 109 usw.) | Entspannungsübungen ab S. 222 zudem Entspannungsübungen bei den Trainingszirkeln (S. 85, 97, 109 usw.) |

fen über große Körperabschnitte und spielen bei ausladenden, den ganzen Körper in Bewegung versetzenden Aktionen zusammen (siehe Abb. unten). Durch die Muskelketten wird es möglich, die Muskelkraft möglichst effizient zu nutzen. So setzen Sie beispielsweise bei der Streckung des Körpers neben den Rumpfmuskeln, die die einzelnen Abschnitte der Wirbelsäule beugen und strecken, auch die Muskulatur des rückseitigen Ober- und Unterschenkels, der Schulterregion sowie des Oberarms in Gang. Und schließlich wird die Streckbewegung auf die Arme und Beine, sogar die Füße übertragen. Nachgewiesen ist auch, dass das menschliche Gehirn komplette Bewegungsmuster, sogenannte Schlüsselbewegungen, besser speichert als isolierte Aktionen, also etwa die Anspannung eines einzelnen Muskels. Das heißt, der Trainingseffekt bei einer Übung, die ganze Muskelketten beansprucht, stellt sich besonders schnell ein.

Fällt nur ein Glied dieser Kette aus, etwa durch eine Verletzung, ist eine gleichmäßige Kraftübertragung nicht mehr möglich; es kommt zu Überlastung der angrenzenden Strukturen und schließlich zu einem Kräfteungleichgewicht zwischen den Muskeln: Übernimmt ein Muskel oder eine Muskelgruppe längerfristig die Arbeit eines anderen Muskels mit, wird der Muskel beziehungsweise die Muskelgruppe auf Dauer überlastet, und es kommt zu Verspannungen. Die geschonte, nicht mehr beanspruchte Muskulatur hingegen verkümmert.

Gebündelte Muskelkraft: Je nach Bewegung werden eher die schrägen (Bild links und Mitte) oder die geraden Muskelketten aktiv (rechts). Oft kommen auch nur die rückseitigen (dorsalen, Bild Mitte) oder die vorn gelegenen (ventralen, Bild links) Ketten zum Einsatz.

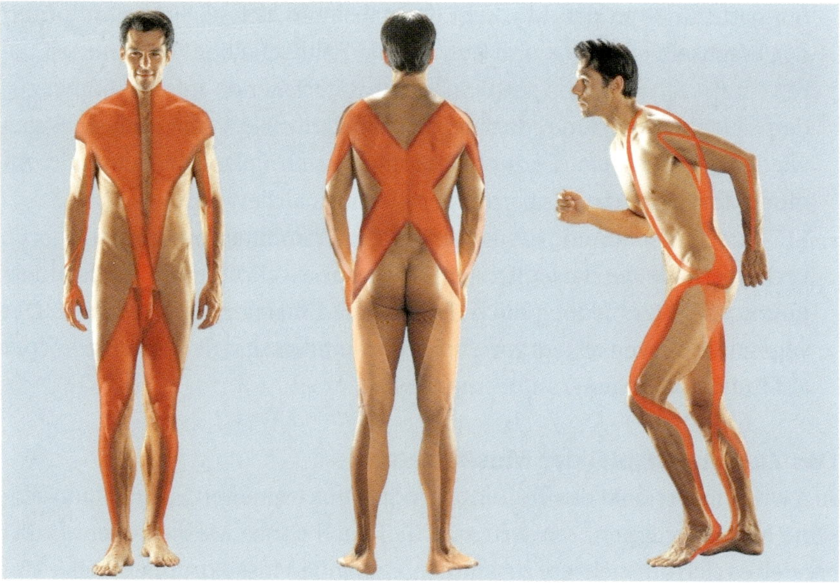

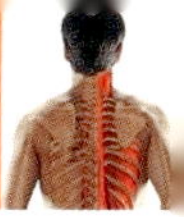

### Die Bedeutung tief liegender Muskulatur

Wenn jemand »seine Muskeln spielen lässt«, sieht man dies meist auch äußerlich an mehr oder weniger ausgeprägten »Muskelpaketen«. Doch es sind nicht nur die äußerlich sichtbaren Muskeln und Muskelketten, die dafür sorgen, dass wir uns kraftvoll bewegen können. Vor allem in den unteren Schichten des Rumpfbereichs befindet sich eine Vielzahl kleiner, tief liegender Muskeln, die für die entscheidenden Stütz- und Haltefunktionen unseres Körpers verantwortlich sind. Gerade Rückenschmerzgeplagte profitieren davon, wenn sie auch diese kleinen Muskeln und Muskelketten trainieren. Denn nur, wenn diese kraftvoll sind, ist es möglich, den Körper stabil zu halten und dessen Balance zu bewahren.

Wichtig ist es deshalb, das Zusammenspiel der Muskeln zu verbessern. Zwei Muskelgruppen sind jeweils an einer Bewegung beteiligt: die Synergisten und die Antagonisten. Synergisten sind all jene Muskeln, die gemeinsam an einer Bewegung beteiligt sind. Antagonisten sind Muskeln, die zusammen eine den Synergisten entgegengesetzte Bewegung bewirken. Welche Muskelbereiche Sie bei den Kräftigungsübungen jeweils trainieren, erfahren Sie jeweils in den Kästen »Das bewirkt die Übung« (siehe Kasten rechts): Hier erkennen Sie auf einen Blick, welche Muskeln gedehnt werden (blau markiert) und welche gekräftigt werden (rot markiert).

**Das bewirkt die Übung**

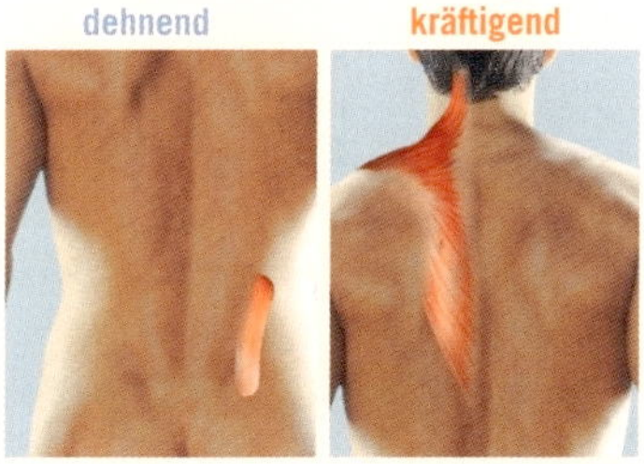


## So trainieren Sie richtig

Bevor Sie mit dem Training beginnen, sollten Sie sich zunächst bequeme Kleidung anziehen, in der Sie ein gutes Körperempfinden haben, sowie alle benötigten Utensilien bereitstellen. So müssen Sie das Training später nicht unterbrechen. Welche Hilfsmittel Sie für das Training brauchen, erfahren Sie jeweils zu Beginn des Programms.

Sie beginnen jedes Training mit einer Aufwärmübung. Dann folgen die Kräftigungsübungen, die innerhalb des Zirkeltrainings mehrmals wiederholt werden. Das heißt: Sie beginnen mit der ersten Kräftigungsübung und wiederholen diese so oft wie in der Beschreibung angegeben. Dann wechseln Sie zur nächsten Kräftigungsübung und führen auch diese wie angegeben durch. Nach der letzten Kräftigungsübung beginnen Sie mit der ersten Kräftigungsübung von Neuem. Wiederholen Sie diese Kräftigungsrunden so oft nacheinander, wie es im jeweiligen Trainingsablauf angegeben ist. Nach Beendigung der Kräftigungsrunden führen Sie die Mobilisationsübung durch. Mit einer Entspannungsübung endet das Trainingsprogramm.

Wenn Sie die Programme wie vorgeschlagen ausführen, stärken Sie gezielt die schwerpunktmäßig angesprochene Körperregion. Die festgelegte Übungsreihenfolge in den Trainingszirkeln gewährleistet, dass die einzelnen Muskeln und das Bindegewebe in einem sinnvollen Rhythmus be- und entlastet werden, der sie nicht überfordert. Den häufigen Wechsel zwischen den Übungen kann das Bindegewebe und die Muskulatur nämlich leichter aushalten als eine anhaltende Belastung. Noch dazu haben die Zirkel positive Effekte auf Ihr psychovegetatives System, das dadurch sensibler reagiert. Das heißt, der ständige Wechsel in der Blutzirkulation verbessert den Stoff-

## Trainieren mit dem elastischen Übungsband

Viele Übungen erfordern die Verwendung eines dehnbaren Übungsbandes (z.B. Thera-Band®). Die Bänder gibt es in unterschiedlichen Farben, die die Stärke beziehungsweise den Widerstand des Bandes von leicht bis extra stark angeben. Die Hersteller der Bänder verwenden allerdings nicht einheitlich eine Farbe für eine Bandstärke, sodass Sie sich beim Kauf eines Bandes erkundigen sollten, für welche Stärke dessen Farbe steht. Das Band, das Sie für die Übungen verwenden, sollte so stark wie möglich sein. Es sollte jedoch nicht dazu führen, dass Sie Ausweichbewegungen (etwa in der Hüfte instabil werden) machen müssen, um den Widerstand auszugleichen. Am besten probieren Sie unterschiedliche Bandstärken aus und entscheiden dann, mit welcher Sie trainieren möchten. Besorgen Sie sich außerdem von Anfang an ein längeres Band, mit dem Sie auch problemlos Übungen im Stand machen können.

### ▸ So befestigen Sie das Band

Zum Festhalten wickeln Sie sich die Bandenden ein- bis zweimal um die Hand oder um den Fuß. Erfordert eine Übung die Befestigung des Bandes, können Sie entweder einen speziellen Türanker für den Türrahmen verwenden, der sich in der nötigen Höhe anbringen lässt oder Sie improvisieren: an Tischbein und Türklinke lässt sich das Band niedrig bis hüfthoch anknoten; muss es hingegen höher befestigt werden, hilft ein Kochlöffel. Das Band dazu um den Löffel wickeln und zwischen Türrahmen und Tür klemmen. (siehe Abbildungen rechts).

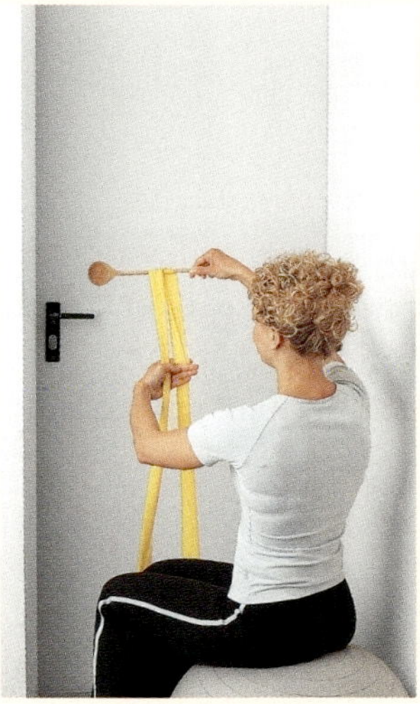

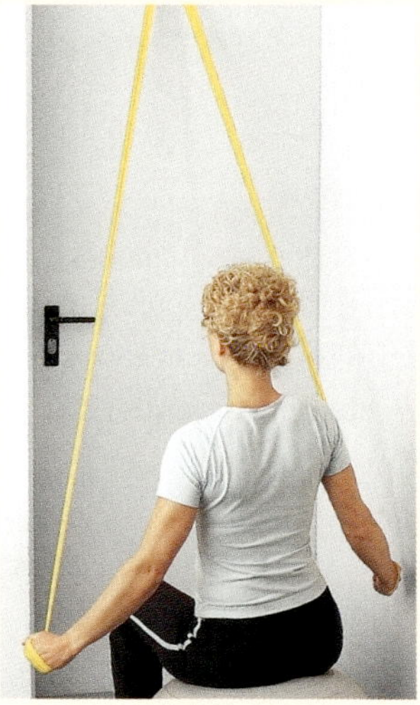

### Trainingspuls – ermitteln Sie Ihren optimalen Puls

Ihr Herz-Kreislauf-System und damit Ihre Ausdauer stärken Sie, wenn Sie die Übungen bei optimalem Trainingspuls ausführen. Diesen Pulswert sollen Sie während des Trainings zwar erreichen, achten Sie aber darauf, ihn nicht deutlich zu überschreiten:

- Messen Sie hierzu morgens direkt nach dem Aufwachen im Bett Ihren Ruhepuls. Dazu legen Sie Zeige- und Mittelfinger an die Hals- oder die Handschlagader und zählen Ihre Herzschläge während 30 Sekunden. Multiplizieren Sie diesen Wert mit zwei, dann ergibt sich daraus Ihre Herzfrequenz pro Minute.
- Berechnen Sie nun Ihren Maximalpuls, indem Sie von dem Wert 220 Ihr Lebensalter abziehen. Falls Sie bereits bei einer kardiologischen Vorsorgeuntersuchung waren, kennen Sie Ihren Maximalpuls bereits.
- Ihren optimalen Trainingspuls ermitteln Sie auf folgende Weise: Subtrahieren Sie Ihren Ruhepuls vom Maximalpuls, halbieren Sie diesen Wert und addieren Sie abschließend wieder den Ruhepuls dazu.

wechsel. Auch die Rezeptoren des zentralen Nervensystems (Gehirn und Rückenmark) reagieren empfindlicher, wenn sie statt eines anhaltenden Reizes mehrfach einen kurzen Reiz bekommen.

Um mit einem Minimum an zeitlichem Aufwand ein Maximum an Trainingseffekt zu erreichen, hat die Trainingslehre sogenannte »Trainingsparameter« entwickelt. Und diese müssen richtig dosiert werden, um richtig wirken zu können. Wenn Sie Ihren Körper überfordern, können Sie ihn schädigen, wenn Sie ihn unterfordern, verbessern Sie Ihre Leistungsfähigkeit nicht. Drei verschiedene Schwierigkeitsstufen (Levels) ermöglichen es sowohl Anfängern als auch Fortgeschrittenen, die optimale Trainingswirkung zu erzielen. Sinnvoll ist es auch, die Übungen bei einem optimalen Trainingspuls (siehe Kasten »Trainingspuls«) durchzuführen.

### Welches Level ist für mich das richtige?

Für ein ausgewogenes Zusammenspiel der Muskeln sollten Sie alle Übungen auf dem gleichen Level ausführen. Entscheidend für die Wahl des Levels ist, dass Sie bei den Übungen **je 15 Wiederholungen** in langsamem Tempo hintereinander bewältigen können. Nehmen Sie sich dafür an zwei aufeinander folgenden Tagen je zwei Übungen vor, um sich zu testen. Erst wenn Sie das richtige Level herausgefunden haben, starten Sie mit Ihrem Trainingsprogramm. Sollten Sie während des Trainings jedoch feststellen, dass Sie das Level zu schwierig gewählt haben, üben Sie insgesamt auf einem niedrigeren Level weiter. Erst wenn Sie in einem Level alle Übungen sauber ausführen können, sollten Sie zum nächsthöheren Level wechseln. So, und nun beginnen Sie am besten gleich mit dem Übungsprogramm!

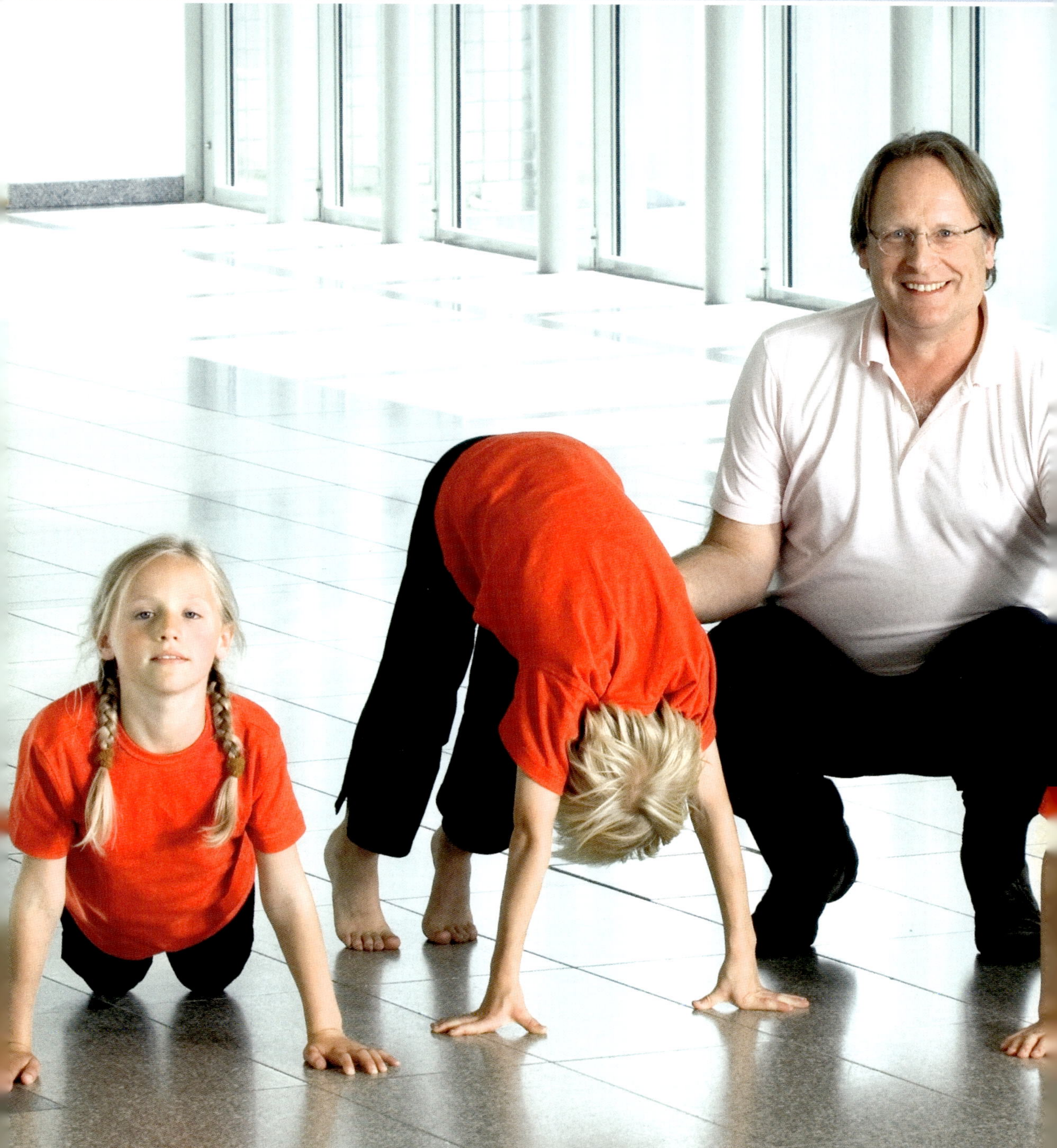

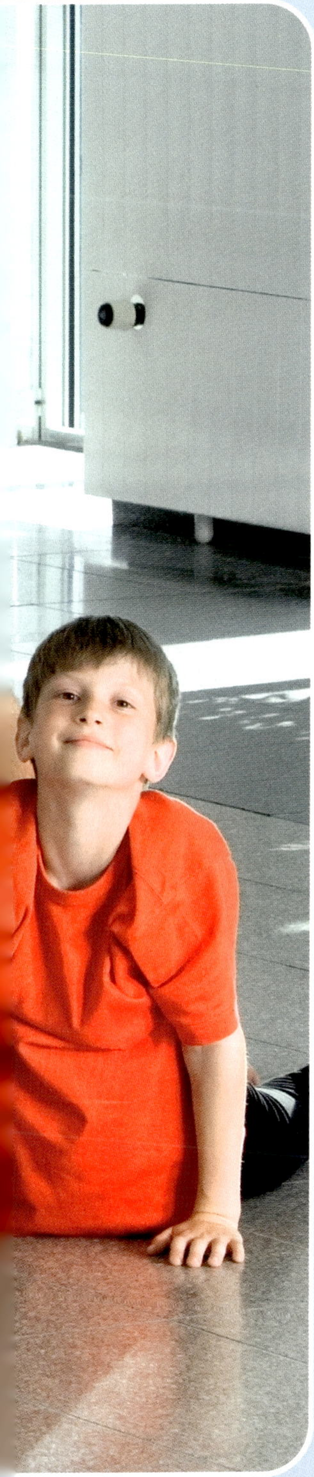

# Den Rücken vorbeugend stärken

Sie möchten etwas für Ihren Rücken tun, wissen aber nicht, was das Richtige ist und wie Sie beginnen sollen? Dann helfen Ihnen die auf jede Lebenslage zugeschnittenen Trainingsprogramme der nachfolgenden Seiten – ob Sie Ihren Rücken für den Alltag fit halten wollen oder gezielt Rückenbeschwerden vorbeugen möchten. Und weil nicht jeder die gleichen körperlichen Voraussetzungen mitbringt, können Sie zwischen unterschiedlichen Schwierigkeitsgraden wählen. Mit Übungsempfehlungen für Kinder und ältere Menschen und den Top Ten für das tägliche Üben.

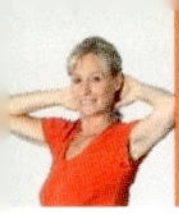



# Die Trainingsprogramme zur Vorbeugung

Das vorbeugende Rückentraining zielt darauf ab, den Rücken zu stärken, die Gesundheit zu unterstützen und so das Risiko einer Rückenerkrankung abzuschwächen. Es enthält fünf Trainingsprogramme: Für Kinder und ältere Menschen (siehe einfache Variante der Top Ten) gibt es je ein auf die Altersgruppe zugeschnittenes Programm. Alle anderen können zwischen einem Programm für Eilige, unseren Top Ten (für Normaltrainierte), oder einem Zirkeltraining auswählen, mit dem sie entweder den ganzen Körper, speziell die Brustwirbelsäule oder die Beckenregion stärken. Die vorbeugenden Trainingsprogramme können völlig unabhängig voneinander durchgeführt werden. Suchen Sie sich das Programm aus, das auf Ihre Bedürfnisse und die Schwachstellen Ihres Rückens zugeschnitten ist.

## Rückentraining für Jung und Alt

Es war mir ein spezielles Anliegen, Kindern und älteren Menschen jeweils ein eigens für sie konzipiertes Rückentraining anzubieten. Ich möchte Jung und Alt dort abholen, wo sie sich altersmäßig hinsichtlich ihres Bedürfnisses nach Bewegung und der Art, wie sie sich bewegen möchten, befinden. Bei Kindern heißt das: spielerisch, und mit anderen Kindern gemeinsam macht es am meisten Spaß (siehe Seite 46 bis 49). Bei älteren Menschen sind unter Umständen körperliche Einschränkungen zu berücksichtigen oder sie brauchen Unterstützung von einem Partner (siehe Seite 50 und 55 ff.).

## Die Top Ten

Mit meinen Top Ten erhalten Sie ein kurzes Programm, mit dem Sie den häufigsten Rückenbeschwerden vorbeugen können. Es ist besonders effektiv und deshalb für all jene geeignet, die nur wenig Zeit investieren können oder wollen. Ob jung oder alt: Diese Übungen sollen Sie ein Leben lang begleiten, weil sie einfach, aber dennoch wirkungsvoll sind. Neben der Übung für Normaltrainierte gibt es zudem jeweils eine vereinfachte Variante, die sich vor allem für ältere Menschen eignet.

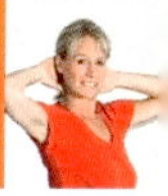

Die Übungen zielen darauf ab, die Mobilität der gesamten Wirbelsäule zu erhalten, die Muskulatur zu kräftigen und das Zusammenspiel der Muskulatur zu verbessern, die für die Stabiliät der Wirbelsäule zuständig ist. Ohne besondere Hilfsmittel können Sie sie jederzeit und an jedem Ort durchführen. Wenn Sie die Top Ten regelmäßig als Zirkeltraining (siehe Seite 54) anlegen, können Sie damit wie bei diesem vergleichbare Trainingserfolge hinsichtlich Muskelbalance und Kräftigung erzielen.

## Vorbeugung als Zirkeltraining

Mit dem Zirkeltrainingsprogramm (siehe Seite 74) können Sie die wichtigsten Körperbereiche so trainieren, dass sie gleichmäßig beansprucht und aufgebaut werden. Außerdem wirkt das Training Muskelfehlspannungen entgegen und sorgt durch Entspannungsübungen am Ende der Zirkel für einen Ausgleich von Körper und Seele.

**1. Zirkeltraining: für den gesamten Körper**
Als Erwachsene müssen wir Muskeln aktiv stärken, um eine gute Haltung zu bewahren. Doch die wenigsten haben die Möglichkeit, ihren Alltag mit vielfältigen Bewegungsabläufen zu gestalten. Genau an dieser Stelle setzt dieses Programm an. Es eignet sich ideal für all jene, die in ihrem Alltag nicht genügend gefordert werden, um die Leistungsfähigkeit der Muskeln zu erhalten und die Beweglichkeit der Wirbelsäule zu verbessern.

**2. Zirkeltraining: für die Brustwirbelsäule**
Dieses Training ist richtig für Sie, wenn Sie insgesamt recht gut trainiert sind, jedoch das Gefühl haben, dass die Beweglichkeit Ihrer Brustwirbelsäule zu wünschen übrig lässt. Oft rühren Rückenschmerzen nur daher, dass die Beweglichkeit in diesem Rückenbereich eingeschränkt ist. Es ist also wichtig, dass Sie vor allem die Muskulatur, die für Aufrichtung und Stabilisierung der Brustwirbelsäule zuständig ist, kräftigen.

**3. Zirkeltraining: für die Beckenregion**
Auch die Beckenregion benötigt oft gezielte Stärkung, denn durch starres Sitzen, etwa im Büro, vernachlässigen wir diese Region allzu oft. Darunter leidet auch die Fähigkeit, sich wendig in alle Richtungen drehen und bücken zu können. Lässt also die Beweglichkeit im Beckenbereich zu wünschen übrig, können Sie ihr mit diesem Training wieder auf die Sprünge helfen.

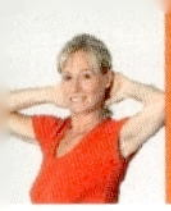



# Rückenfitness für Kinder

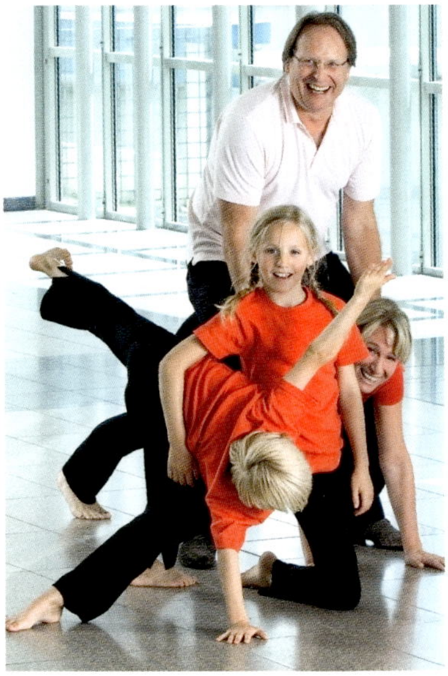

Gemeinsames Turnen macht Kindern nicht nur viel Spaß, sondern stärkt auch die Rückenmuskulatur. Meine Forderung deshalb: Täglich eine Stunde Sport für jedes Kind in der Schule.

Rund 15 Prozent der Kindergartenkinder und bis zu 60 Prozent der Schulkinder in Deutschland haben Haltungsschäden, so berichtet die Bundesarbeitsgemeinschaft für Haltungs- und Bewegungsförderung. Jedes dritte Kind klagt schon manchmal über Rückenschmerzen. Neben einseitigen Belastungen und psychosozialen Faktoren wie Ängsten zählt Bewegungsmangel zu den Hauptursachen für eine Haltungsschwäche. Damit daraus in späteren Jahren kein Haltungsschaden wird, müssen Eltern, Kindergärten und Schulen in puncto Bewegung an einem Strang ziehen und den Bewegungsdrang der Kinder fördern.

## Plötzlich heißt es Stillsitzen

Den ersten gravierenden Einschnitt in ihrer Bewegungsfreiheit erleben Kinder, wenn sie in die Schule kommen: Selbst wenn sie zuvor einen eher »unsportlichen« Kindergarten besucht haben, so mussten sie doch meist nur kurze Zeit wirklich still sitzen. Die übrige Zeit konnten sie ihrem Bewegungsdrang nachgehen. In den meisten Grundschulen verbringen die Kinder hingegen ihre Zeit überwiegend sitzend. Zwischen den kurzen Schulpausen und wenigen Sportstunden hängt es stark von der Lehrkraft ab, ob auch während des Unterrichts Bewegungseinheiten eingebaut sind. Wird der Nachwuchs außerdem noch mit dem Auto zur Schule gefahren und ist auch sonst sportlich nicht aktiv, dann geht das tägliche Bewegungspensum nahezu gegen null: Deutsche Schulkinder bewegen sich nur noch eine Stunde täglich, nur ein Viertel bis die Hälfte davon entfällt auf Sport. Und aus der Puste geraten Kinder heute gerade einmal 15 Minuten täglich, so fanden Forscher der Universität Frankfurt heraus.

## Was die Eltern tun können

»Was Hänschen nicht lernt, lernt Hans nimmermehr.« Hinter dieser Volksweisheit verbirgt sich etwas Wahres: Eltern, die ihren Kindern von Anfang an ein »bewegtes« Leben vormachen und anbieten, legen den Grundstein dafür, dass Bewegung selbstverständlich zum Leben dazugehört. Wer also

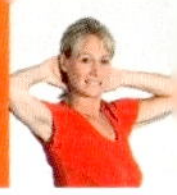

viele Wege mit dem Fahrrad oder zu Fuß zurücklegt und regelmäßig Sport treibt, ist schon den Kleinsten ein gutes Vorbild.

Auch Sport- und Spielaktivitäten können Eltern schon mit kleinen Kindern unternehmen. Ihren Kindern die elementaren Sportarten wie Radfahren und Schwimmen (z. B. Baby-Schwimmen) beizubringen sehen die meisten Eltern noch als ihre Pflicht an. Doch wer auch noch ein Fußballspiel oder eine Turnstunde zu Hause organisiert, stärkt nicht nur die Muskulatur der Kinder, sondern fördert ganz nebenbei auch noch das Familienleben.

Etwa ab der Grundschule ist es sinnvoll, dass ein Kind regelmäßig Sport treibt. Wichtig ist nur, dass es eine Sportart findet, die ihm Spaß macht, denn nur so wird es dabeibleiben. Manche Kinder wissen genau, dass sie Fußball spielen oder Ballett tanzen wollen. Andere brauchen Unterstützung, um herauszufinden, was ihnen liegt. Auch hier sind die Eltern gefordert, indem sie einen Verein ausfindig machen oder die Kinder zu Probestunden bringen. In meiner Familie gehörten die Stunden im Sportverein (z. B. Fußball, Schwimmen) zum Leben dazu, und ich möchte diese Zeit heute nicht missen.

### In der Pflicht: Schulen und Kindertageseinrichtungen

Konzepte für mehr Bewegung in Kindertageseinrichtungen und Schulen gibt es mittlerweile in unzähligen Varianten. Auch dabei ist es am besten, wenn Eltern und Erzieher/-innen an einem Strang ziehen. Hier einige Beispiele für vorbildliche Aktionen:

- Manche Krankenkassen wie die TK geben Empfehlungen, wie es gelingen kann, mehr Bewegung in den Unterricht zu integrieren. Anregungen zu Bewegungspausen im Unterricht bietet auch die Internetseite www.mehr-bewegung-in-die-schule.de.
- Auch die Bundesarbeitsgemeinschaft für Haltungs- und Bewegungsförderung (www.haltungundbewegung.de) gibt Tipps für den Unterricht: Sie schlägt den Wechsel zwischen bewegten und ruhigeren Unterrichtseinheiten vor, was Pädagogen mit dem »Stationenlernen« leicht umsetzen können. Dabei wechseln die Kinder während des Unterrichts vom Sitzen zum Stehen und Liegen – je nach Lerneinheit. Ebenso wird geraten, Schulen so zu gestalten, dass sie zu mehr Bewegung animieren.
- Das Konzept der »Bewegten Schule«: Schon in den Neunzigerjahren gab es Initiativen von Pädagogen und Kulturpolitikern, Schulräume so zu gestalten, dass die Kinder nicht stundenlang steif dort sitzen müssen. Es setzte sich zunehmend die Erkenntnis durch, dass Lernen durch Bewegung gefördert wird. Die Kinder können im Unterricht ihre Körperposition frei wählen. Es stehen vielfältige Bewegungsmöglichkeiten in den Pausen zur Verfügung – von der Kletterwand bis zur Hangelstange im Flur. Statt einer Sportstunde pro Woche haben die Kinder drei Stunden. Ganz nebenbei lernen die Kinder, in welcher Körperstellung man richtig sitzt oder hebt.
- Spielerische Bewegung in den Schulpausen unterstützt auch die Cleven-Becker-Stiftung, die »fit-4-future«-Tonnen an Grundschulen verteilt – mit Bällen, Springseilen und weiteren Sportgeräten (siehe www.cleven-becker-stiftung.ch).
- Die Dietrich Grönemeyer Stiftung, die ich im Jahr 2008 gegründet habe, hat sich zum Ziel gesetzt, es zu ermöglichen, dass jedes Kind an jeder Schule eine Stunde Sport am Tag erhält. Nähere Informationen zu aktuellen Projekten finden Sie unter www.dg-stiftung.de.

# Zug und Druck

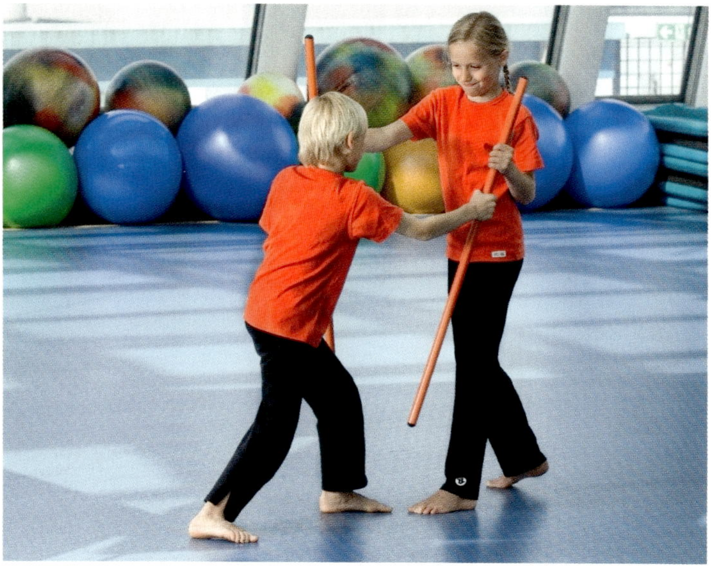

Stellt euch paarweise mit dem Gesicht zueinander auf, die Beine sind etwa hüftbreit auseinander. Zwischen euch haltet ihr zwei Besenstiele, die Arme sind im Ellbogen gebeugt. Jeder versucht nun, den Besenstiel an sich heranzuziehen und dadurch den Partner aus dem Gleichgewicht zu bringen. Die Fußstellung lasst ihr dabei möglichst unverändert. Wer schafft es, am längsten standzuhalten?

› Dieses kleine Spiel kann man zum Beispiel gut in Schulpausen machen. Dabei trainiert ihr vor allem die Oberkörpermuskeln und verbessert die Koordinationsfähigkeit eurer Muskeln.

# Der stumme Roboter

Du liegst ausgestreckt auf dem Bauch, ein Spielpartner kniet vor dir. Hebe den Kopf und den rechten Arm, dein Partner hält den rechten Arm. Dein Partner fragt nach einer Zahl. Du antwortest, indem du den rechten Arm entsprechend oft gegen die Hand des Partners drückst. Die Frage »Wie viele Beine hat eine Kuh?« beantwortest du, indem du viermal drückst. Beantworte so mit jedem Arm und Bein je drei Fragen.

› Die Übung trainiert große Muskelketten, die durch den Körper laufen und ihn stabilisieren. Ganz nebenbei verbessert ihr dabei auch eure Wahrnehmung und das Gefühl für euren Körper.

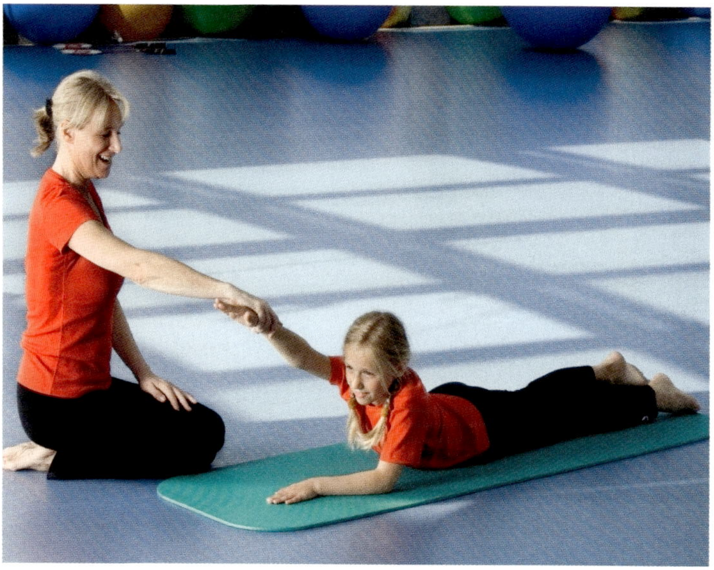

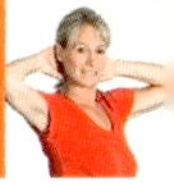

# Ballschleuder mit Badetuch

Stellt euch paarweise mit dem Gesicht zueinander auf. Jeder fasst mit den Händen das Ende eines großen Tuchs, sodass es in der Mitte durchhängt. In die Mulde des Tuchs liegt ein Ball. Nun zieht jeder das Tuch zu seinem Körper hin, sodass es sich strafft und durch die Spannung der Ball in die Höhe springt. Lasst das Tuch wieder locker und versucht, den Ball damit aufzufangen. Wie lange schafft ihr es, ohne dass der Ball herunterhüpft?

Bei diesem Spiel (im Sommer gut für Draußen!) lernt man, sich mit einem Partner zu koordinieren; man lernt dabei auch, Augen und Arme besser zu koordinieren.

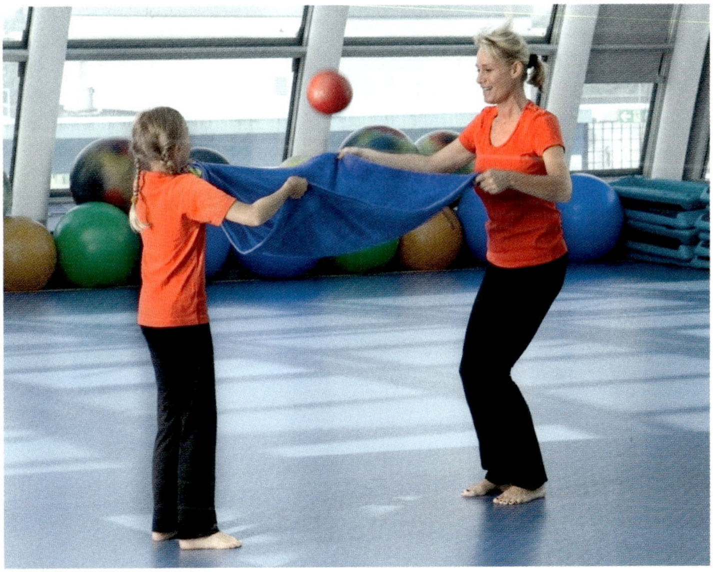

# Wasserski im Trockenen

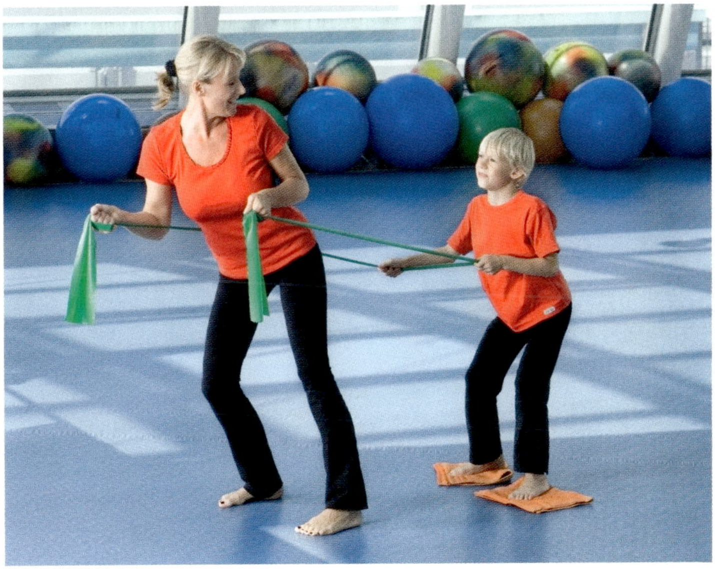

Dieses Spiel kannst du gut mit einem Erwachsenen machen, der der »Bootsfahrer« ist. Stell dich mit jedem Bein auf ein gefaltetes Handtuch auf einen glatten Boden. Du steht ganz gerade und gehst bei leicht geöffneten Beinen etwas in die Knie. Vor dir steht mit dem Rücken zu dir der »Bootsfahrer«, der mit den Händen die Enden eines Seils oder Therabands festhält. Er zieht dich nun über den Boden. Balanciere dabei deine Haltung als Wasserkifahrer aus.

Durch den instabilen Untergrund trainiert ihr mit diesem Übungsspiel vor allem eure Körperkraft und das Gleichgewicht.

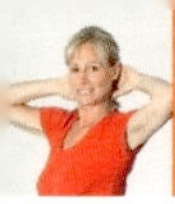



# Wagenrennen in Dreiergruppe

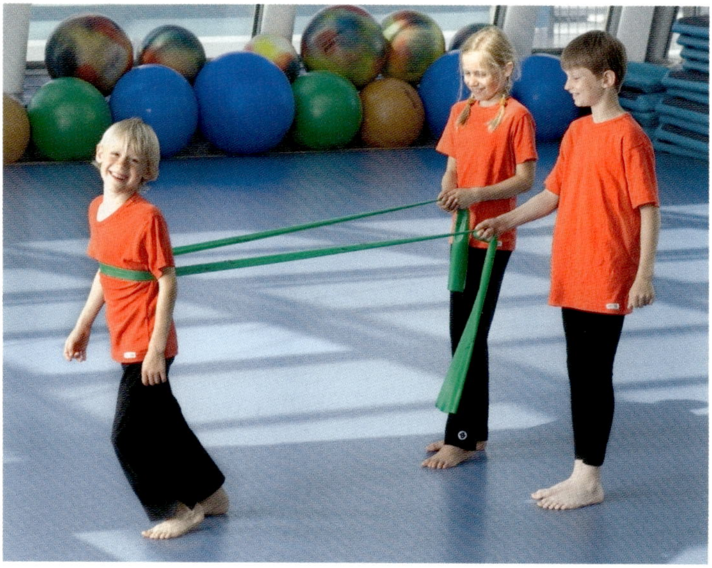

Du stehst aufrecht, um den Oberkörper ist ein Theraband gelegt. Hinter dir stehen zwei Kinder und halten je ein Bandende. Das vordere Kind ist das Pferd, die beiden hinteren sind die Wagenlenker. Das Pferd beginnt nach vorn zu laufen, die Wagenlenker bremsen es mithilfe der Zügel. Dann beginnen die Wagenlenker das Pferd in unterschiedliche Richtungen zu lenken. Indem sie unterschiedlich stark oder gemeinsam gleich stark an den Zügeln ziehen, lenken sie das Pferd.

› Mit diesem Spiel lassen sich das Gleichgewichtsvermögen und die Körperkraft auf spielerische Weise steigern.

# Entenmarsch

Mehrere Kinder stehen hintereinander, die Beine sind leicht geöffnet. Um die Fußknöchel jedes Kindes ist je ringförmig ein Theraband geknotet. Das vordere Kind beginnt zu laufen, die hinteren folgen ihm nach. Dabei ahmen sie alle Bewegungen des vorderen Kindes genau nach. Ihr könnt den Weg frei wählen oder euch zuvor einen Parcours aus Hindernissen aufbauen. Nach einiger Zeit wechselt der Vordermann.

› Das Laufen mit einem Band um die Knöchel erfordert viel Kraft und stärkt die Muskulatur. Da die »Entenmutter« vorgibt, wo es lang geht, wird gleichzeitig das Reaktionsvermögen der »Entenkinder« geschult.

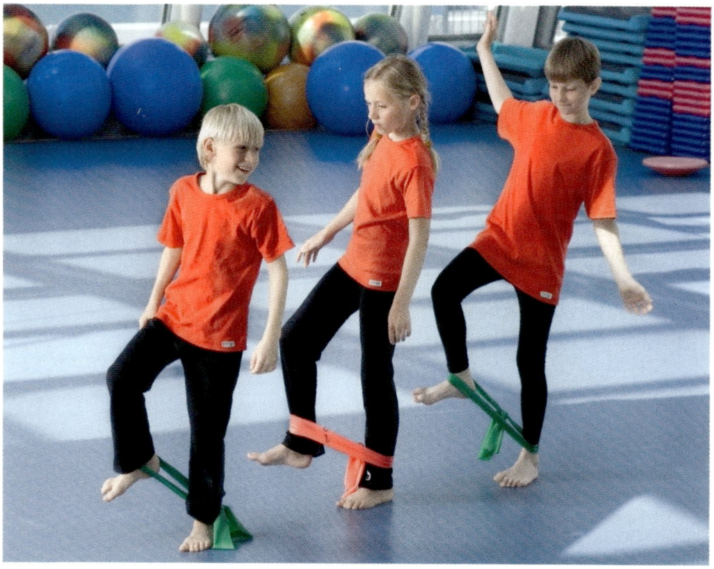

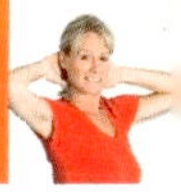

# Inselhüpfen

Auf dem Boden liegen versetzt mehrere Reifen oder Teppichfliesen (im Freien bitte Kreide-Kreise aufmalen). Stellt euch in einer Reihe vor diese »Inseln«. Nacheinander hüpft ihr von Insel zu Insel. Die Füße stehen dabei parallel. Beim Abspringen drückt ihr euch gleichzeitig mit beiden Füßen vom Boden ab, die Füße kommen auch gleichzeitig wieder auf. Achtet darauf, leise zu landen und die Landung abzufedern.

Durch das zielgenaue Springen mit beiden Beinen trainiert ihr die Koordination und stärkt die gesamte Muskulatur. Je weiter die Inseln voneinander entfernt sind, desto schwieriger wird die Übung.

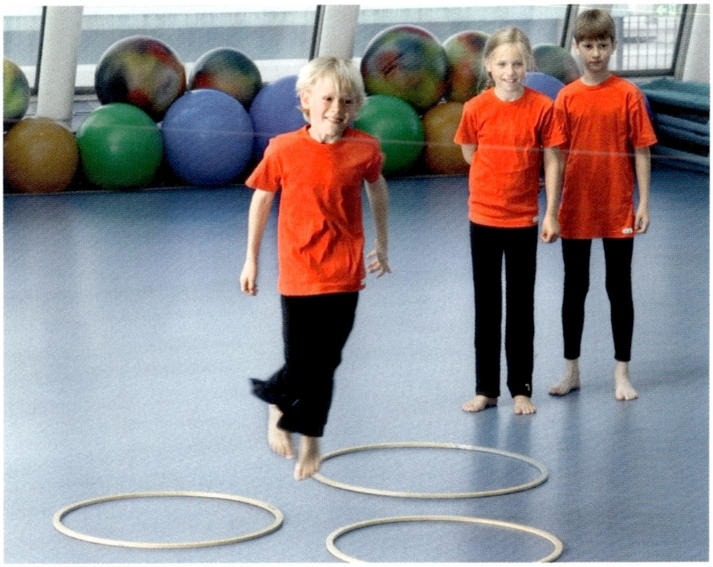

# Ballmassage

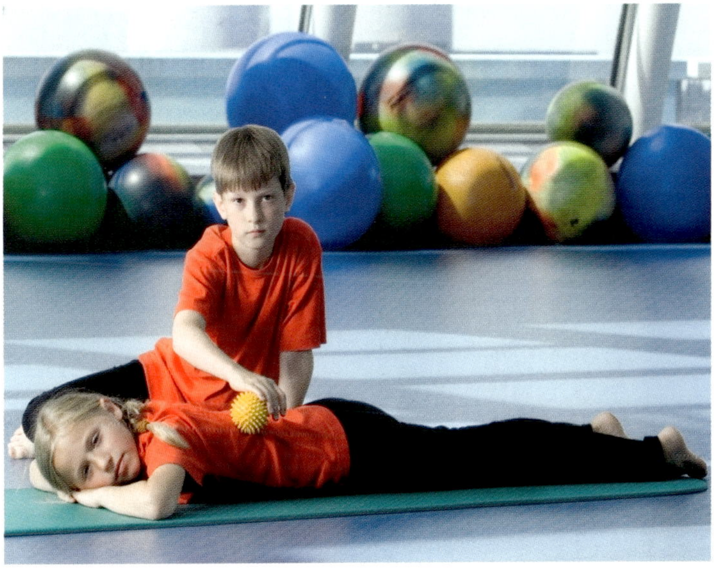

Du liegst bäuchlings auf einer Gymnastikmatte, die Arme sind entweder ausgestreckt oder stützen angewinkelt den Kopf. Ein Spielpartner kniet neben dir und hält in der Hand einen Ball (Tennisball oder Igelball). Er beginnt nun, dich mit dem Ball zu massieren, indem er diesen auf dem Rücken herumrollt (bitte nicht auf der Wirbelsäule!). Du darfst dabei sagen, wie fest mit dem Ball aufgedrückt werden soll. Nach etwa 3 Minuten tauscht ihr die Rollen.

Durch diese Partnerübung kommen Körper und Geist wieder zur Ruhe. Die Muskulatur entspannt sich und die Körperwahrnehmung wird gestärkt.

# Fit im Alter mit Rückentraining

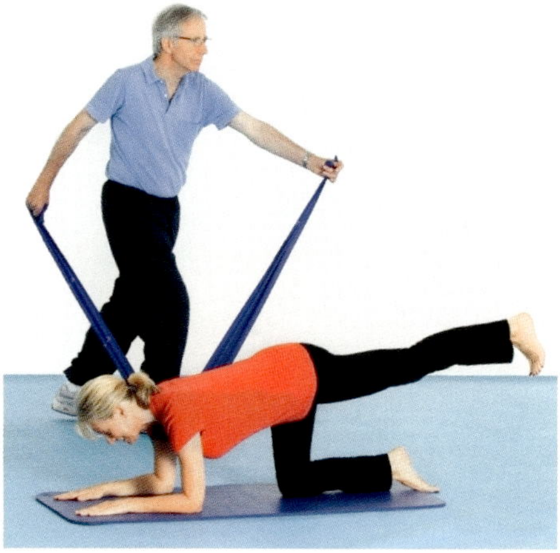

Bei älteren Menschen ist es vor allem wichtig, die Alltagsmotorik funktional zu trainieren.

Gesund alt werden, das wünscht sich wohl jeder von uns. Doch was ist eigentlich alt: 50, 60, 70 oder erst 80 Jahre? Während viele 80-Jährige es in sportlicher Hinsicht noch leicht mit manchem 40-Jährigen aufnehmen können, gibt es die 50-Jährigen, die schon beim Treppensteigen nicht mehr ohne Pause im nächsten Stockwerk ankommen.

Wie leistungsfähig wir sind und wie wohl wir uns fühlen, hängt also in keiner Weise mit unserem tatsächlichen chronologischen Alter zusammen. Ausschlaggebend ist allein unser biologisches Alter, das von einer Vielzahl von Faktoren beeinflusst wird, nicht nur von unserer erblichen Veranlagung. Auch die individuelle Lebenssituation, Stress, persönliche Einstellungen und soziale Bindungen bestimmen, wie es um Körper und Geist bestellt ist. Eine ganz wesentliche Rolle spielt dabei auch, wie viel wir uns bewegen und wie wir uns ernähren. Die gute Nachricht dabei ist: Wir haben es zu einem großen Teil selbst in der Hand, wie vital wir uns im Alter fühlen.

## Warum sich Bewegung lohnt

Heute weiß man: Regelmäßige Bewegung hat gerade auch für ältere Menschen viele positive Effekte. Wer leichtes Ausdauertraining betreibt, trainiert sein Herz-Kreislauf-System und steigert so seine Leistungsfähigkeit. Der Körper ist belastbarer und erholt sich schneller nach Anstrengungen. Bewegung, vor allem ein Kraftausdauertraining, fördert den Muskelaufbau und kräftigt die Skelettmuskulatur insgesamt. Bewegung senkt auch einen erhöhten Blutdruck, sie reguliert die Fett- und Zuckerwerte des Blutes und sie wirkt gegen Übergewicht. Daneben strafft sie das Bindegewebe, sie erhöht die Knochendichte und wirkt so zum Beispiel Osteoporose entgegen. Wer seine Koordination, seine Beweglichkeit und sein Gleichgewicht fördert, verbessert zudem das Zusammenspiel zwischen Muskeln, Nerven, Herz-Kreislauf-System und Gehirn und tut so etwas für seine geistige Mobilität.

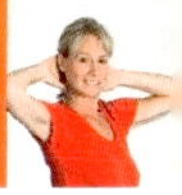

## Unabhängiger durch Bewegung

Neben all diesen körperlichen Aspekten macht Bewegung vor allem eines: Sie macht Spaß. Sportliche Aktivitäten bringen Sie mit Gleichgesinnten zusammen, und sie sorgen für Erfolgserlebnisse. Wenn Sie es einmal geschafft haben, Bewegung wieder in Ihren Alltag zu integrieren, werden Sie dieses positive Lebensgefühl, das sich bei Ihnen auf einmal wieder einstellt, nicht mehr missen wollen. Sie werden sich ungleich wohler fühlen, und Sie werden wieder mobiler und auch wieder unabhängiger. Nicht umsonst ist eines meiner wichtigen Mottos »**Turne bis zur Urne**«, womit ich sagen möchte, dass es sich selbst im Alter von 90 oder 100 Jahren noch lohnt, mit körperlichem Training zu beginnen. Jeder sollte sich so viel bewegen, wie er kann.

Auch wenn es am Anfang mühsam sein mag und einige Überwindung kostet: Schon nach kurzer Zeit werden Sie sich wieder mehr zutrauen und sich dann automatisch mehr bewegen wollen. Und das ist wichtig, um dem Teufelskreis aus Bewegungsmangel, Abbau der körperlichen und geistigen Belastungsfähigkeit und dem Gefühl, alt zu sein, wieder zu entkommen.

## Altern – was heißt das eigentlich?

Natürlich verändert sich der Körper im Alter. Doch wer weiß, was beim Älterwerden eigentlich passiert, kann so trainieren, dass sich die Gefahr von Stürzen reduziert und man wieder ein besseres Körpergefühl entwickelt und sich nicht überfordert:

Das Muskel-Fett-Verhältnis verschiebt sich mit dem Älterwerden: Man setzt mehr Fett an, gleichzeitig werden Muskeln abgebaut. Die Muskelschnellkraft nimmt ab, man kann also nicht mehr so schnell lossprinten.

Auch sind die Muskeln, Bänder und Sehnen weniger dehnfähig, sie sind deshalb anfälliger für Verletzungen. Das Bindegewebe verliert insgesamt an Wasser, es ist weniger elastisch, Knorpelsubstanz nimmt ab, und gleichzeitig verkalken Gelenkknorpel. Der Knochen verliert wichtige Mineralsalze. Er wird spröder, brüchiger und weniger belastungsfähig.

Nach einer Anstrengung dauert es länger, bis man sich wieder erholt. Auch nach einer Verletzung braucht es mehr Zeit, bis man sich wieder vollständig regeneriert hat und wieder voll belastbar ist.

Die Nerven können Signale nicht mehr so schnell weiterleiten. Ihre Anzahl verringert sich insgesamt, und auch die Schaltstellen zwischen Nerven und Muskeln nehmen ab. Die Fähigkeit zur Koordination lässt nach.

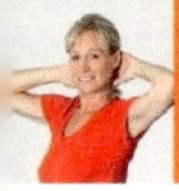



## Regeln für Neu- und Wiedereinsteiger

Wer ab dem Alter von 50 Jahren wieder fitter und beweglicher werden möchte, wer endlich mal mit Sport beginnen möchte oder einfach etwas gegen die allgemeine Trägheit tun möchte, der sollte ein paar Regeln beherzigen:

- Versuchen Sie nicht, die Höchstleistungen früherer Jahre zu erreichen, auch wenn Sie ein begeisterter Fußballspieler oder eine begabte Balletttänzerin waren. Messen Sie sich nicht an den Maximalleistungen anderer, sondern beginnen Sie lieber langsam.
- Gerade Neueinsteiger sollten darauf achten, sich nicht zu überfordern. Nehmen Sie sich Zeit für das Training, machen Sie lieber wenige Wiederholungen einer Übung und legen Sie unbedingt ausreichend Pausen ein.
- Machen Sie keine abrupten, schnellen Bewegungen und arbeiten Sie nicht gegen einen Druck an (führen Sie Übungen zum Beispiel besser ohne Theraband aus).
- Sobald Sie bei einer Bewegung Schmerzen verspüren, sollten Sie mit einer Übung aufhören und lieber einen anderen Körperbereich trainieren. Sanfter Dehnungschmerz hingegen ist gewollt.
- Wer die Möglichkeit hat, sollte die einzelnen Übungen immer mal durch ein paar Minuten am Minitrampolin unterbrechen. Durch das Be- und Entlasten beim Springen kann mehr Kalzium in den Knochen gebunden werden. So wirken Sie ganz nebenbei auch einer Osteoporose entgegen.
- Schließen Sie jedes Training mit Dehnübungen (Mobilisationsübungen) ab, wie Sie es hier zum Beispiel auch im Buch finden.
- Ab 50 sind generell die sanfteren Sportarten anzuraten, die wir Ihnen ab Seite 113 vorstellen.
- Ganz wichtig ist auch ausreichende Erholung nach dem Sport, um die Energiereserven wieder zu füllen und den Körper bei seinen Reparaturarbeiten zu unterstützen.

## Bewegter leben – so gelingt es

Egal ob Sie fit für das Alter oder fit im Alter werden wollen, wichtig ist, dass Sie aktiv älter werden. Und wie Sie das umsetzen, das können Sie allein am besten entscheiden. Denn letztlich muss das Bewegungsprogramm ja zu Ihnen persönlich passen. Die drei grundsätzlichen Wege zu mehr Aktivität möchte ich Ihnen hier kurz vorstellen:

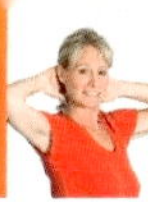

I. **Mehr Bewegung im Alltag:** Nutzen Sie jede Chance, sich den Tag über zu bewegen (siehe auch Seite 221). Haben Sie zum Beispiel schon einmal daran gedacht, das morgendliche Zähneputzen im Einbeinstand auszuführen? Oder versuchen Sie im Stehen zu telefonieren und nutzen Sie das Warten auf Freunde oder Bekannte für Dehnübungen.

II. **Sport:** Ideal wäre es, wenn Sie 2- bis 3-mal die Woche Sport treiben (siehe auch Seite 112). Sie sollten zum einen etwas für die Ausdauer tun (zum Beispiel Radfahren, Schwimmen oder Walken), damit Sie Ihr Herz-Kreislauf-System fördern. Daneben ist sanftes Krafttraining, das nur mit geringem Widerstand und geringer Wiederholungsanzahl arbeitet (zum Beispiel allgemeines Turnen), wichtig, um Ihre Muskulatur zu erhalten.

III. **Gezieltes Training:** Grundsätzlich sind alle Übungen in diesem Buch auf Level 1 auch für ältere Menschen zu empfehlen. Wer nicht mehr so beweglich ist, der findet einige einfache Varianten für ein Übungsprogramm ab Seite 55. Inzwischen gibt es auch immer mehr Fitnessstudios, die sich gezielt an ältere Menschen wenden. Der Vorteil: Sie trainieren unter Gleichgesinnten. Worauf Sie bei den Trainingsgeräten im Fitnessstudio achten sollten, lesen Sie im Kasten unten.

## Fitnessstudios für die ältere Generation

Fitnessstudios sind nur etwas für Jüngere? Keineswegs, denn längst hat auch die Sportindustrie die Generation 50plus für sich entdeckt, und Fitnessstudios bieten einzelne Kurse für Senioren an oder haben sich ganz der älteren Generation verschrieben. Doch nicht immer gehen die Fitnessstudios tatsächlich auf die Bedürfnisse der älteren Menschen ein, die allein schon andere körperliche Voraussetzungen mitbringen. Wenn Sie ein zertifiziertes Studio wählen (siehe Seite 225), können Sie zumindest einheitliche Qualitätsstandards erwarten. Achten Sie bei den Kraftgeräten aber unbedingt auch darauf, dass die Gerätemechanik so eingestellt ist, dass sie die negativen Effekte der »Massenträgheit« reduziert: Bei herkömmlichen Geraten tritt oft der Effekt auf, dass man erst einmal sehr viel Kraft einsetzen muss, um bei der Bewegung der Gewichte den Anfangswiderstand zu überwinden. Das belastet das bei älteren Menschen naturgemäß geschwächte Bindegewebe bei ungünstigen Hebelverhältnissen nur unnötig. Mittels Hydraulikzylinder, Gummizügen, Luftdruckmechanik oder mehrfachen Flaschenzügen sind modernere Geräte so ausgerüstet, dass die Kraftübertragung von Anfang an gleichmäßiger abläuft. Inzwischen gibt es sogar eine ganze Reihe aktueller Trainingsgeräte-Serien (z.B. Life Fitness, gym80) die ganz auf die Anforderungen älterer Menschen ausgerichtet sind. Ihr Widerstand ist mittels eines Zylinders so eingestellt, dass kein Massenträgheitseffekt entsteht. Sie haben keine Gewichte, die man einstellen muss, sodass sie mancherlei Berührungsängsten von vornherein entgegentreten. Noch dazu trainieren sie die muskulären Spieler und Gegenspieler gleich in einem Gerät und überfordern nicht durch einen zu großen Geräteparcours. Informieren Sie sich auf jeden Fall ausgiebig, bevor Sie sich in einem Fitnessstudio anmelden.

# Dehnung im Stehen

## Für Normaltrainierte

Diese erste Übung aus den Top Ten, dem Trainingsprogramm für alle, die nur wenig Zeit investieren wollen, dehnt einen der wichtigsten Muskel in unserem Körper, den starken Hüftbeugemuskel. Häufig ist er bei uns verkürzt, dann ist er die Ursache vieler Wirbelsäulenprobleme.

**2- bis 4-mal**

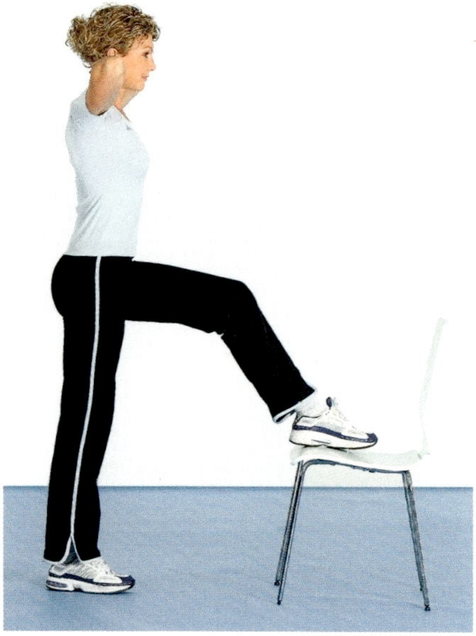

**Ausgangsposition:** Sie stehen aufrecht in etwa 1 Meter Abstand vor einem Stuhl. Der linke Fuß ist auf der Sitzfläche des Stuhls aufgestellt, der rechte Fuß steht auf dem Boden. Die Arme sind hinter dem Kopf im Nacken verschränkt, die Ellenbogen zeigen seitlich nach außen. Das Gewicht des Körpers liegt auf dem hinteren Bein.

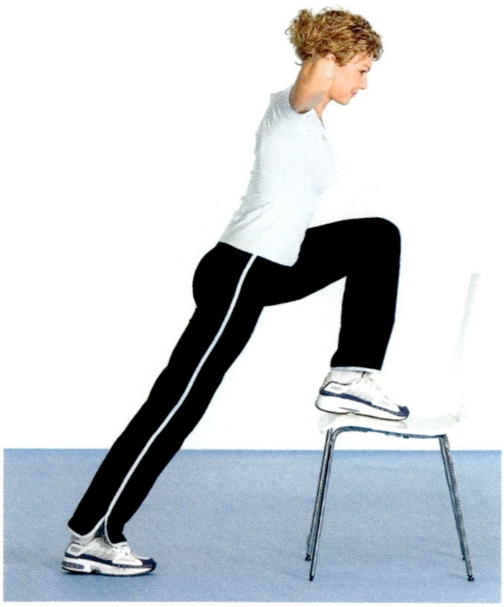

**Endposition:** Verlagern Sie das Gewicht nun auf das vordere Bein, der Oberkörper bleibt aufrecht und die Fußsohle des hinteren Beins weiterhin auf dem Boden. Dabei entsteht ein Spannungsgefühl im Lendenbereich des hinteren Beins. Nach 7 Sekunden lösen Sie die Spannung und wiederholen die Dehnung ein- bis dreimal. Wechseln Sie dann die Seite und führen Sie die Übung mit dem hochgestellten rechten Bein genauso zwei- bis viermal aus.

**Mein Motivationstipp!** Das Spannungsgefühl stelllt sich verstärkt und früher ein, wenn Sie die Lendenwirbelsäule gut stabil halten können, ohne dabei zu stark ins Hohlkreuz zu fallen.

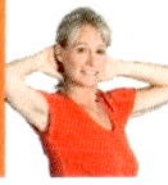

## Einfache Variante

Die Übung wird einfacher, wenn Sie anstelle des Stuhls einen etwas niedrigeren Podest (z. B. einen Koffer) oder eine niedrige Treppenstufe verwenden. Durch die geringere Beugung entlasten Sie das Kniegelenk. Diese Variante sollte vor allem derjenige wählen, der unter Kniegelenksarthrose leidet.

**2- bis 4-mal**

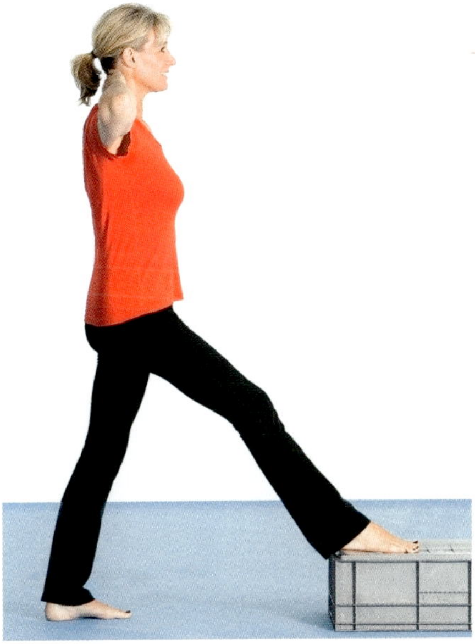

**Ausgangsposition:** Sie stehen aufrecht in 1 Meter Abstand vor einem niedrigen Podest oder einer Treppenstufe. Der rechte Fuß ist auf dem Podest oder der Stufe aufgestellt, der linke Fuß steht auf dem Boden. Die Arme sind im Nacken verschränkt, die Ellenbogen zeigen seitlich nach außen. Das Gewicht liegt auf dem hinteren Bein.

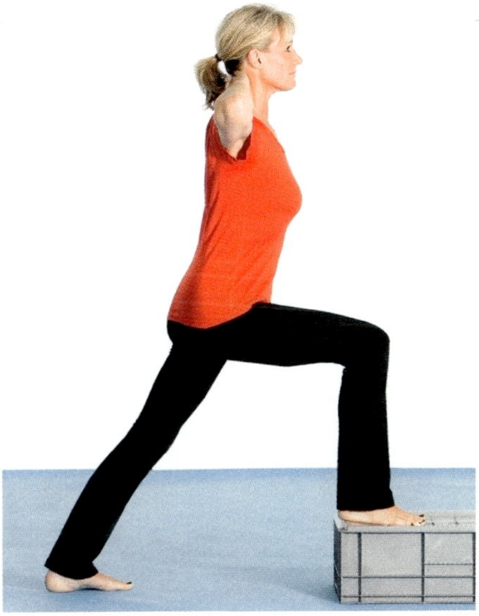

**Endposition:** Verlagern Sie das Gewicht auf das vordere Bein, der Oberkörper bleibt aufrecht, die Fußsohle des hinteren Beins auf dem Boden. Die Spannung entsteht in der Hüfte des hinteren Beins. Nach 7 Sekunden lösen Sie die Spannung und wiederholen die Dehnung ein- bis dreimal. Üben Sie dann mit dem hochgestellten linken Bein.

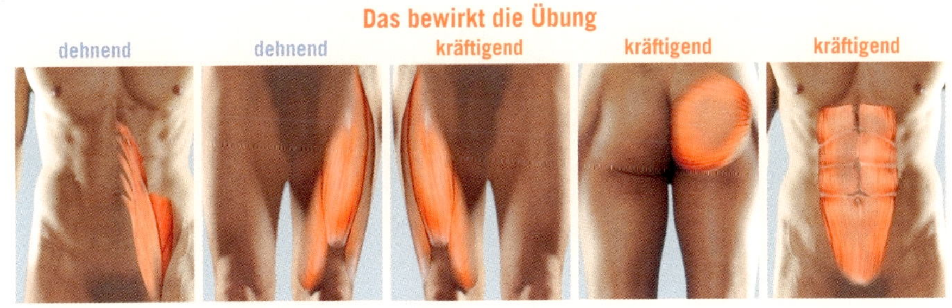

# Oberschenkeldehnung 1

## Für Normaltrainierte

Mit dieser Übung dehnen Sie die Muskulatur auf der Rückseite des Oberschenkels, die wichtig ist für die Stabilität der Beckenregion. Sind diese Muskeln funktionstüchtig, bewirken sie unter anderem im Hüftgelenk eine Streckung.

**3- bis 4-mal**

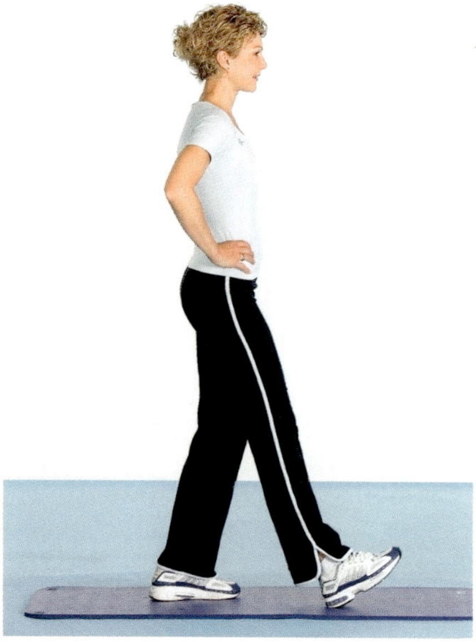

**Ausgangsposition:** Sie stehen aufrecht in Schrittstellung, die Hände sind in der Hüfte abgestützt. Das rechte Bein steht gestreckt vorne und ist nur auf der Ferse abgesetzt. Das linke Bein steht mit leicht gebeugtem Knie hinten. Der Oberkörper ist aufrecht, der Kopf gerade in Verlängerung der Wirbelsäule mit nach vorn gerichtetem Blick. Das Gewicht liegt auf dem hinteren Bein.

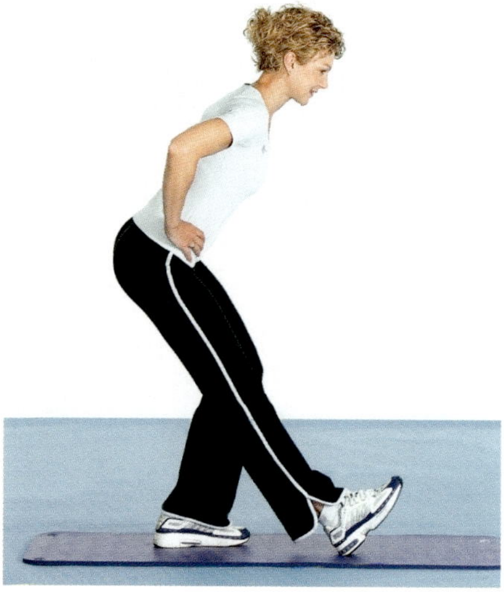

**Endposition:** Neigen Sie Ihren Oberkörper möglichst weit nach vorn, das Becken kippen Sie dabei mit. Das vordere Knie bleibt gestreckt. Halten Sie die Position 5 bis 7 Sekunden. Gehen Sie dann zurück in die Ausgangsposition und wiederholen Sie die Bewegung zwei- bis dreimal. Stellen Sie dann das linke Bein nach vorn und führen Sie die Übung genauso drei- bis viermal aus.

**Mein Motivations-tipp!** Falls Sie merken, dass Sie bei der Bewegung in einen Rundrücken verfallen, sollten Sie die Arme senkrecht über den Kopf nach oben strecken. Dadurch fällt es leichter, das natürliche Hohlkreuz beizubehalten.

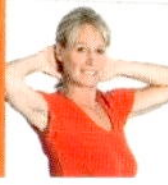

## Einfache Variante

Die Variante im Liegen ist besonders für Sie geeignet, wenn Sie Rückenbeschwerden haben oder Sie das Becken nicht ausreichend nach vorn kippen können. Den Oberschenkel dehnen Sie hier mithilfe eines Seils oder Handtuchs.

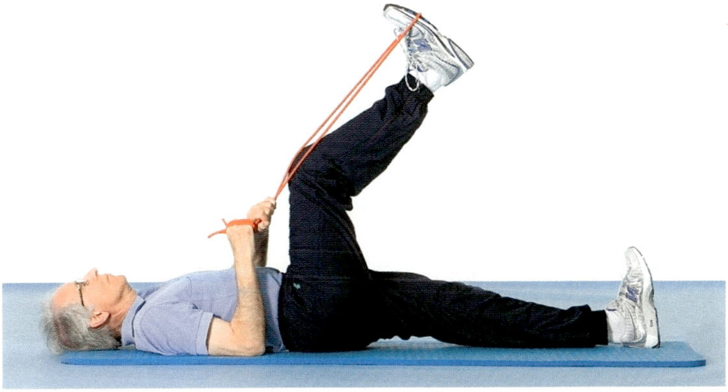

**3- bis 4-mal**

**Ausgangsposition:** Sie liegen auf dem Rücken, das linke Bein ist ausgestreckt, das rechte führen Sie senkrecht nach oben. Als Hilfsmittel dient Ihnen ein Seil (oder Handtuch), das um den rechten Fuß liegt und dessen Enden Sie festhalten.

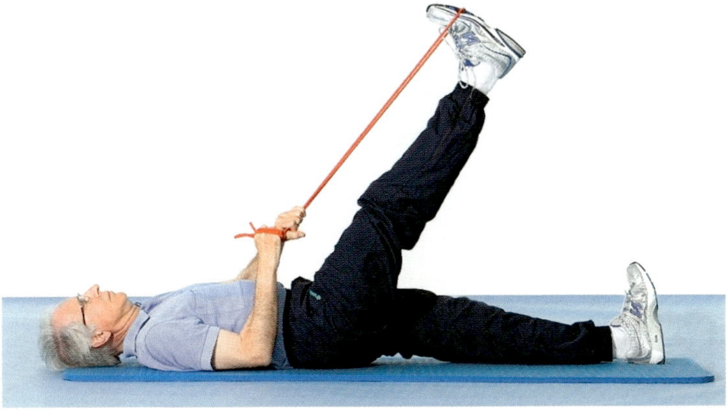

**Endposition:** Ziehen Sie nun das rechte Bein mithilfe des Handtuchs in Richtung Oberkörper, bis Sie an der Oberschenkelrückseite eine Spannung spüren. Die Fußspitze ist dabei zum Oberkörper hin angezogen. Beide Beine bleiben möglichst gestreckt. Halten Sie die Position 5 bis 7 Sekunden. Lösen Sie die Spannung und wiederholen Sie die Bewegung zwei- bis dreimal.

**Das bewirkt die Übung**

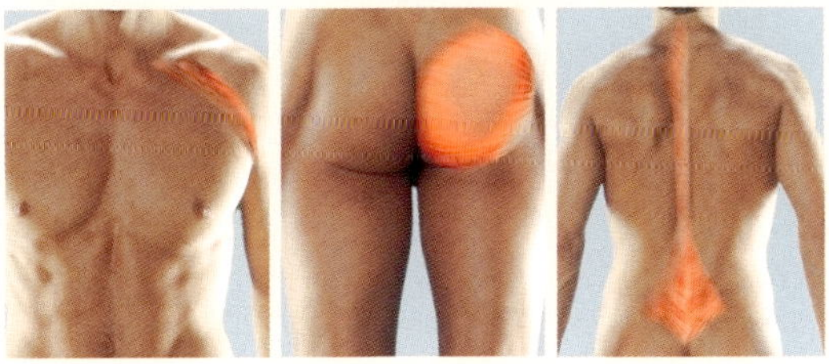

# Oberschenkeldehnung 2

## Für Normaltrainierte

Wenn Sie sich aus der Hocke aufrichten, brauchen Sie den Schenkelstrecker auf der Oberschenkelvorderseite, den wir hier dehnen. Vorder- und Rückseite des Oberschenkels sollten gleichermaßen elastisch bleiben, um bei Bedarf anspannen zu können. So bauen Sie eine stabile Beckenregion auf.

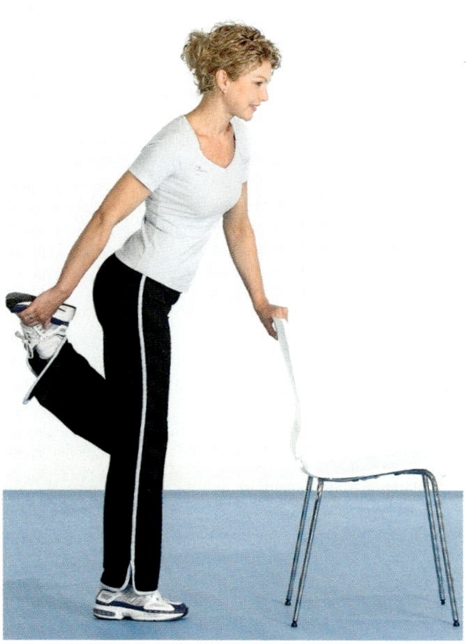

**Ausgangsposition:** Sie stehen etwa in einem halben Meter Abstand vor einem Stuhl (oder einer Wand), das Gesicht zeigt zum Stuhl. Das linke Bein ist nach hinten angewinkelt und wird von der rechten Hand gehalten. Mit der linken Hand stützen Sie sich an der Stuhllehne (oder Wand) ab.

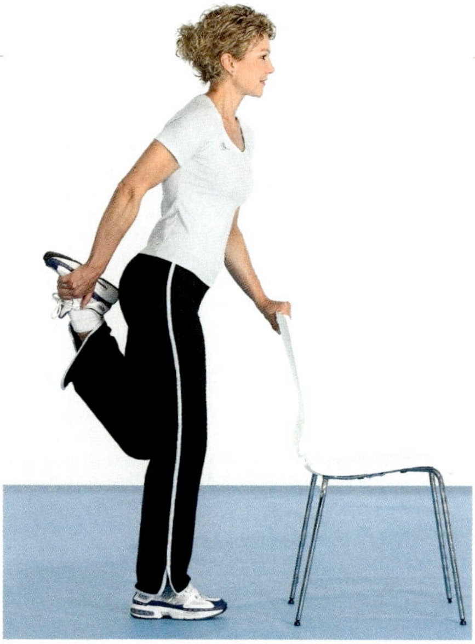

**Endposition:** Ziehen Sie nun das angewinkelte Bein soweit wie möglich Richtung Gesäß. Halten Sie die Spannung 7 Sekunden. Gehen Sie zurück in die Ausgangsposition und wiederholen Sie die Dehnung zwei- bis dreimal. Führen Sie die Übung dann mit dem rechten Bein genauso aus.

**3- bis 4-mal**

### Wichtig!

Achten Sie darauf, dass Sie während der Dehnungsübung nicht zu stark ins Hohlkreuz kommen. Halten Sie außerdem die Beckenregion stabil und versuchen Sie, nicht in der Hüfte seitlich abzuknicken – das Standbein und der Oberkörper sollten möglichst eine gerade Linie bilden.

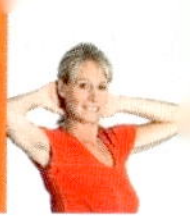

## Einfache Variante

Das Hochhalten des Beins erfordert trotz des Abstützens am Stuhl eine gute Balance. Sollte Ihnen das schwerfallen, probieren Sie diese Variante. Die Übung ist auch für Sie geeignet, wenn Ihre Oberschenkelmuskeln besonders verkürzt sind oder Sie Ihr Becken nicht genug stabilisieren können.

**3- bis 4-mal**

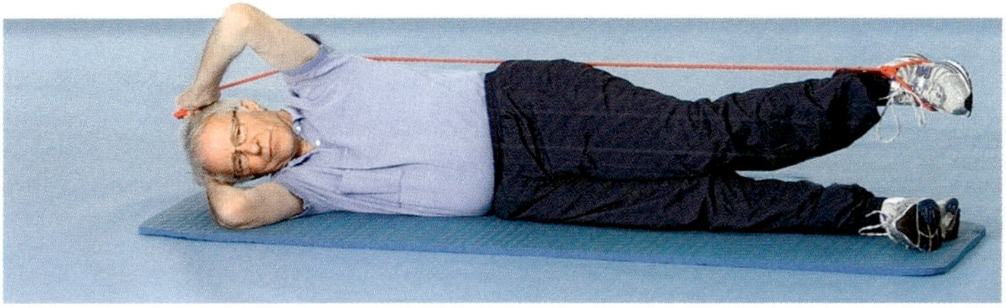

**Ausgangsposition:** Sie liegen auf der rechten Seite. Der Oberkörper und das rechte Bein bilden eine Linie. Um den linken Fuß haben Sie ein Seil (oder Handtuch) gelegt, dessen Enden Sie mit der rechten Hand festhalten.

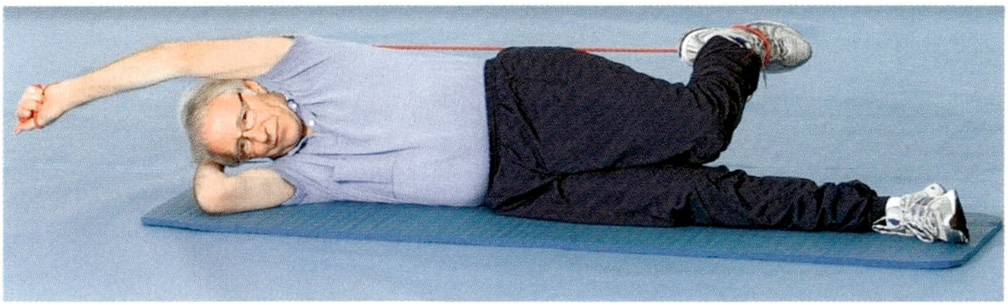

**Endposition:** Ziehen Sie nun das angewinkelte linke Bein soweit wie möglich Richtung Gesäß. Halten Sie die Spannung 7 Sekunden. Gehen Sie dann zurück in die Ausgangsposition und wiederholen Sie die Dehnung zwei- bis dreimal. Führen Sie die Übung dann auf der linken Seite liegend genauso mit dem angewinkelten rechten Bein aus.

**Das bewirkt die Übung**

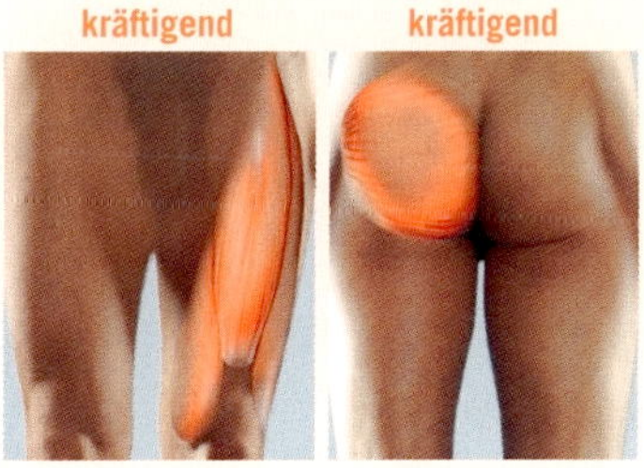

# Mobilisation des gesamten Rückens

## › Für Normaltrainierte

Mit der nachfolgenden Übung fördern Sie insgesamt die Beweglichkeit des Rückens und trainieren das Zusammenspiel aller an der Bewegung beteiligten Muskeln. Außerdem verbessern Sie damit die Stabilität der Schulterregion und auch der Beckenregion – regelmäßiges Üben lohnt sich also.

**3- bis 4-mal**

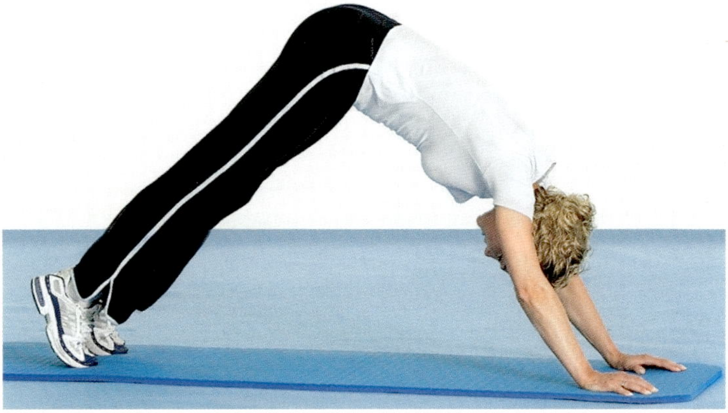

**Ausgangsposition:** Sie bilden eine Brücke: Strecken Sie dazu aus dem Vierfüßerstand die Beine maximal nach hinten und die Arme nach vorn. Der höchste Punkt ist nun Ihr Gesäß. Die Handinnenflächen berühren komplett den Boden.

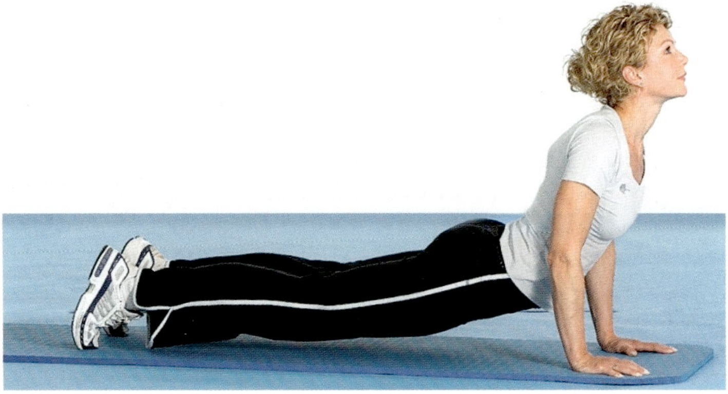

**Endposition:** Bewegen Sie jetzt Oberkörper, Gesäß und Beine Richtung Boden, sodass der Oberkörper soweit wie möglich durchhängt. Den Kopf strecken Sie dabei nach oben, der Blick geht nach schräg vorn oben Richtung Decke. Halten Sie die Position 2 bis 4 Sekunden. Gehen Sie dann zurück in die Ausgangsposition und wiederholen Sie die Bewegung zwei- bis dreimal.

**Mein Motivationstipp!** In der Endposition sollte der Kopf nur soweit nach hinten gestreckt sein, dass Sie etwa an die Oberkante einer gegenüberliegenden Wand, nicht jedoch zur Decke blicken.

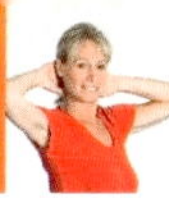

## Einfache Variante

Wer nicht ganz so gelenkig ist und auch Probleme bei der Bewegungskoordination hat, für den ist die einfache Variante ideal. Indem Sie die Beine und Arme nicht maximal nach hinten und vorn ausstrecken, beanspruchen Sie die Gelenke und Bänder während der Bewegung weniger.

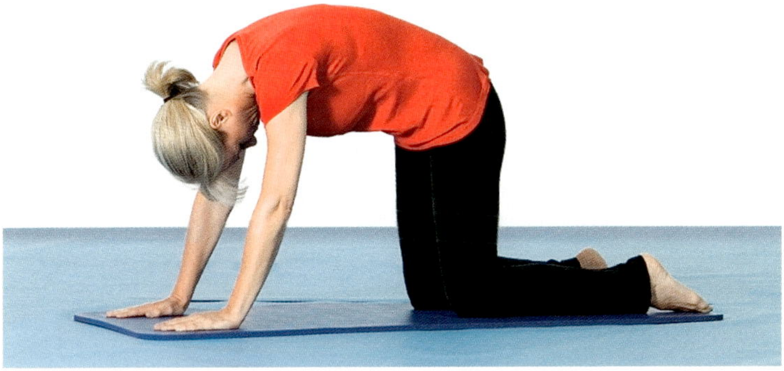

**3- bis 4-mal**

**Ausgangsposition:** Sie knien im Vierfüßerstand, die Hände befinden sich direkt unter den Schultern, die Fingerspitzen zeigen nach vorn. Der Rücken ist so weit wie möglich zum Katzenbuckel gewölbt, der Kopf zum Oberkörper hin eingerollt.

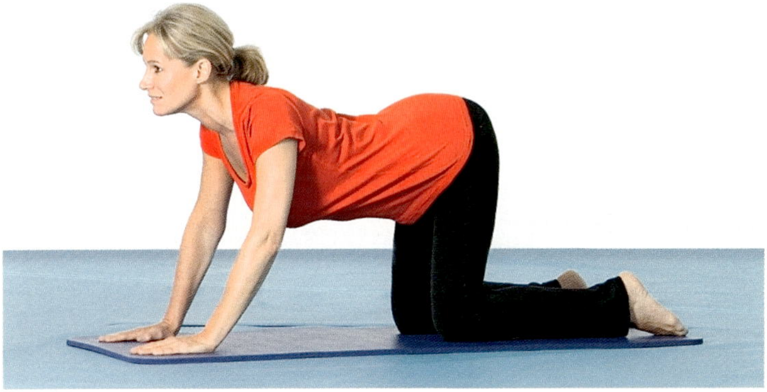

**Endposition:** Bewegen Sie nun den Oberkörper und das Gesäß Richtung Boden, sodass der Oberkörper so weit wie möglich durchhängt. Den Kopf strecken Sie dabei nach oben, der Blick geht nach schräg vorn oben. Halten Sie die Position 2 bis 4 Sekunden. Gehen Sie dann zurück in die Ausgangsposition und wiederholen Sie die Bewegung zwei- bis dreimal.

**Das bewirkt die Übung**

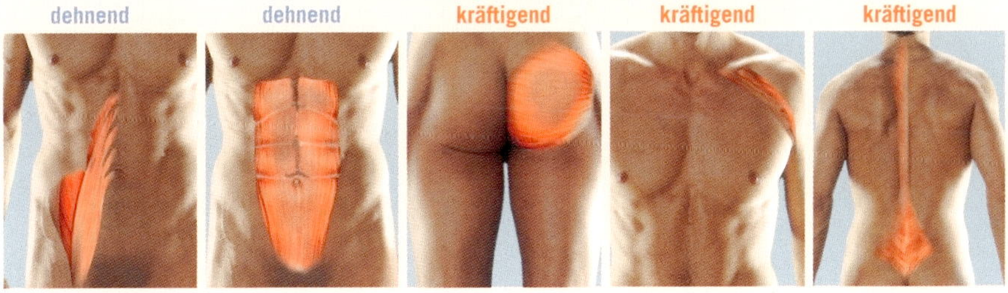

# Gegensetzliches Drehen zur Seite

## Für Normaltrainierte

Auch die Drehbeweglichkeit des Rückens, insbesondere die Drehung der Brust- und der Lendenwirbelsäule gegeneinander, kann mit einer ganz einfachen Übung trainiert werden. Die Übung können Sie immer mal wieder zwischendurch ausführen, zum Beispiel abends vor dem Sofa.

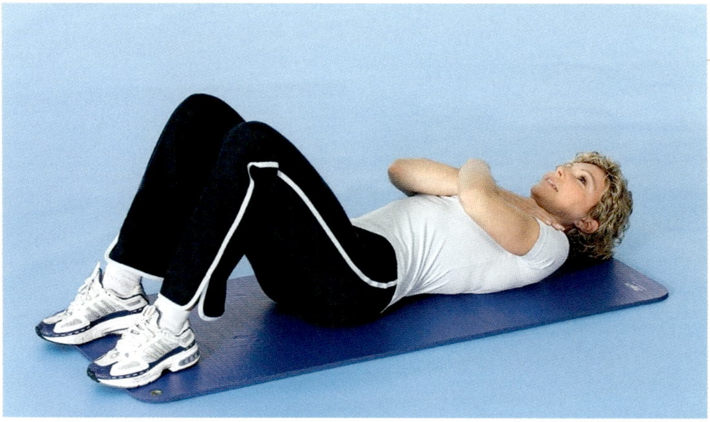

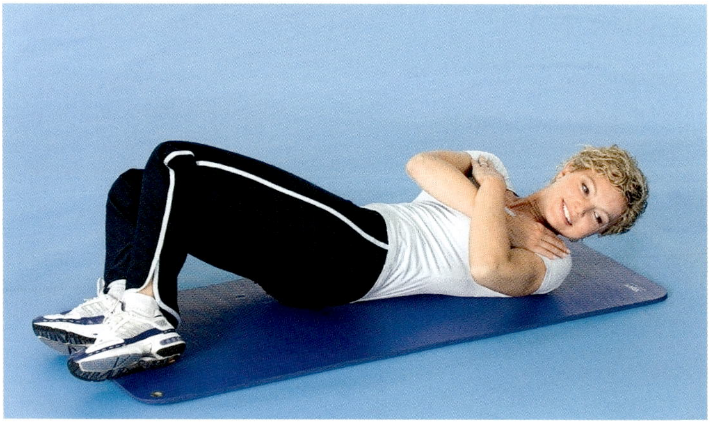

**8-mal**

**Ausgangsposition:** Sie liegen auf dem Rücken, die Füße sind auf dem Boden aufgestellt, die Beine in den Kniegelenken etwa rechtwinklig gebeugt. Die Arme sind auf der Brust verschränkt, der Kopf ist gerade in Verlängerung der Wirbelsäule.

**Endposition:** Drehen Sie nun den Oberkörper nach links und gleichzeitig die angewinkelten Beine nach rechts. Der Kopf folgt der Drehung des Oberkörpers, die Fußsohlen bleiben möglichst auf dem Boden fixiert. Wiederholen Sie die Bewegung abwechselnd in beide Richtungen jeweils achtmal.

**Mein Motivationstipp!** Um einen maximalen Übungserfolg zu erzielen, sollten Sie Oberkörper und Beine nur so weit drehen, solange Sie die Fußsohlen auf dem Boden fixiert lassen können.

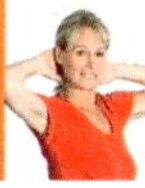

## Einfache Variante

Schon minimale Veränderungen vereinfachen die Übung: Nur die Beine werden gedreht, dabei sorgen seitlich ausgestreckte Arme für eine gute Stabilität. So eignet sich die Übung auch, wenn bei Ihnen eine Vorschädigung der Hals- oder Brustwirbelsäule vorliegt.

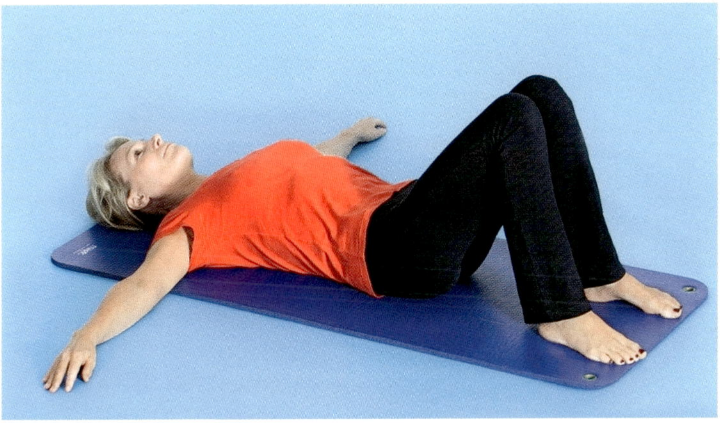

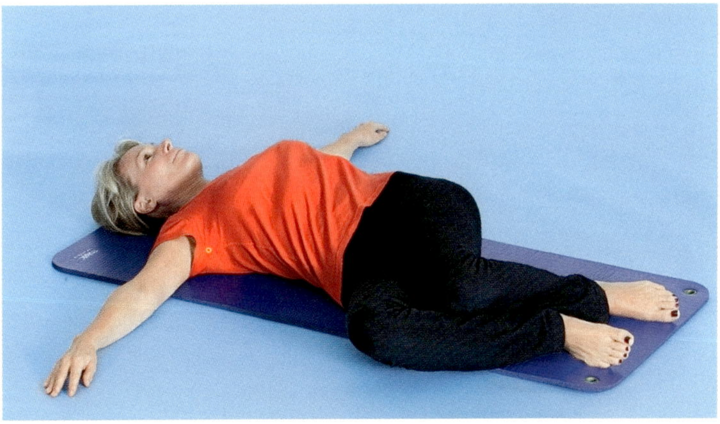

**8-mal**

**Ausgangsposition:** Sie liegen auf dem Rücken. Die Füße sind auf dem Boden aufgestellt, die Kniegelenke etwa rechtwinklig gebeugt. Die ausgestreckten Arme liegen rechtwinklig zum Körper auf dem Boden.

**Endposition:** Drehen Sie nun die angewinkelten Beine abwechselnd nach links und rechts. Der Kopf bleibt gerade, die Arme und Schultern halten weiterhin Bodenkontakt. Wiederholen Sie die Bewegung in beide Richtungen jeweils achtmal.

**Das bewirkt die Übung**

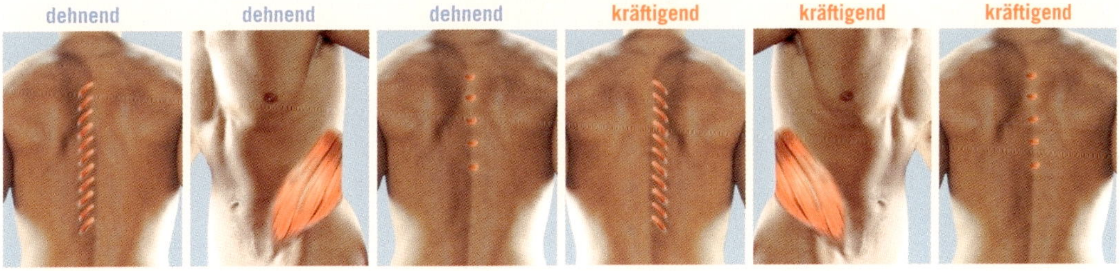

# Abwechselndes Beinstrecken

## Für Normaltrainierte

Im Liegen strecken Sie hierbei abwechselnd ein Bein nach dem anderen von sich. Dadurch verbessern Sie die Fähigkeit der Lendenwirbelsäule, sich zur Seite zu neigen. Der Druck auf die Bandscheiben ist hier verringert, und die Beckenregion wird durch den Boden stabilisiert.

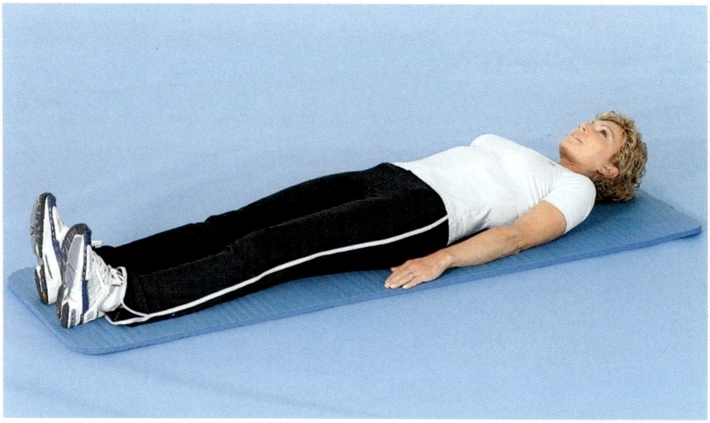

4- bis 6-mal

**Ausgangsposition:** Sie liegen auf dem Rücken. Die Beine sind parallel nebeneinander ausgestreckt, die Fußspitzen zeigen leicht nach außen. Die Arme liegen locker seitlich neben dem Körper.

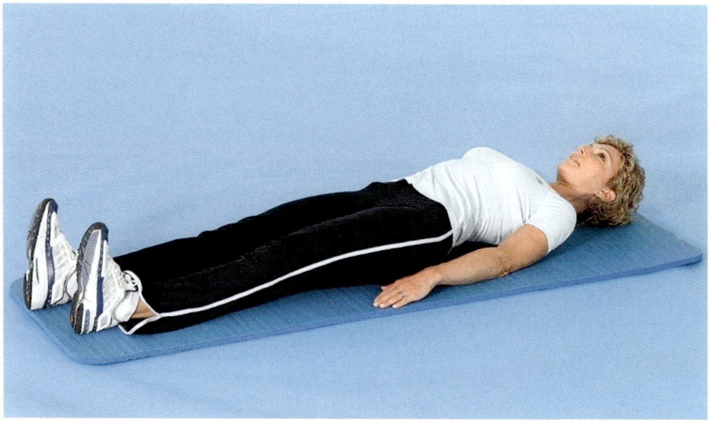

**Endposition:** Strecken Sie nun das rechte Bein nach vorn und ziehen Sie gleichzeitig das linke Bein Richtung Oberkörper. Gehen Sie nach 2 bis 3 Sekunden zurück in die Ausgangsposition und wiederholen Sie die Bewegung drei- bis fünfmal. Führen Sie dann die Bewegung mit dem linken Bein ebenso vier- bis sechsmal aus.

### Wichtig!

Vermeiden Sie es, zu stark ins Hohlkreuz zu kommen. Wer zu einem Hohlkreuz neigt, kann die Lendenwirbelsäule mit einem zusammengefalteten Handtuch unterstützen.

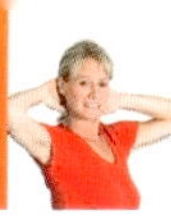

## Einfache Variante

Mit einem Übungspartner, der Ihnen bei der Streckung des Beins ein wenig nachhilft, fällt die Übung noch etwas leichter. Sie müssen sich dann lediglich noch auf das Hochziehen des jeweils anderen Beins konzentrieren.

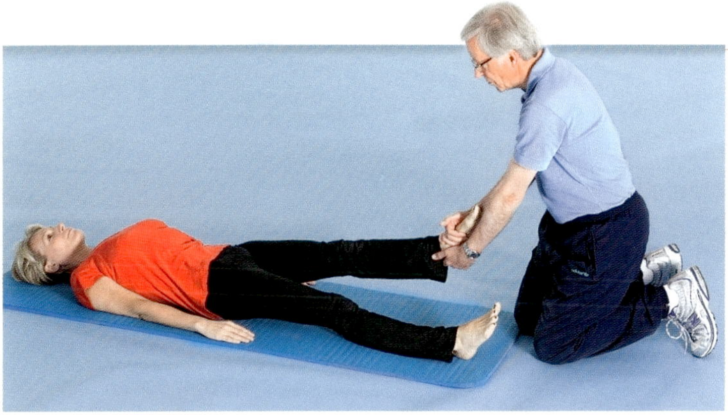

**4- bis 6-mal**

**Ausgangsposition:** Sie liegen auf dem Rücken. Die Beine sind parallel nebeneinander ausgestreckt, die Fußspitzen zeigen leicht nach außen. Die Arme liegen locker seitlich neben dem Körper. Ein Partner kniet vor Ihnen.

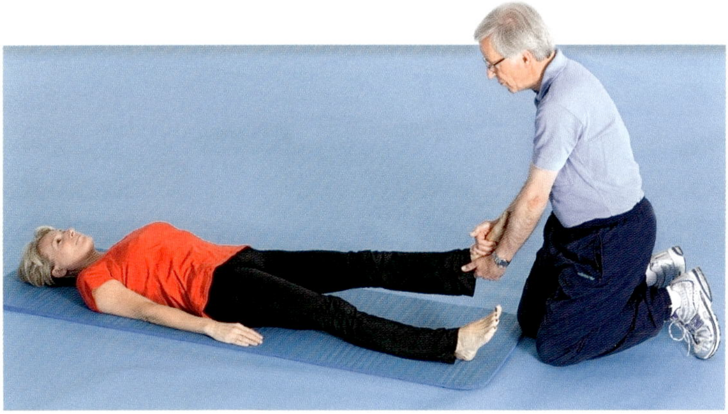

**Endposition:** Ihr Partner fasst nun Ihren linken Fuß und zieht das Bein zu sich, während Sie gleichzeitig das rechte Richtung Oberkörper ziehen. Gehen Sie nach 2 bis 3 Sekunden zurück in die Ausgangsposition und wiederholen Sie die Bewegung drei- bis fünfmal. Führen Sie dann die Bewegung auf der anderen Seite genauso vier- bis sechsmal aus.

**Das bewirkt die Übung**

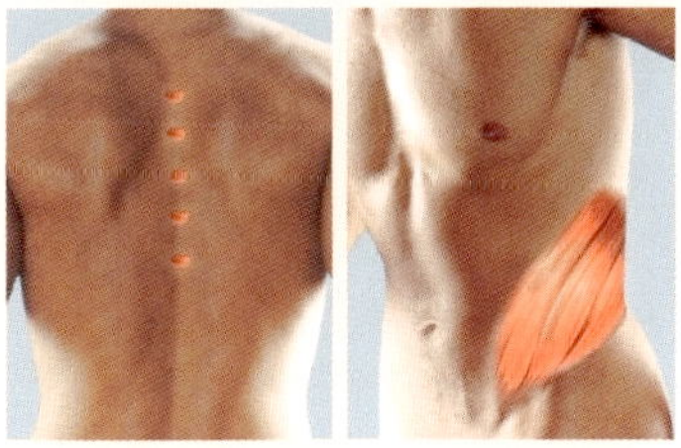

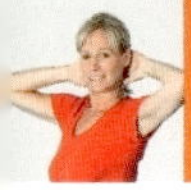



# Rückseitige Kräftigung des Körpers

## Für Normaltrainierte

Wenn Sie die nachfolgende Übung ausführen, kräftigen Sie gleich die gesamte hintere Muskelkette: Sie tun also sowohl etwas für Ihre geraden Rückenmuskeln als auch für die rückseitigen Muskeln von Ober- und Unterschenkel sowie die Schulter- und die Oberarmregion.

**3- bis 4-mal**

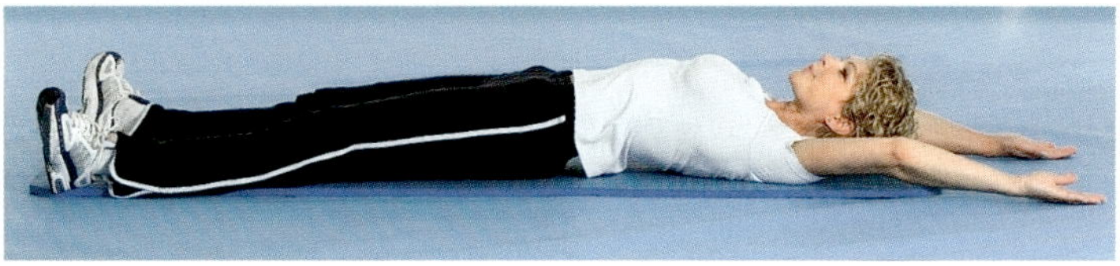

**Ausgangsposition:** Sie liegen mit gestreckten Beinen auf dem Rücken. Die Fußspitzen zeigen nach außen, die Fersen sind fest gegen den Boden gedrückt. Die Arme sind weit hinter dem Kopf ausgestreckt, der Kopf ist gerade in Verlängerung der Wirbelsäule.

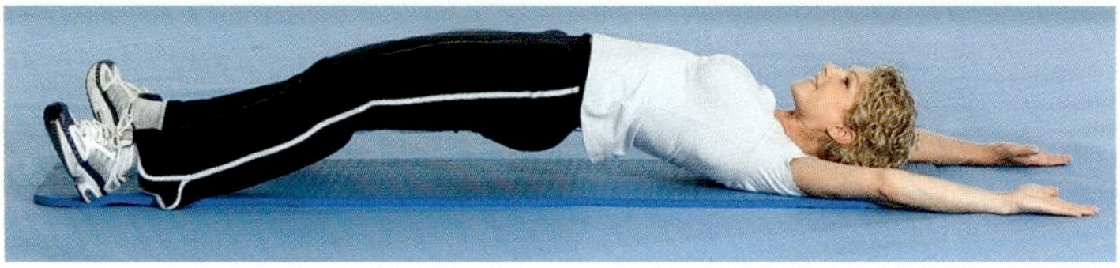

**Endposition:** Heben Sie das Becken und den Oberkörper so weit wie möglich an. Jetzt liegen nur noch die Fersen und die Schulter-Arm-Region auf dem Boden. Halten Sie die Spannung 2 bis 3 Sekunden. Gehen Sie dann zurück in die Ausgangsposition und wiederholen Sie die Bewegung zwei- bis dreimal.

**Mein Motivations-tipp!** In der Endposition müssen Sie den Rumpf ausreichend stabilisieren, um die Hüfte so weit wie möglich Richtung Decke heben zu können. Versuchen Sie dafür zunächst herauszufinden, wie weit Sie für eine optimale Balance Ihre Füße und Arme auseinander platzieren müssen.

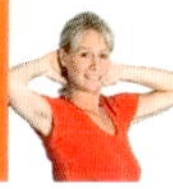

## Einfache Variante

Wenn Ihnen das Anheben des Oberkörpers aus der Rückenlage heraus schwer fällt, weil Sie Beschwerden im unteren Rückenbereich haben oder unter Übergewicht leiden, üben Sie nach dieser Variante. Die Bauchlage erleichtert während der Bewegung die Kontrolle der Körperhaltung.

**3- bis 4-mal**

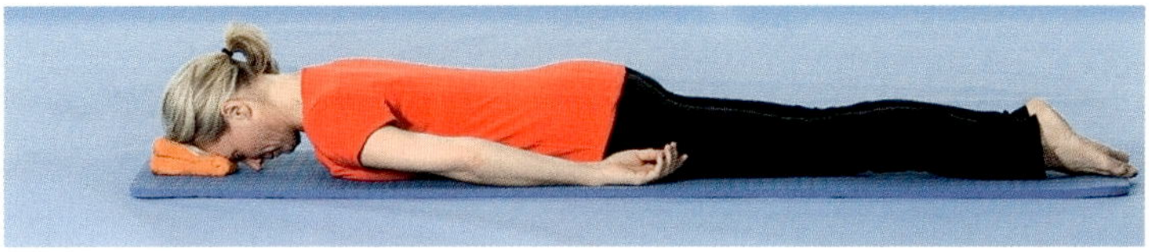

**Ausgangsposition:** Sie liegen mit gestreckten Beinen auf dem Bauch. Die Arme halten Sie nach hinten gestreckt auf Höhe der Beine, die Handinnenflächen zeigen nach oben. Der Kopf ist gerade in Verlängerung der Wirbelsäule.

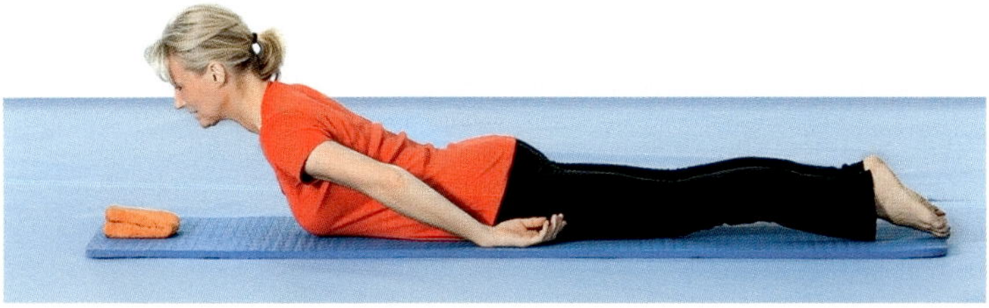

**Endposition:** Heben Sie den Oberkörper, den Kopf und die Arme soweit wie möglich an. Halten Sie die Spannung 2 bis 3 Sekunden. Gehen Sie dann zurück in die Ausgangsposition und wiederholen Sie die Bewegung zwei- bis dreimal.

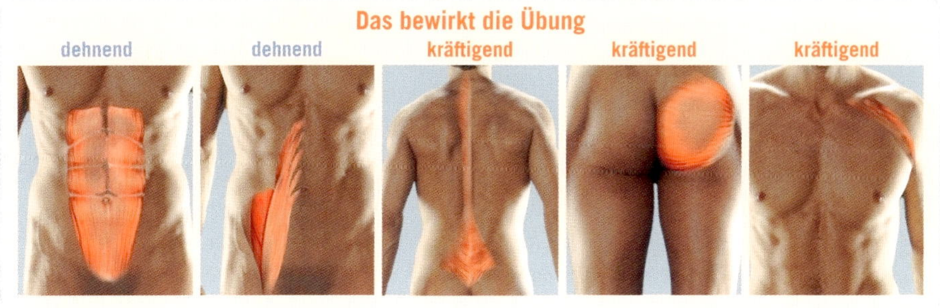

# Streckung der Brustwirbelsäule

## Für Normaltrainierte

Bei dieser Übung auf einem Stuhl wird der Bewegungsspielraum durch die Stuhllehne begrenzt. So ermöglicht sie eine gezielte Streckung der Brustwirbelsäule, ohne dass sich dabei die Bewegung auf die Lendenwirbelsäule überträgt. Die Stuhllehne sollte bis zum unteren Rand der Schulterblätter reichen.

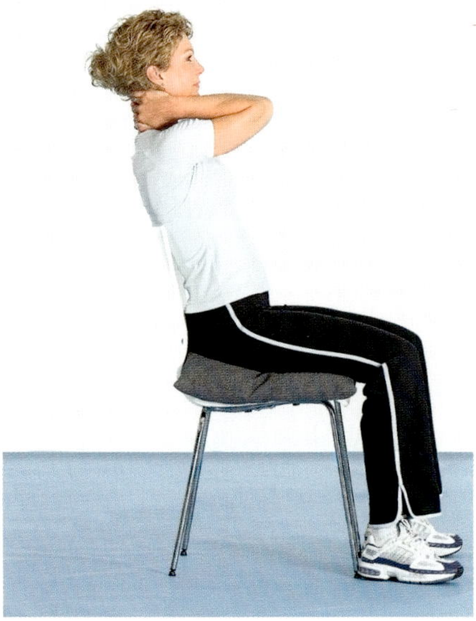

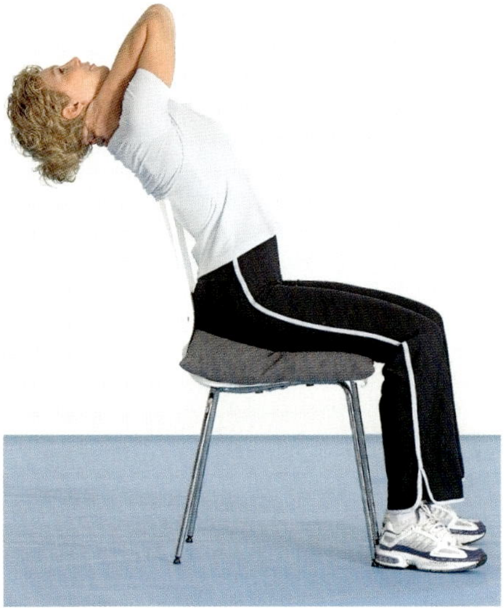

8-mal

**Ausgangsposition:** Sie sitzen auf einem Stuhl mit Rückenlehne, die Fußspitzen zeigen nach außen. Der Oberkörper ist aufrecht, der Kopf leicht nach vorn geneigt. Die Arme sind im Nacken verschränkt, die Ellbogen zeigen nach vorn.

**Endposition:** Bewegen Sie den Kopf und den Oberkörper nun langsam nach hinten, der Blick wandert dabei Richtung Decke. Halten Sie die Position 2 bis 3 Sekunden. Gehen Sie zurück in die Ausgangsposition, wiederholen Sie die Bewegung siebenmal.

**Das bewirkt die Übung**

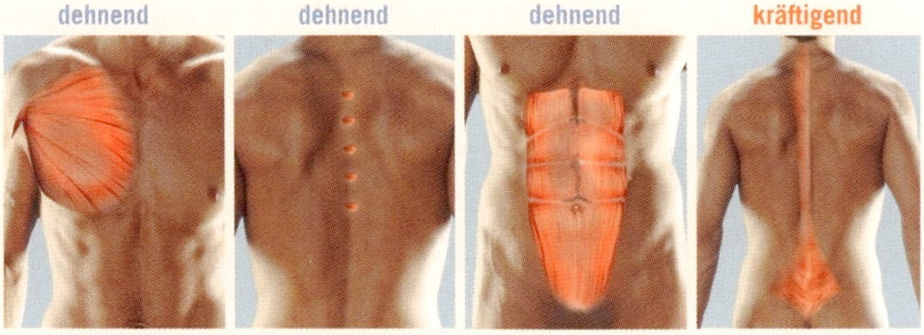

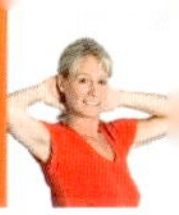

## Einfache Variante

Für alle, die nicht ganz so beweglich sind, eignet sich die Variante, bei der die Füße auf einem Podest oder einer anderen Unterlage abgestellt sind und die Arme herabhängen. Auch wer unter einem Hohlkreuz leidet oder Probleme mit den Schultergelenken hat, sollte diese Variante wählen.

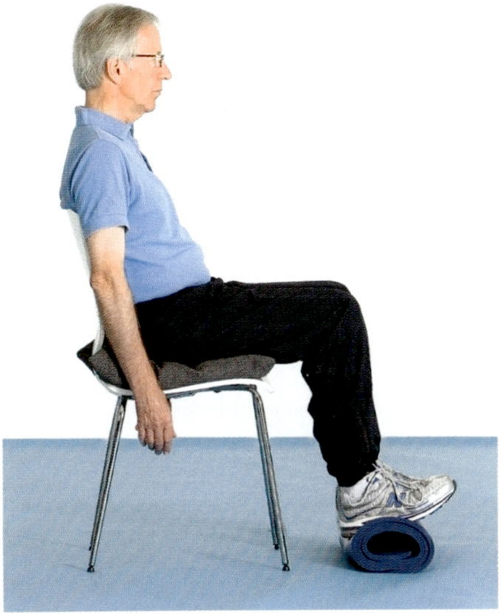

**Ausgangsposition:** Sie sitzen auf einem Stuhl mit Rückenlehne, die Füße stehen auf einer Unterlage (oder einem kleinen Podest). Der Oberkörper ist aufrecht, der Kopf leicht nach vorn geneigt. Die Arme hängen seitlich locker neben dem Körper, die Handinnenflächen zeigen nach hinten.

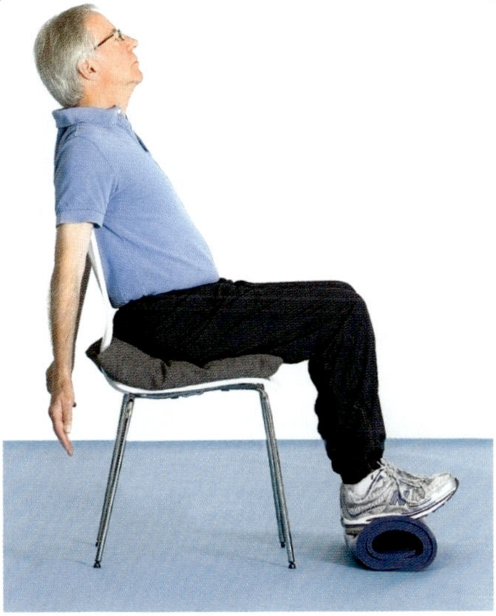

**Endposition:** Bewegen Sie den Kopf und den Oberkörper langsam nach hinten. Der Kopf folgt der Bewegung. Die Arme werden dabei gestreckt, die Handflächen zeigen jetzt nach vorn. Nach 2 bis 3 Sekunden gehen Sie zurück in die Ausgangsposition und wiederholen die Bewegung siebenmal.

**8-mal**

### Wichtig!

Bewegen Sie die Ellbogen so weit wie möglich nach hinten, den Kopf jedoch nur nach schräg oben. Andernfalls laufen Sie Gefahr, die Halswirbelsäule zu überstrecken und Gleichgewichtsstörungen zu bekommen. Ein Tipp: Führen Sie die Übung mit geschlossenen Augen aus. Sobald Ihnen dabei die Bewegung unangenehm wird, führen Sie den Kopf nicht mehr weiter nach hinten.

# Rumpfdrehen

## Für Normaltrainierte

Wenn Sie die folgende Übung regelmäßig trainieren, stärken Sie nicht nur Ihre Beckenregion. Vielmehr verbessern Sie dadurch auch die Drehfähigkeit Ihrer Brustwirbelsäule. Bei vielen ist diese eingeschränkt, und Fehhaltungen sind dann fast schon vorprogrammiert.

**4- bis 6-mal**

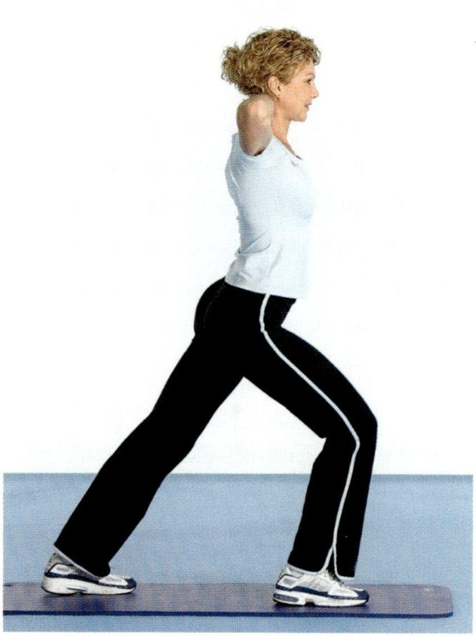

**Ausgangsposition:** Sie stehen in weiter Schrittstellung auf dem Boden, das rechte Bein ist vorn. Der Oberkörper ist aufrecht, der Kopf gerade in Verlängerung der Wirbelsäule mit nach vorn gerichtetem Blick. Die Hände sind hinter dem Kopf im Nacken verschränkt, die Ellbogen zeigen nach außen. Die Bauchmuskeln sind angespannt, damit Sie nicht in ein (unnatürliches) Hohlkreuz fallen.

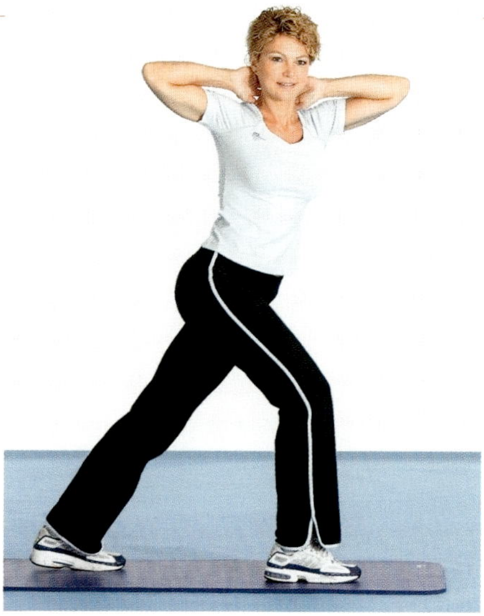

**Endposition:** Drehen Sie den Oberkörper nach rechts, die Ellbogen zeigen dabei weiterhin nach außen. Die Bewegung erfolgt aus der Brustwirbelsäule heraus, die Lendenwirbelsäule bleibt stabil. Halten Sie die Position 2 bis 3 Sekunden. Gehen Sie dann zurück in die Ausgangsposition und wiederholen Sie die Bewegung drei- bis fünfmal. Führen Sie die Übung zur linken Seite mit dem linken Bein nach vorn ebenso aus.

### Wichtig!

Achten Sie während der Drehung darauf, dass die Hüftregion stabil bleibt. Weder soll das Becken zur Seite ausweichen noch soll das Becken nach unten absinken.

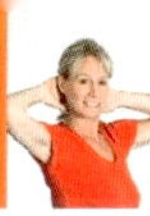

## Einfache Variante

Nicht immer fällt es leicht, die Hüftregion im Stand ausreichend stabil zu halten. Das ist oft der Fall, wenn Ihre Brustwirbelsäule nur eingeschränkt beweglich ist und die Beckenregion versucht, dies auszugleichen. Dann ist die im Prinzip gleiche Übung im Sitzen für Sie geeignet.

**4- bis 6-mal**

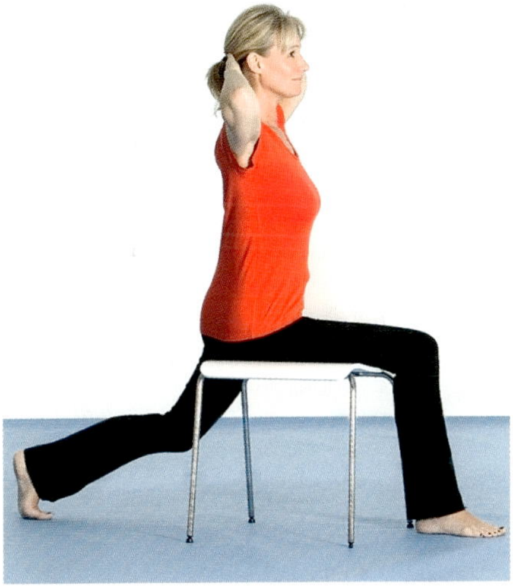

**Ausgangsposition:** Sie sitzen mit geradem Rücken auf einem Stuhl, der Oberkörper ist aufrecht. Das linke Bein steht hinter dem Hocker nur leicht gebeugt auf dem Boden, das rechte Bein ist angewinkelt vor dem Hocker aufgestellt. Die Hände sind hinter dem Kopf im Nacken verschränkt, die Ellbogen zeigen nach außen.

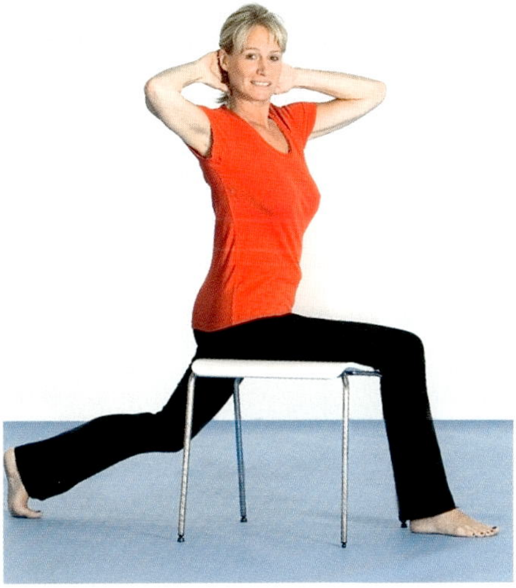

**Endposition:** Drehen Sie den Oberkörper nach rechts, die Ellbogen zeigen weiter nach außen. Die Bewegung erfolgt aus der Brustwirbelsäule heraus. Nach 2 bis 3 Sekunden gehen Sie zurück in die Ausgangsposition und wiederholen die Bewegung drei- bis fünfmal. Führen Sie die Übung mit dem rechten Bein hinter dem Stuhl aus.

**Das bewirkt die Übung**

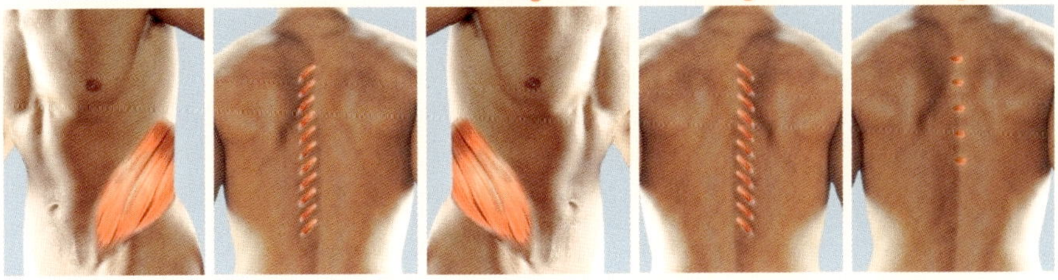

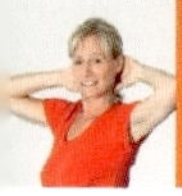



# Gegengleiches Arm-Beinstrecken

## Für Normaltrainierte

Die nachfolgende Übung ist im Grunde ganz einfach, ihre Wirkung ist aber besonders groß: Sie trainieren Ihre Koordination und verbessern zugleich das Zusammenspiel sämtlicher Rückenmuskeln, die mit dem Oberkörper, den Beinen und Armen zusammenhängen.

**3-mal**

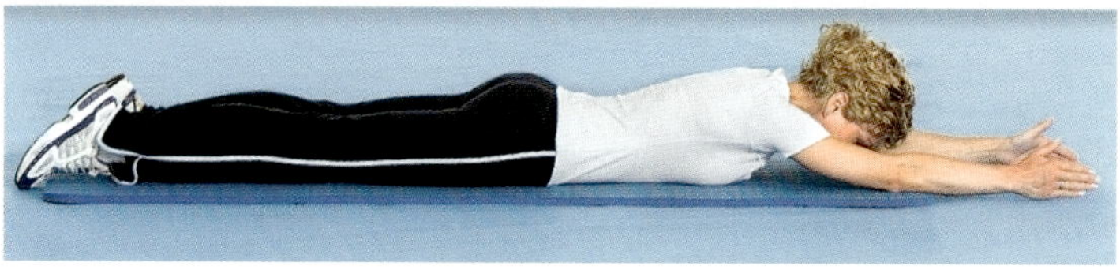

**Ausgangsposition:** Sie liegen bäuchlings auf einer Gymnastikmatte. Die Arme liegen über den Kopf ausgestreckt auf dem Boden, die Beine sind gestreckt. Der Kopf ist gerade in Verlängerung der Wirbelsäule mit Blick Richtung Boden.

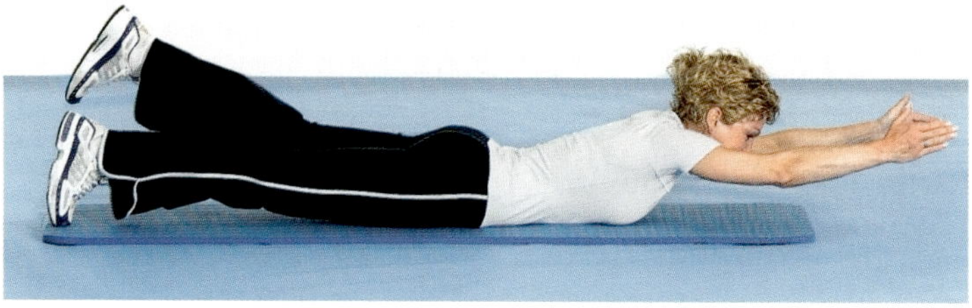

**Endposition:** Heben Sie nun beide gestreckte Arme und das linke Bein 10 bis 20 Zentimeter. Dabei wird auch der Kopf leicht angehoben, der Blick bleibt jedoch zum Boden gerichtet. In dieser Haltung 30 Sekunden 20- bis 30-mal kurze, nur minimale Auf- und Abbewegungen mit dem linken Bein und dem rechten Arm ausführen, ohne den Boden zu berühren. Heben Sie dann das rechte Bein an und machen Sie die Bewegung wiederum 30 Sekunden. Wiederholen Sie die Übung pro Seite dreimal.

**Wichtig!**

Es kommt bei der Übung nicht darauf an, die Arme und Beine so hoch wie möglich zu heben. Vielmehr sollten Sie versuchen, viele kleine Auf- und Abbewegungen durchzuführen.

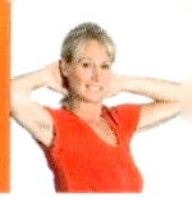

## Einfache Variante

Um einiges einfacher wird die Übung, wenn immer nur ein Arm und ein Bein gleichzeitig angehoben werden. Diese Variante eignet sich vor allem für Personen mit Problemen im Schulter-Nacken-Bereich und wenn es Ihnen schwerfällt, Ihre Brustwirbelsäule zu strecken.

**3-mal**

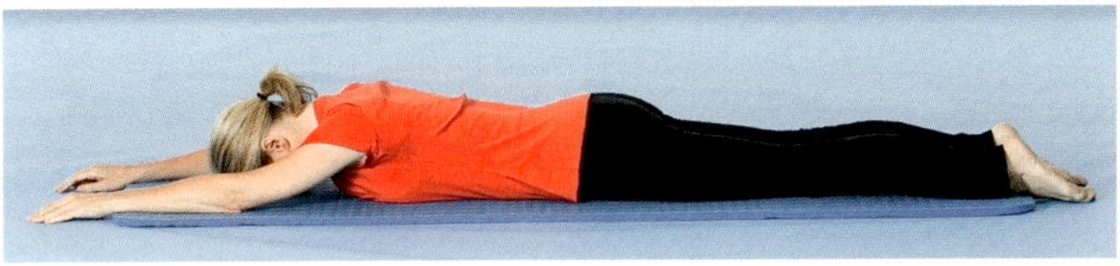

**Ausgangsposition:** Sie liegen bäuchlings auf einer Gymnastikmatte. Die Arme liegen nach vorn ausgestreckt auf dem Boden, die Beine sind gestreckt. Der Kopf ist gerade in Verlängerung der Wirbelsäule mit Blick Richtung Boden.

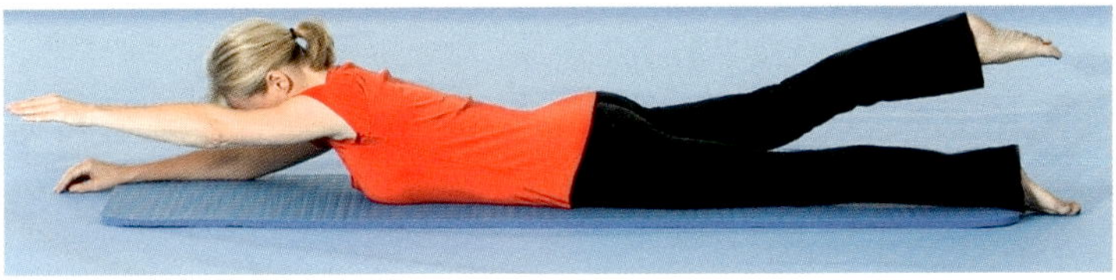

**Endposition:** Heben Sie nun gleichzeitig den gestreckten linken Arm und das rechte Bein 10 bis 20 Zentimeter. Dabei wird auch der Kopf leicht angehoben, der Blick bleibt jedoch zum Boden gerichtet. 30 Sekunden 20- bis 30-mal kurze Auf- und Abbewegungen mit Arm und Bein ausführen. Heben Sie dann das linke Bein und den rechten Arm an und machen Sie die Bewegung ebenfalls 30 Sekunden. Wiederholen Sie die Übung pro Seite dreimal.

**Das bewirkt die Übung**

dehnend | dehnend | kräftigend | kräftigend | kräftigend | kräftigend

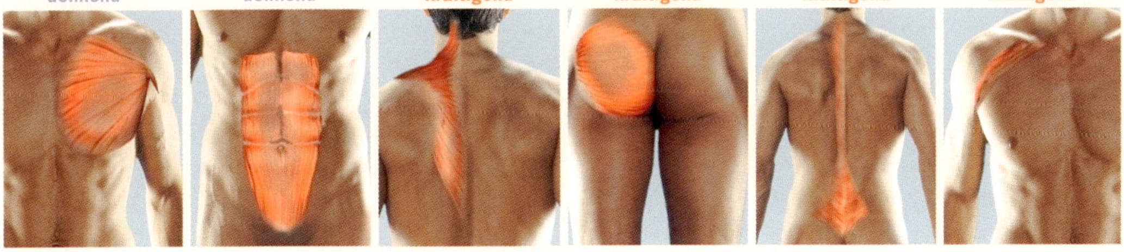

# 1. Zirkeltraining: für den gesamten Körper

Sie benötigen:
- Gymnastikmatte
- Besenstiel
- Theraband
- stabilen Stuhl
- 2 gefüllte 1-Liter-Flaschen
- Pezziball
- evtl. kleines Kissen

Mit dem Training für den ganzen Körper kräftigen Sie sowohl die Muskulatur des Oberkörpers als auch die von Beinen und Armen. So sorgen Sie für eine gute Haltung und eine stabile Körpermitte. Das Training besteht aus einer Aufwärmübung, Kräftigungsübungen sowie je einer Mobilisations- und Entspannungsübung. Es eignet sich für jeden, der aktuell nicht unter Schmerzen leidet.

Durch die **Aufwärmübung** regen Sie nicht nur den Stoffwechsel an. Indem die Muskulatur Spannung aufbaut, sorgen Sie darüber hinaus für eine stabile und aufrechte Körperhaltung und bereiten die Arm- und Beinmuskeln auf die Kräftigung vor. Daneben stimmen Sie die Gelenke, vor allem die Schultergelenke, und die Wirbelsäule auf das Training ein.

Der Schwerpunkt der **Kräftigungsübungen** liegt auf der Aufrichtung sowie der Drehfähigkeit des gesamten Oberkörpers. Diese Hauptbewegungsrichtungen sind auch im Alltag immer wieder gefragt. Zudem stärken Sie Ihr Herz-Kreislauf-System und die Skelettmuskulatur.

Während der **Mobilisationsübung** entspannen Sie durch langsame Bewegungen die im Kräftigungsteil geforderten Rumpfmuskeln, reduzieren zugleich den Druck auf die Bandscheiben und erhöhen insgesamt die Beweglichkeit der Wirbelsäule.

Durch die **Entspannungsübung** entlasten Sie die Bandscheiben und Gelenke und stellen den gesamten Körper auf Ruhe und Regeneration ein.

### Der Trainingsablauf auf einen Blick

| Übungsart | Übung im Trainingszirkel | Wie lange oder wie häufig? | Anzahl Zirkelrunden |
|---|---|---|---|
| 1. Aufwärmen | Gegengleiches Armkreisen | 1-mal zu Beginn des Zirkeltrainings | Kinder (6 bis 12 Jahre) und Senioren: 3 Runden |
| 2. Kräftigung | Ausfallschritt mit Armheben | 6-mal je Seite pro Zirkel | |
| | Körperstrecken | 6-mal je Seite pro Zirkel | |
| | Armziehen in Standwaage | 9-mal je Seite pro Zirkel | Untrainierte: 4 Runden |
| | Schulterdrücken | 9-mal pro Zirkel | |
| 3. Mobilisation | Hüftrollen rücklings | 6-mal je Seite am Ende des Trainings | Trainierte: 4 bis 6 Runden |
| 4. Entspannung | Langer Rücken | 12-mal am Ende des Trainings | |

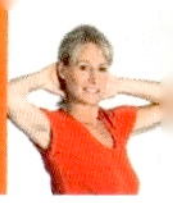

# Gegengleiches Armkreisen

## Aufwärmen

Das gleichzeitige Beanspruchen von Schulter-, Oberkörper- und Beinmuskulatur bei dieser Übung regt den gesamten Stoffwechsel an und verbessert die Koordinationsfähigkeit von Armen und Beinen. Durch die Konzentration auf Brustwirbelsäule, Schultern und Arme stimmen Sie sich auch mental auf die Kräftigungsübungen ein.

**1-mal zu Beginn des Zirkeltrainings**

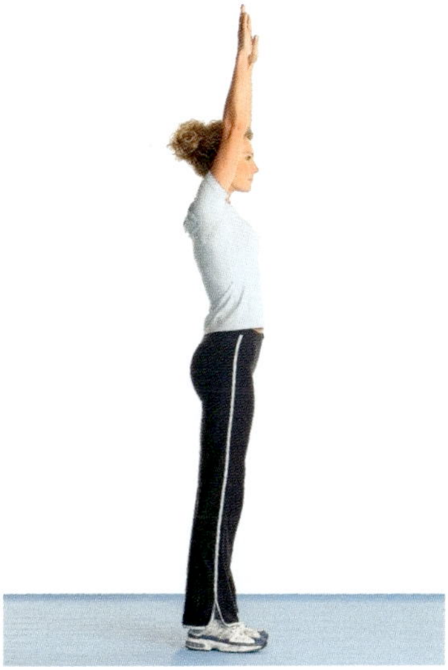

**Ausgangsposition:** Sie stehen aufrecht, beide Arme sind gerade nach oben gestreckt, die Handinnenflächen weisen nach vorn. Die Beine stehen hüftbreit auseinander, der Kopf ist gerade in Verlängerung der Wirbelsäule mit nach vorn gerichtetem Blick.

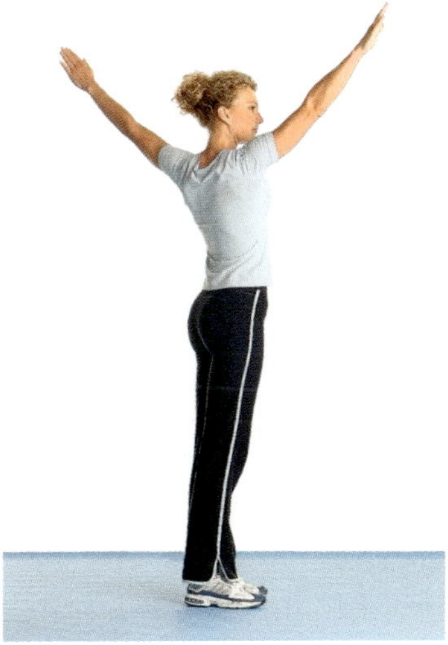

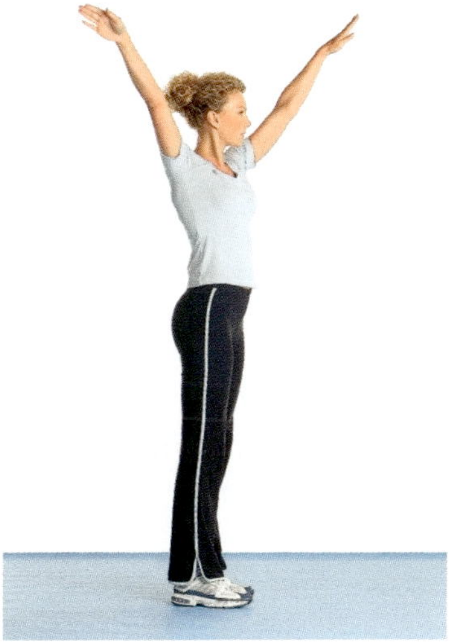

**Bewegung:** Schwingen Sie den rechten Arm gestreckt nach vorn unten, den linken nach hinten unten. Drehen Sie dabei Ihren Oberkörper etwas nach links und gehen Sie leicht in die Knie. Sind die Arme unten, drehen Sie den Oberkörper gerade. Schwingen Sie dann den rechten Arm von hinten, den linken von vorn nach oben, drehen Sie Ihren Oberkörper dabei etwas nach rechts. Strecken Sie die Beine, wenn die Arme oben sind. Führen Sie die Übung 3 Minuten durch.

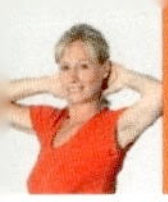



# Ausfallschritt mit Armheben

## Kräftigung

Hier kräftigen Sie die Oberschenkelrückseite und die Gesäßmuskulatur – je größer der Schritt, desto stärker der Effekt. In Level 3 trainieren Sie zudem den breiten Rückenmuskel und die für Drehbewegungen zuständigen Rumpfmuskeln.

### Level 1

**6-mal pro Zirkel**

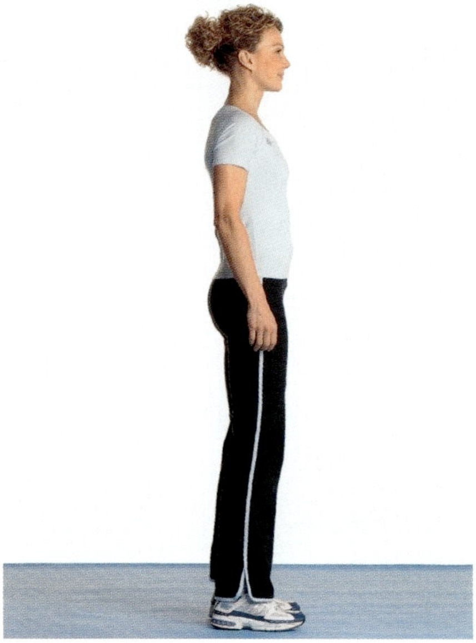

**Ausgangsposition:** Sie stehen aufrecht, die Füße sind hüftbreit auseinander. Die Arme hängen seitlich herab. Der Kopf ist gerade in Verlängerung der Wirbelsäule, der Blick nach vorn gerichtet.

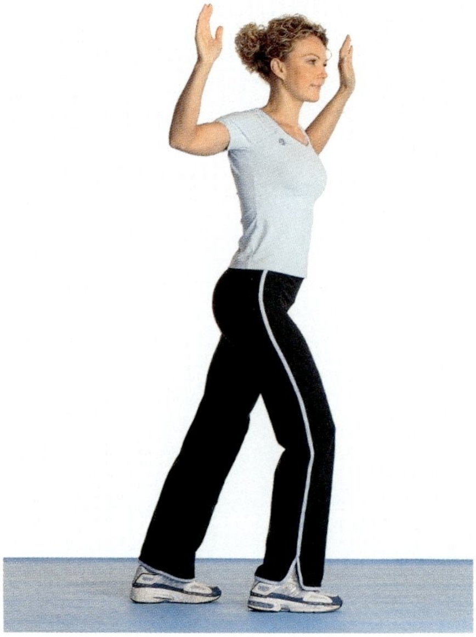

**Endposition:** Machen Sie mit links einen kleinen Ausfallschritt nach hinten, heben Sie die im Ellbogen rechtwinklig gebeugten Arme dabei seitlich nach oben. Mit jedem Bein fünfmal wiederholen.

**Das bewirkt die Übung**

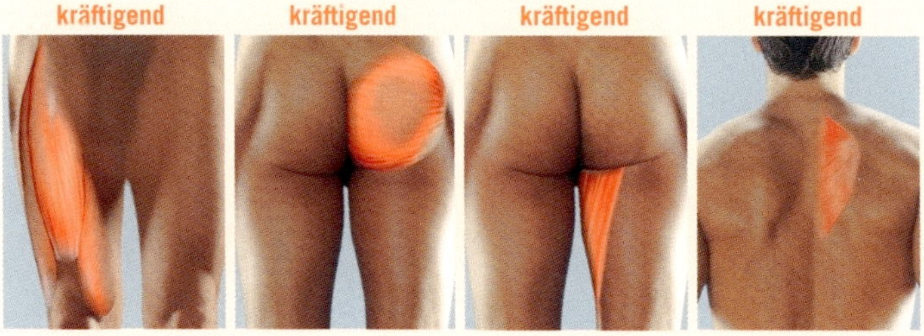

## Level 2

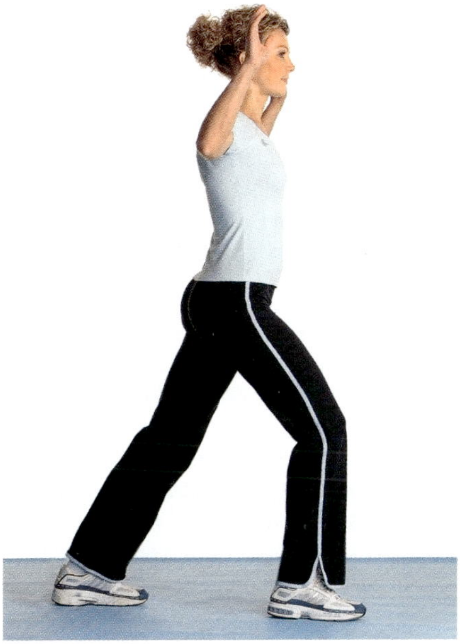

**Endposition:** Nehmen Sie die Ausgangsposition wie in Level 1 beschrieben ein. Machen Sie einen großen Ausfallschritt mit dem linken Bein nach hinten. Heben Sie die im Ellbogen rechtwinklig gebeugten Arme dabei seitlich nach oben, die Handinnenflächen zeigen nach vorn. Wiederholen Sie die Bewegung fünfmal. Führen Sie dann die Übung mit einem großen Ausfallschritt des rechten Beins nach hinten ebenfalls sechsmal aus.

## Level 3

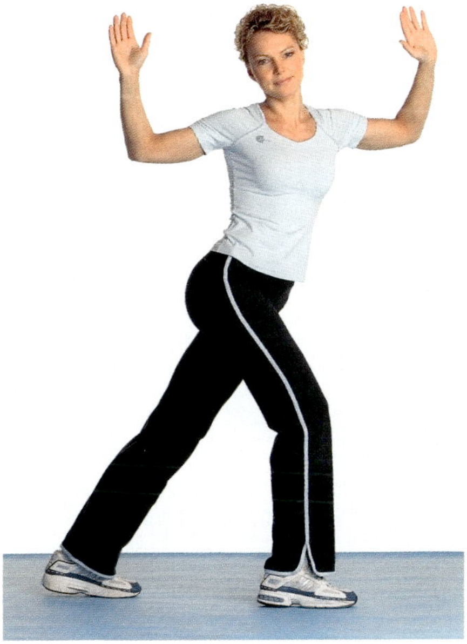

**Endposition:** Nehmen Sie die Ausgangsposition wie in Level 1 beschrieben ein. Machen Sie einen großen Ausfallschritt mit dem linken Bein nach hinten. Heben Sie die im Ellbogen rechtwinklig gebeugten Arme dabei seitlich nach oben, die Handinnenflächen zeigen nach vorn. Drehen Sie den Oberkörper nach rechts und neigen Sie ihn leicht nach rechts unten, der Kopf folgt der Bewegung. Führen Sie die Bewegung sechsmal je Seite aus.

### Wichtig!

Richten Sie die Schrittlänge nach Ihrer Stabilität im Beckenbereich: Je länger der Ausfallschritt, desto stärker müssen Sie Ihre Beckenregion stabilisieren und desto stärker wird die Rückenmuskulatur gefordert. Sobald Sie merken, dass Sie die nötige Stabilität nur erreichen, indem Sie in ein starkes Hohlkreuz fallen oder einen Rundrücken machen, verkleinern Sie den Ausfallschritt. Erst wenn Sie den größtmöglichen Ausfallschritt sauber ausführen können, sollten Sie in Level 3 üben.

# Armziehen in Standwaage

## Kräftigung

Mit dieser Übung verbessern Sie die Beweglichkeit Ihrer Wirbelsäule bei Streckbewegungen und die Fähigkeit, Ihre Hüftgelenke zu beugen. Gleichzeitig trainieren Sie die Koordination von Armen und Beinen durch gegengleiches Heben.

### Level 1

**9-mal pro Zirkel**

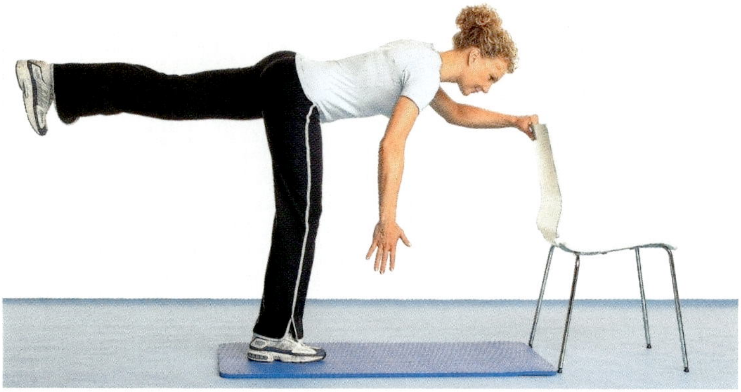

**Ausgangsposition:** Sie stehen hinter einem Stuhl, die Hüfte ist rechtwinkling nach vorn gebeugt. Die linke Hand greift an die Lehne, der rechte Arm zeigt gestreckt zum Boden. Heben Sie Ihr linkes Bein gestreckt an, die Fußspitze zeigt Richtung Boden.

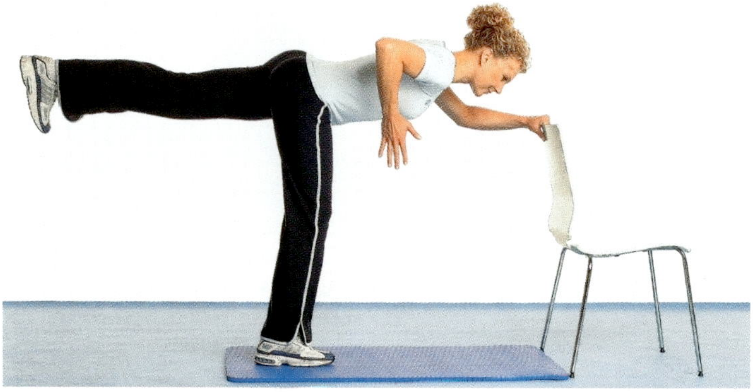

**Endposition:** Ziehen Sie die rechte Hand senkrecht zum Boden so weit nach oben, bis der Oberarm ungefähr parallel zum Rücken ist. Die Fingerspitzen zeigen weiterhin Richtung Boden. Halten Sie die Position 4 Sekunden und gehen Sie dann zurück in die Ausgangsposition. Wiederholen Sie die Bewegung achtmal. Wechseln Sie dann die Seite und führen Sie die Bewegung ebenso neunmal durch.

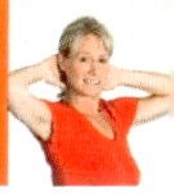

## Level 2

**Endposition:** Nehmen Sie die Ausgangsposition wie in Level 1 beschrieben ein und halten Sie dabei mit der rechten Hand eine gefüllte 1-Liter-Flasche. Heben Sie die Hand so weit, bis Ihr Oberarm etwa parallel zum Rücken steht. Halten Sie die Position 4 Sekunden und gehen Sie dann zurück in die Ausgangsposition. Wiederholen Sie die Bewegung pro Seite neunmal.

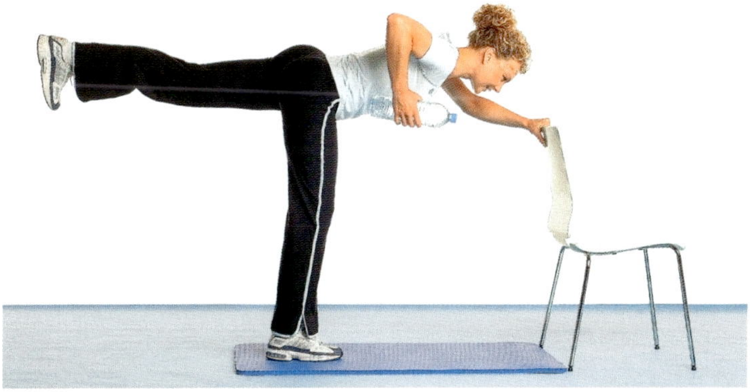

## Level 3

**Endposition:** Wickeln Sie ein Therabandende um den linken Fuß, fixieren Sie die Bandmitte mit dem rechten Fuß. Fassen Sie das andere Bandende mit der rechten Hand. Heben Sie das linke Bein und den rechten Arm gleichzeitig. Gehen Sie nach 4 Sekunden zurück in die Ausgangsposition und wiederholen Sie die Bewegung achtmal. Wechseln Sie die Seite und führen Sie die Bewegung ebenso neunmal durch.

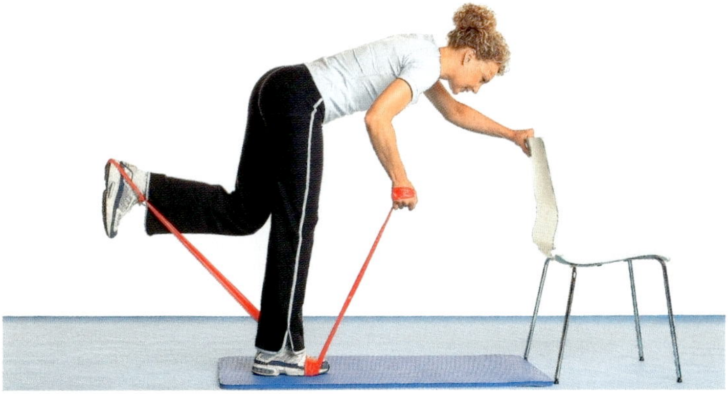

**Das bewirkt die Übung**

kräftigend | kräftigend | kräftigend | kräftigend | kräftigend

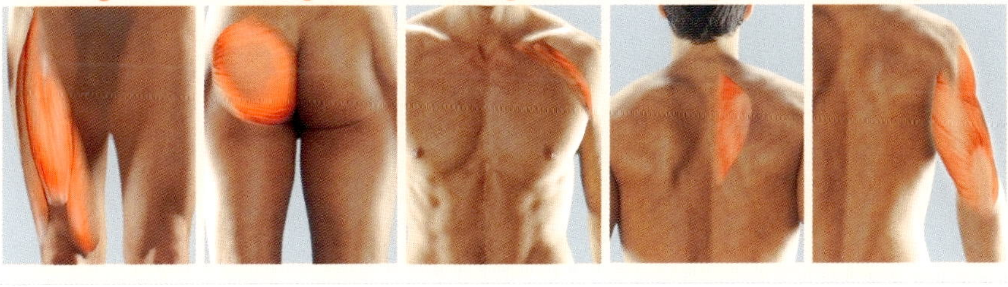

# Schulterdrücken

## Kräftigung

Als abschließende Kräftigungsübung strecken Sie hier nochmals die gesamte hintere Muskelkette von Oberkörper und Beinen. Der Schwerpunkt liegt auf der Verbesserung der Beweglichkeit der Hüfte und deren Stabilisierung.

### Level 1

9-mal pro Zirkel

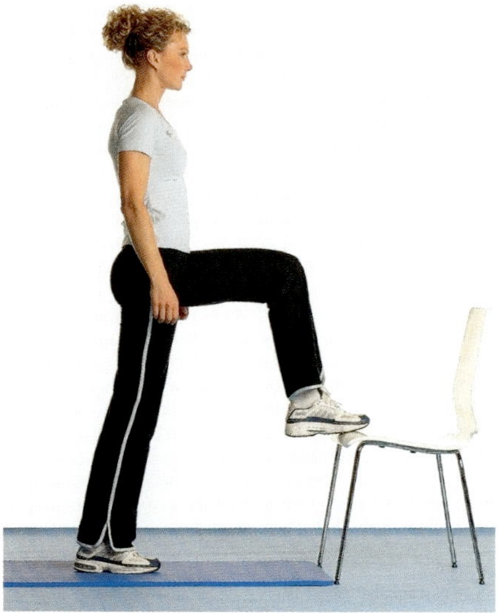

**Ausgangsposition:** Stellen Sie sich etwa 50 Zentimeter vor einen Stuhl. Der linke Fuß steht auf der Stuhlkante. Das rechte Bein ist gestreckt, die Arme hängen seitlich herab. Der Oberkörper ist aufrecht, der Blick nach vorn gerichtet.

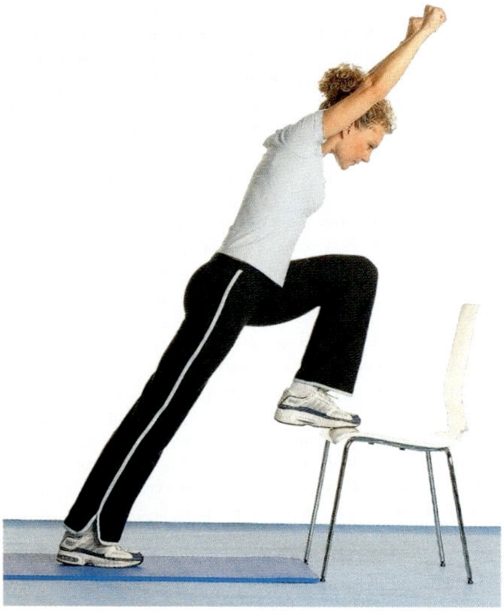

**Endposition:** Strecken Sie die Arme mit zu Fäusten geballten Händen nach oben und schieben Sie dabei den geraden Oberkörper nach vorn. Wiederholen Sie die Bewegung achtmal. Führen Sie die Übung mit dem rechten Bein auf dem Stuhl neunmal aus.

**Das bewirkt die Übung**

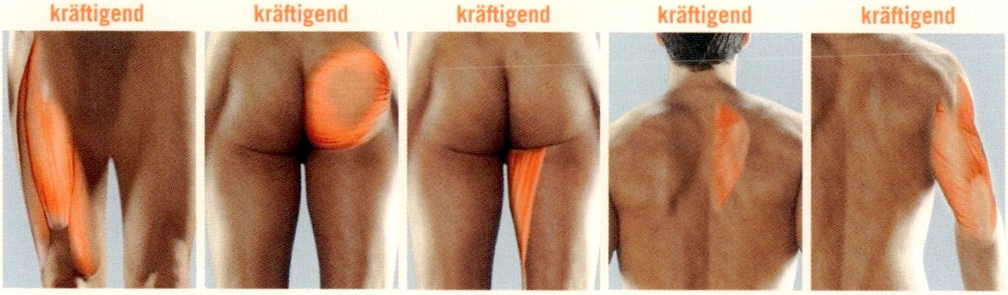

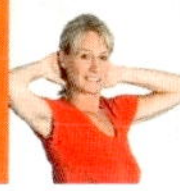

## Level 2

**Ausgangsposition:** Stellen Sie sich etwa 50 Zentimeter vor einen Stuhl. Der linke Fuß steht auf der Stuhlkante. Das rechte Bein ist gestreckt, die Arme hängen seitlich herab. Der Oberkörper ist aufrecht, der Kopf gerade mit nach vorn gerichtetem Blick. In jeder Hand halten Sie eine gefüllte 1-Liter-Flasche.

**Endposition:** Strecken Sie die Arme nach oben und schieben Sie dabei Ihren geraden Oberkörper nach vorn. Wiederholen Sie die Bewegung achtmal. Stellen Sie dann das rechte Bein auf die Stuhlkante und führen Sie die Bewegung ebenfalls neunmal aus.

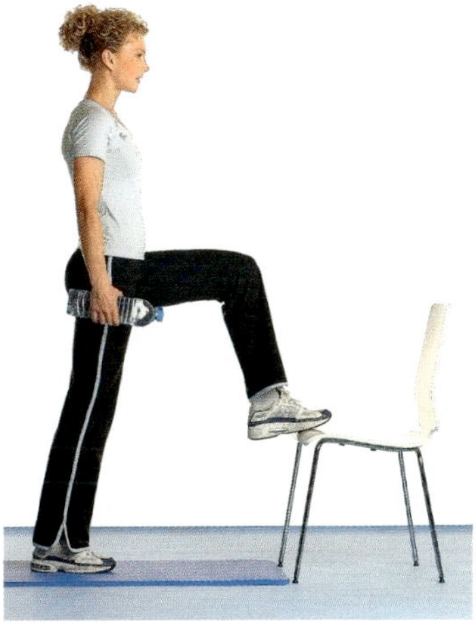

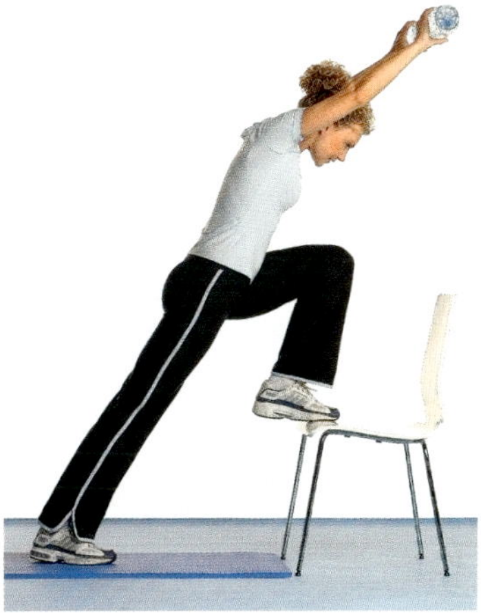

## Level 3

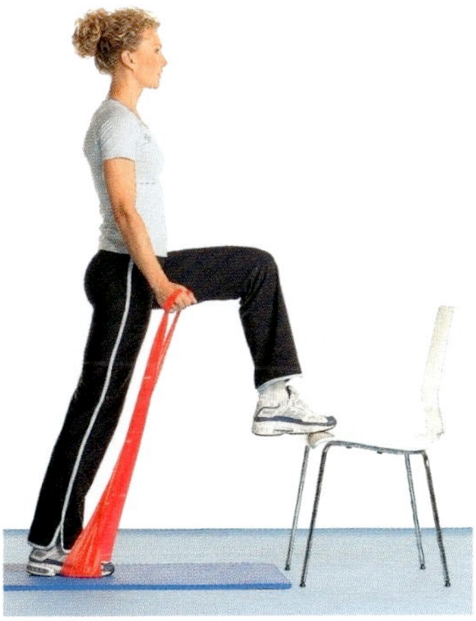

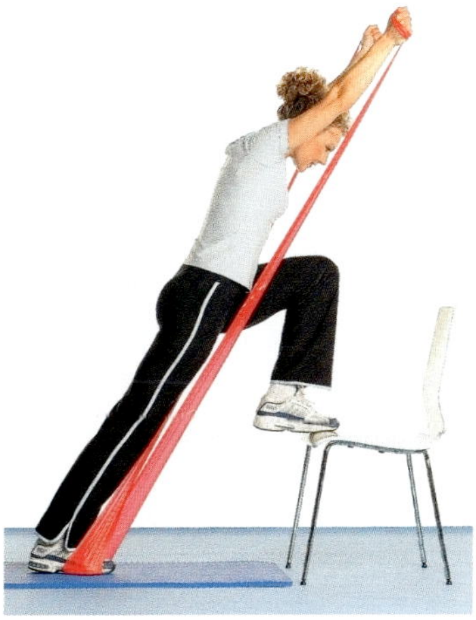

**Ausgangsposition:** Stellen Sie sich etwa 50 Zentimeter vor den Stuhl. Der linke Fuß steht auf der Stuhlkante. Das rechte Bein ist gestreckt, die Arme hängen seitlich herab. Der Oberkörper ist aufrecht, der Kopf gerade mit nach vorn gerichtetem Blick. Der rechte Fuß steht auf einem Theraband, dessen Enden Sie mit den Händen festhalten.

**Endposition:** Strecken Sie gegen den Widerstand des Bands die Arme nach oben und schieben Sie gleichzeitig Ihren Oberkörper nach vorn. Wiederholen Sie die Bewegung achtmal. Stellen Sie das rechte Bein auf den Stuhl und führen Sie die Bewegung ebenso aus.

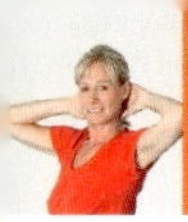



# Hüftrollen rücklings

## › Mobilisation

Für eine optimale Wirkung des Kräftigungstrainings dehnen Sie die beanspruchten rückseitig liegenden Muskeln, wodurch sich deren Spannung normalisiert. Vor allem bleibt so jedoch auch die erarbeitete Beugefähigkeit der Lendenwirbelsäule erhalten. Um deren natürliche Krümmung zu unterstützen, können Sie sich ein kleines Kissen unterlegen.

**6-mal am Ende des Zirkeltrainings**

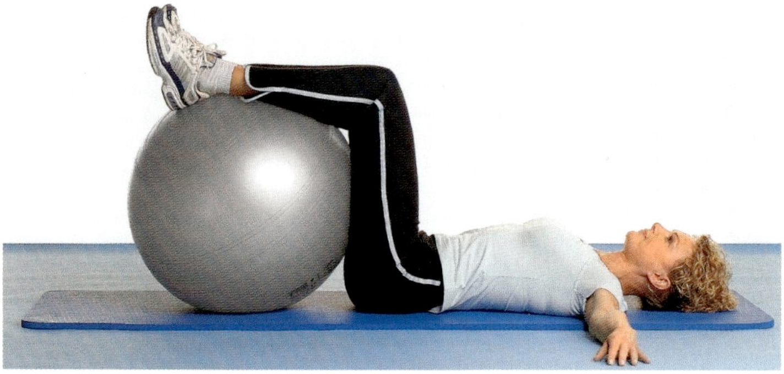

**Ausgangsposition:** Sie liegen auf dem Rücken, Ihre Beine ruhen mit den Unterschenkeln auf einem Pezziball. Die ausgestreckten Arme liegen rechtwinklig zum Körper auf dem Boden, die Handinnenflächen zeigen nach unten.

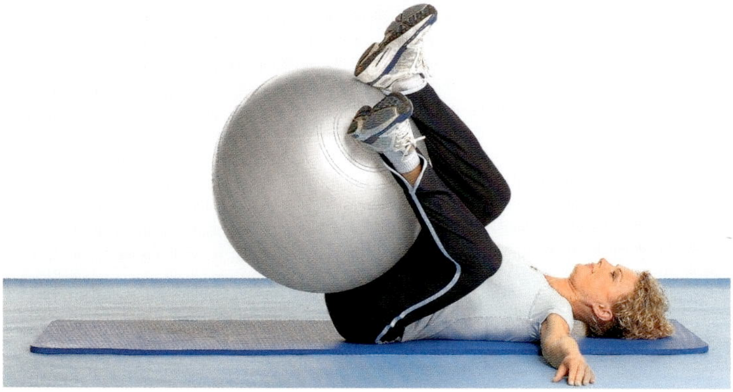

**Endposition:** Klemmen Sie den Pezziball so leicht wie möglich zwischen Ihren Fersen und Oberschenkelrückseiten ein, heben Sie ihn an und ziehen Sie Ihre Knie zur Brust. Anschließend drehen Sie Ihr Becken zunächst sechsmal zur linken, dann sechsmal zur rechten Seite.

**Das bewirkt die Übung**

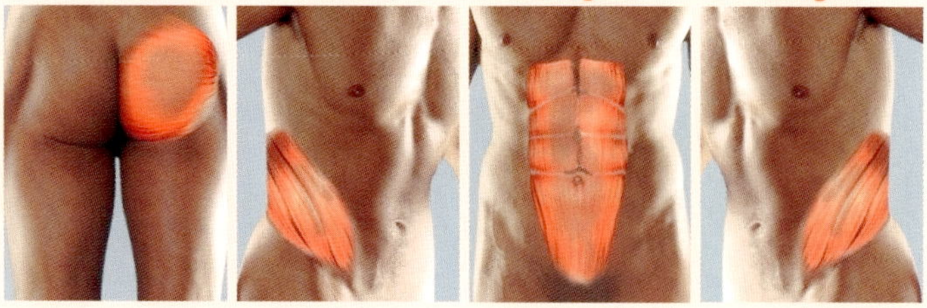

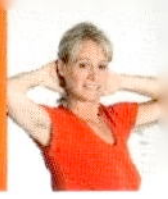

# Langer Rücken

## Entspannung

Durch diese Übung reduzieren Sie den Druck auf Wirbel und Bandscheiben, und die durch das Training beanspruchte Muskulatur kann sich entspannen. Dafür sorgt neben der Zugbewegung zusätzlich noch die angewinkelte, erhöhte Lagerung der Beine, die »Stufenlagerung« (siehe Seite 170). Diese Position kann oftmals sogar Rückenbeschwerden lindern.

**12-mal am Ende des Zirkeltrainings**

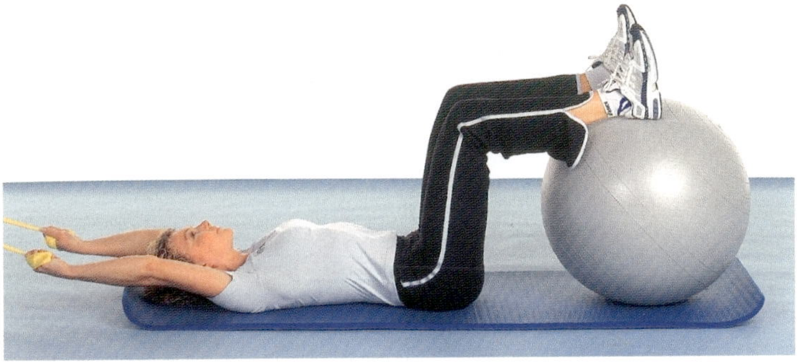

**Ausgangsposition:** Platzieren Sie einen Pezziball auf einer Seite einer Gymnastikmatte. Befestigen Sie auf der anderen Seite der Matte ein Theraband in 30 Zentimeter Höhe, z.B. an einem Tisch oder Stuhl. Legen Sie sich mit dem Rücken auf die Matte. Beugen Sie die Beine in Hüfte und Knie je rechtwinkling, legen Sie die Füße auf den Ball, die Fußspitzen zeigen nach oben. Der Kopf ist gerade in Verlängerung der Wirbelsäule mit Blick zur Decke. Strecken Sie beide Arme über den Kopf und fassen Sie mit je einer Hand ein Ende des Bandes.

**Endposition:** Ziehen Sie nun das Band so zum Kopf, dass die Ellbogen angewinkelt sind. Führen Sie das Band mit angewinkelten Armen seitlich am Kopf und am Oberkörper entlang. Sobald die Oberarme auf dem Boden liegen, strecken Sie die Unterame seitlich neben dem Körper aus. Führen Sie die Arme langsam zurück in die Ausgangsposition. Wiederholen Sie die Bewegung elfmal.

### Wichtig!

Vermeiden Sie ruckartige Bewegungen und arbeiten Sie nur gegen geringen oder mittleren Widerstand des Therabands. Lassen Sie Ihren Kopf bei der Übung auf dem Boden liegen: So vermeiden Sie Verspannungen im Nackenbereich. Wichtig ist, dass in der Lendenwirbelsäule keine zu starke Krümmung nach hinten (Kyphose) oder vorn (Hyperlordose) auftritt. Legen Sie eventuell ein kleines Kissen unter, um diesen Körperbereich zu unterstützen.

# 2. Zirkeltraining: für die Brustwirbelsäule

Sie benötigen:
- Gymnastikmatte
- Theraband
- Pezziball
- evtl. kleines Kissen
- 2 stabile Stühle

Das Augenmerk dieses Trainingsprogramms liegt auf der Kräftigung der Muskeln, die die Brustwirbelsäule aufrichten und stabilisieren. Es eignet sich deshalb besonders gut für alle, die sich dauerhaft eine gute Körperhaltung bewahren und ihre Gelenke, die mit zunehmenden Alter immer unbeweglicher werden, fit und geschmeidig halten möchten. Diejenigen, die ein starkes Hohlkreuz haben, sollten auf Level 1 trainieren und bei auftretenden Schmerzen oder Unwohlsein ganz auf dieses Zirkeltraining verzichten.

Mit der **Aufwärmübung** regen Sie den Stoffwechsel an und schaffen das Bewusstsein für die Muskelspannungen des Körpers, insbesondere im Bereich der Brustwirbelsäule.

Die **Kräftigungsübungen** verbessern die Leistungsfähigkeit der Muskulatur, die die Brustwirbelsäule stabilisiert. Eine gut gekräftigte Muskulatur ermöglicht es, den Oberkörper aktiv sowohl seitlich zu drehen als auch nach vorn und hinten zu beugen und zu strecken. Damit verbessern Sie auch die Beweglichkeit der Brustwirbelsäule.

Um Verspannungen zu vermeiden, die durch eine Ermüdung der Muskulatur während der Kräftigung entstehen können, dehnen und entspannen Sie mit der **Mobilisationsübung** und der **Entspannungsübung** nach den Kräftigungsübungen vor allem die Muskulatur der Brustwirbelsäule. Dadurch stellt sich im Laufe der Zeit wieder eine Balance der Muskeln ein, die die Brustwirbelsäule stabilisiert.

## Der Trainingsablauf auf einen Blick

| Übungsart | Übung im Trainingszirkel | Wie lange oder wie häufig? | Anzahl Zirkelrunden |
|---|---|---|---|
| **1. Aufwärmen** | Flieger-Varianten | 2-mal je Seite zu Beginn des Zirkeltrainings | Kinder (6 bis 12 Jahre) und Senioren: 3 Runden |
| **2. Kräftigung** | Aufrichten<br>Hintere Muskelkette<br>Rumpf-Twist<br>Rumpfrotation | 10-mal pro Zirkel<br>3-mal je Seite pro Zirkel<br>6-mal je Seite pro Zirkel<br>8-mal je Seite pro Zirkel | Untrainierte: 4 bis 5 Runden |
| **3. Mobilisation** | Rückwärtsrollen | 4-mal am Ende des Trainings | Trainierte: 4 bis 6 Runden |
| **4. Entspannung** | Schweben | 8-mal am Ende des Trainings | |

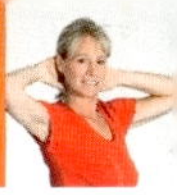

# Flieger-Varianten

## Aufwärmen

Hier erfordern verschiedene Positionen des Rumpfes eine gute Stabilisierung der gesamten Beinachse. Dadurch regen Sie nicht nur den Stoffwechsel an, sondern erhöhen auch das Bewusstsein für Spannungen – die ideale Trainingsvorbereitung. Je höher Sie das Schwungbein heben, desto schwieriger ist die Übung. Versuchen Sie, sich mit der Zeit zu steigern!

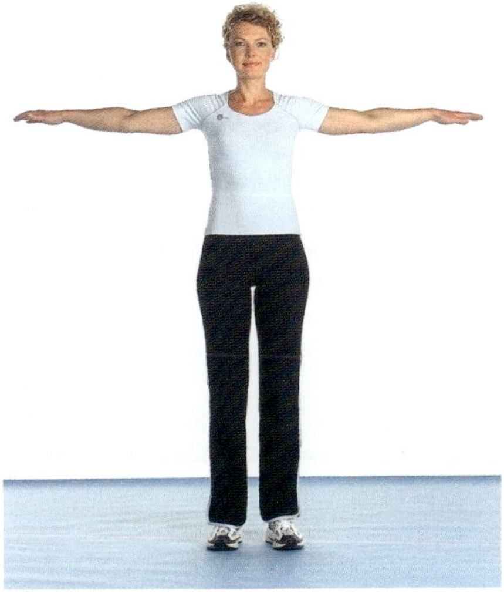

**Ausgangsposition:** Stellen Sie sich aufrecht hin, die Füße sind hüftbreit auseinander. Halten Sie den Kopf gerade in Verlängerung der Wirbelsäule mit Blick nach vorn und strecken Sie die Arme in Schulterhöhe seitlich aus.

**2-mal zu Beginn des Zirkeltrainings**

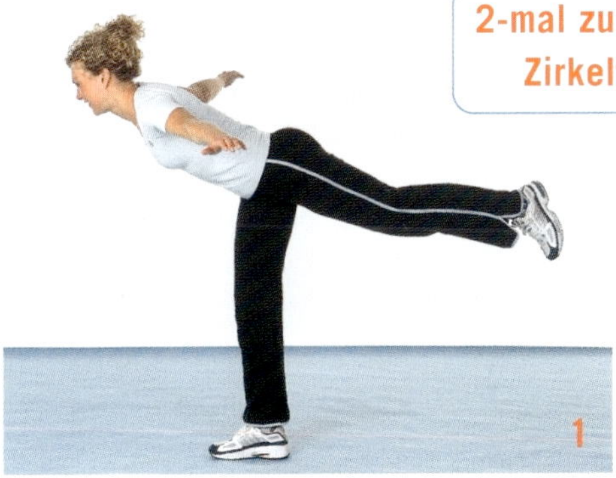

1

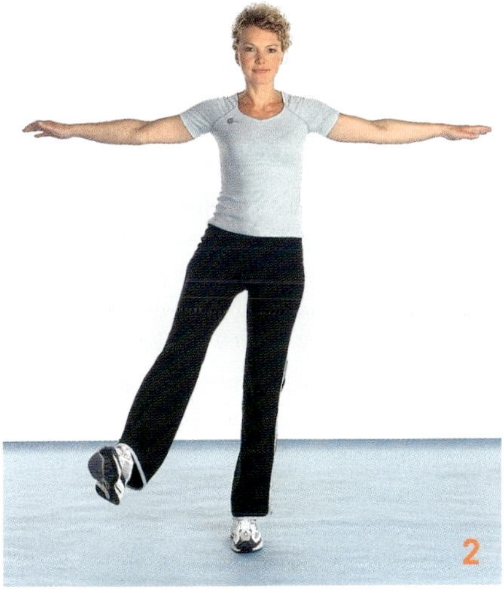

2

**Bewegung Teil 1:** Verlagern Sie das Gewicht auf das rechte Bein und beugen Sie leicht dessen Knie. Halten Sie dabei die Kniescheibe senkrecht über dem Vorfuß. Beugen Sie den Oberkörper vor und führen Sie dabei das linke Bein in Verlängerung des Oberkörpers gestreckt nach hinten. Bewegen Sie das linke Bein langsam 10 bis 15 Sekunden in kleinen Kreisen, halten Sie dabei den Oberkörper ruhig. Richten Sie sich wieder auf.

**Bewegung Teil 2:** Führen Sie nun das rechte Bein so weit wie möglich nach vorn oben, maximal bis es in der Hüfte rechtwinklig gebeugt ist. Führen Sie langsam etwa 10 bis 15 Sekunden kleine Kreisbewegungen aus. Die Arme bleiben dabei seitlich ausgestreckt, der Kopf ist gerade in Verlängerung der Wirbelsäule. Zum Schluss das rechte Bein in die Ausgangsposition zurückführen. Wechseln Sie die Seite und führen Sie das linke Bein nach oben. Führen Sie die Übung beidseitig jeweils zweimal aus.

# Aufrichten

## Kräftigung

Mit dieser Übung kräftigen und aktivieren Sie vor allem die Schulter- und Rückenmuskulatur, die für die Aufrichtung der Brustwirbelsäule zuständig ist. Außerdem nehmen Sie etwas Druck von den Bandscheiben und einzelnen Wirbeln.

### Level 1

**10-mal pro Zirkel**

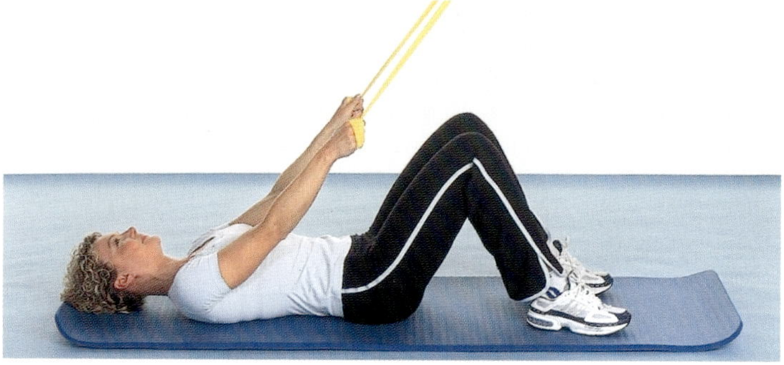

**Ausgangsposition:** Ein Theraband ist vor Ihnen in 2 Meter Höhe befestigt (s. S. 38), sodass zwei gleich lange Enden entstehen. Sie liegen auf dem Rücken, die Knie sind gebeugt, die Füße stehen flach auf. Der Blick geht Richtung Decke. Fassen Sie das Band mit gestreckten Armen.

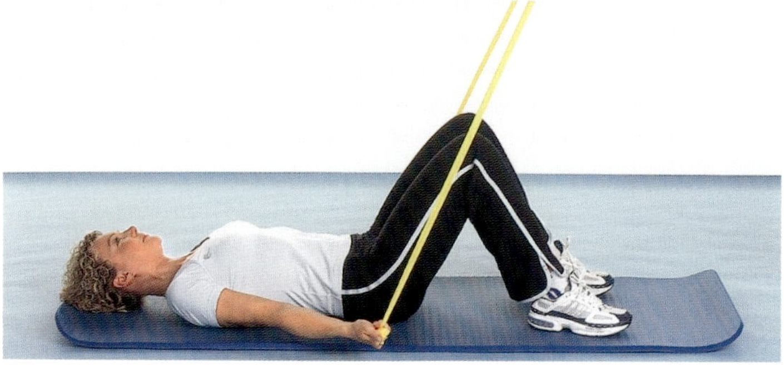

**Endposition:** Ziehen Sie das Band mit gestreckten Armen parallel zum Körper so weit nach unten, bis die Hände die Matte berühren. Die Arme liegen gestreckt neben dem Körper. Halten Sie die Position 3 bis 5 Sekunden. Gehen Sie dann zurück in die Ausgangsposition und wiederholen Sie die Bewegung neunmal.

**Das bewirkt die Übung**

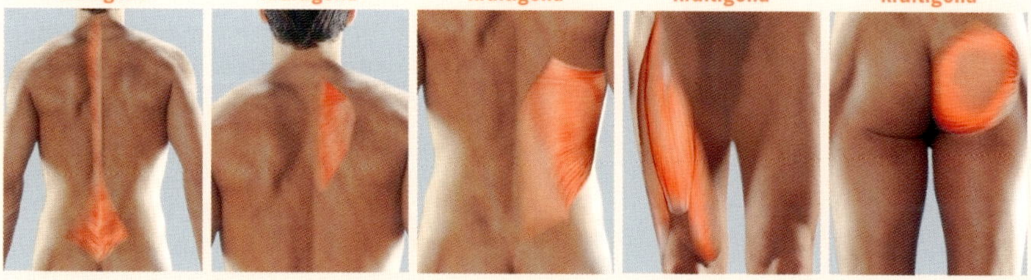

## Level 2

**Ausgangsposition:** Ein Theraband ist vor Ihnen in 2 Meter Höhe befestigt (s. S. 38), sodass zwei gleich lange Enden entstehen. Sie sitzen aufrecht mit gerade nach vorn gerichtetem Blick auf dem Pezziball. Die Füße stehen hüftbreit auseinander auf dem Boden. Die Hände fassen mit nach vorn oben gestreckten Armen die Therabandenden.

**Endposition:** Ziehen Sie das Band mit gestreckten Armen nach unten. Die Arme sind gestreckt seitlich parallel neben dem Körper. Halten Sie die Position 3 bis 5 Sekunden. Gehen Sie dann zurück in die Ausgangsposition und wiederholen Sie die Bewegung neunmal.

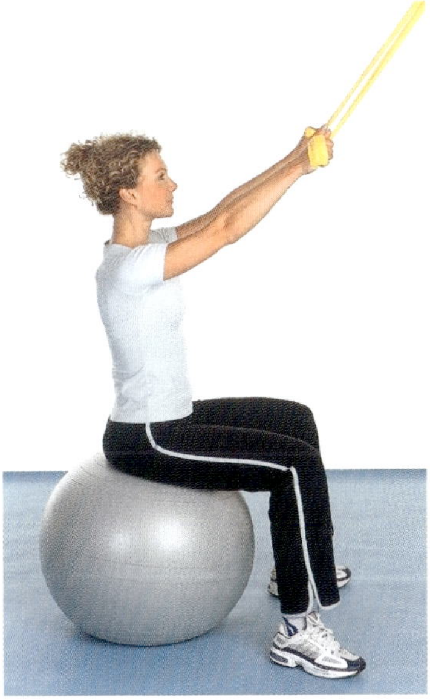

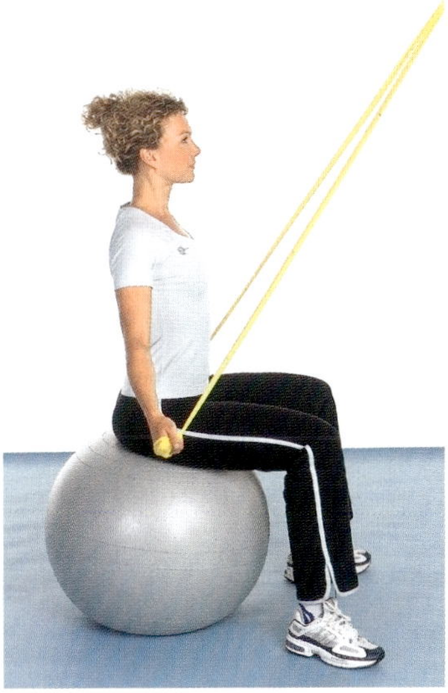

## Level 3

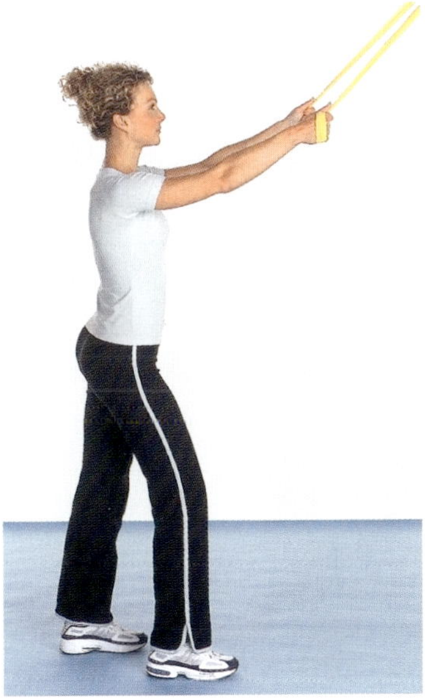

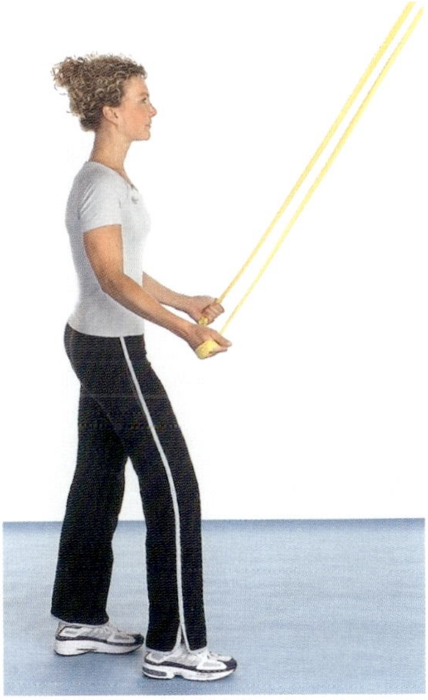

**Ausgangsposition:** Sie stehen aufrecht in leichter Schrittstellung vor einer Tür. Ein Theraband ist vor Ihnen in etwa 2 Meter Höhe befestigt (s. S. 38), sodass zwei gleich lange Enden entstehen. Mit nach vorn oben gestreckten Armen fassen Sie mit jeder Hand ein Ende des herabhängenden Therabands.

**Endposition:** Ziehen Sie das Band nach unten, bis dic Armc nahczu gestreckt seitlich neben dem Körper sind. Beine, Oberkörper und Kopf bleiben in der Ausgangsposition. Halten Sie die Position 3 bis 5 Sekunden. Gehen Sie zurück in die Ausgangsposition und wiederholen Sie die Bewegung neunmal.

# Kräftigung der hinteren Muskelkette

## Kräftigung

Neben der Koordinationsfähigkeit können Sie mit dieser im Grunde einfachen Übung auch das Zusammenspiel sämtlicher Rückenmuskeln, die mit Rumpf, Beinen und Armen zusammenhängen, trainieren und stärken.

## Level 1

**3-mal pro Zirkel**

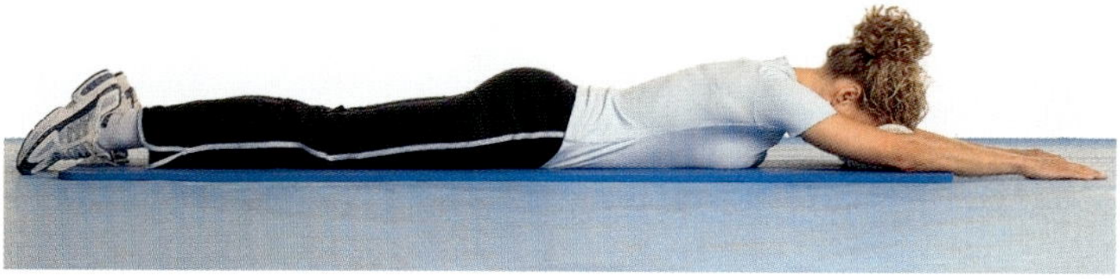

**Ausgangsposition:** Sie liegen bäuchlings auf einer Gymnastikmatte. Die Arme liegen über den Kopf ausgestreckt auf dem Boden, die Beine sind gestreckt. Der Kopf liegt mit der Stirn auf einem gefalteten Handtuch auf.

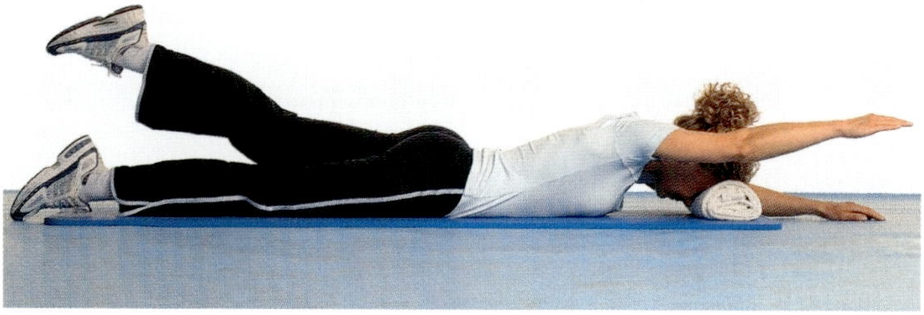

**Endposition:** Heben Sie gleichzeitig den rechten Arm und das linke Beine an, der Kopf bleibt dabei auf dem Handtuch liegen. In dieser Haltung 30 Sekunden 20- bis 30-mal kurze, nur minimale Auf- und Abbewegungen ausführen, ohne den Boden zu berühren. Heben Sie dann das rechte Bein sowie den linken Arm an und machen Sie die Bewegung ebenfalls 30 Sekunden. Wiederholen Sie die Übung pro Seite dreimal.

**Das bewirkt die Übung**

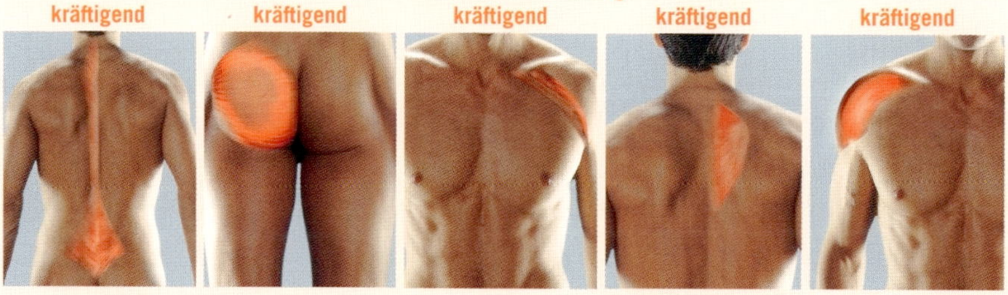

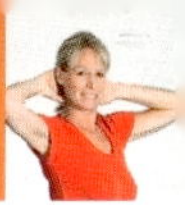

## Level 2

**Endposition:** Nehmen Sie die Ausgangsposition wie in Level 1 ein, zusätzlich halten Sie in jeder Hand eine gefüllte 1-Liter-Flasche. Heben Sie den rechten Arm und das linke Bein an. Führen Sie 30 Sekunden 20- bis 30-mal Wippbewegungen aus, ohne den Boden zu berühren. Führen Sie die Bewegung je Seite dreimal aus.

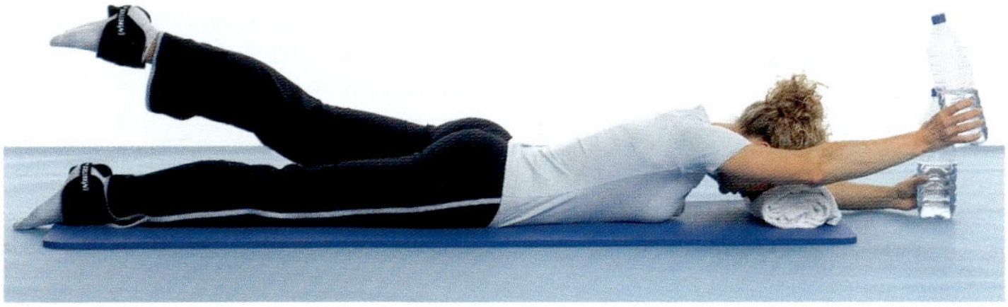

## Level 3

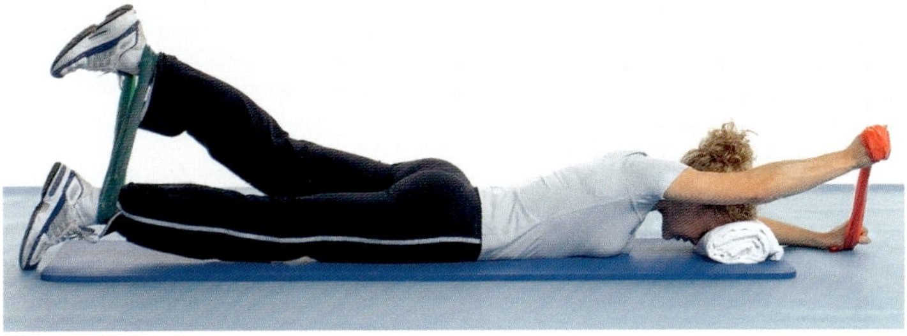

**Endposition:** Nehmen Sie die Ausgangsposition wie in Level 1 ein. Zusätzlich haben Sie um die Fußknöchel ein Theraband geknotet, mit den Händen halten Sie ebenfalls ein Band. Heben Sie den rechten Arm und das linke Bein an. Führen Sie 30 Sekunden 20- bis 30-mal Wippbewegungen aus, ohne den Boden zu berühren. Führen Sie die Bewegung je Seite dreimal aus.

### Wichtig!

Halten Sie während der Übung Ihren Kopf so, dass die Stirn auf dem Handtuch aufliegt. Andernfalls laufen Sie Gefahr, die Halswirbelsäule leicht nach vorn zu überstrecken. Dadurch kann es zu Verspannungen im Nacken kommen. Heben Sie den Arm und das Bein nur so weit an, wie Sie nicht unnatürlich stark ins Hohlkreuz fallen. Vermeiden Sie außerdem schnelle, abrupte Bewegungen, durch die es zu Fehlbelastungen in der Brustwirbelsäule kommt. Atmen Sie während der gesamten Bewegung ruhig und kontrolliert weiter und vermeiden Sie eine Pressatmung.

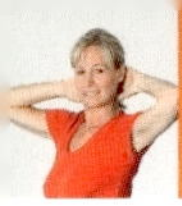



# Rumpf-Twist

## Kräftigung

Wer wendig bleiben will, muss seinen Körper gut hin- und herdrehen können. Mit dieser Übung trainieren Sie die Beweglichkeit der Brustwirbelsäule zu beiden Seiten und machen zusätzlich Ihre geraden sowie gekreuzten Bauchmuskeln fit.

### Level 1

**6-mal pro Zirkel**

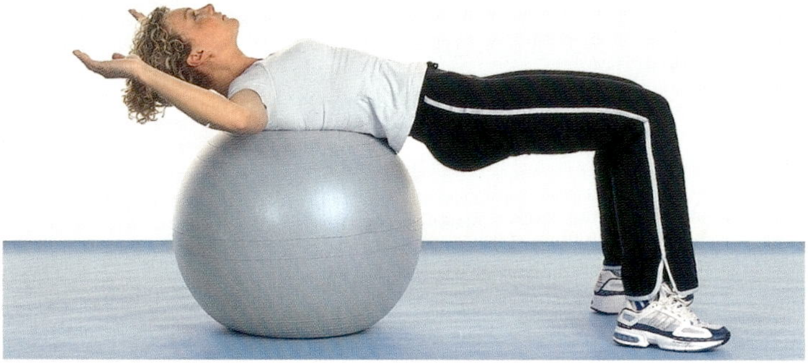

**Ausgangsposition:** Sie liegen rücklings auf dem Pezziball, das Becken liegt nicht auf. Der Kopf ist gerade in Verlängerung der Wirbelsäule. Die Füße stehen hüftbreit auseinander auf dem Boden. Die Arme sind rechtwinklig gebeugt, die Handinnenflächen zeigen nach oben.

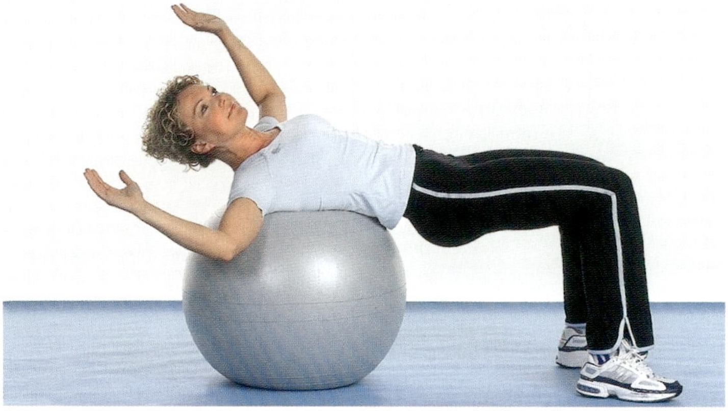

**Endposition:** Drehen Sie den Oberkörper so weit wie möglich nach rechts, der Kopf folgt der Bewegung. Halten Sie die Position 2 bis 3 Sekunden und gehen Sie dann langsam zurück in die Ausgangsposition. Wiederholen Sie die Bewegung fünfmal. Führen Sie dann die Bewegung zur anderen Seite hin ebenfalls sechsmal aus.

**Das bewirkt die Übung**

kräftigend | kräftigend | kräftigend | kräftigend | kräftigend

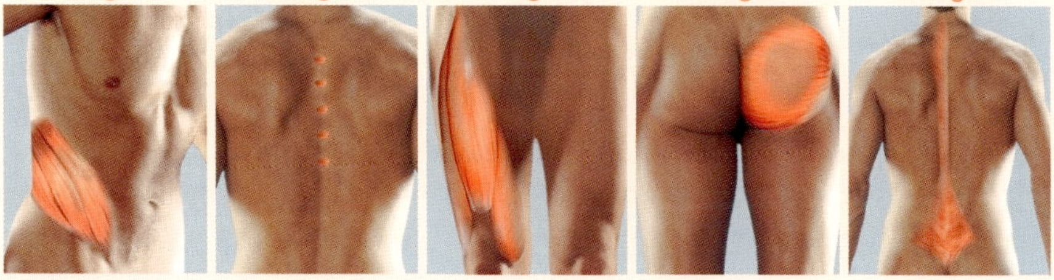

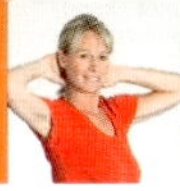

## Level 2

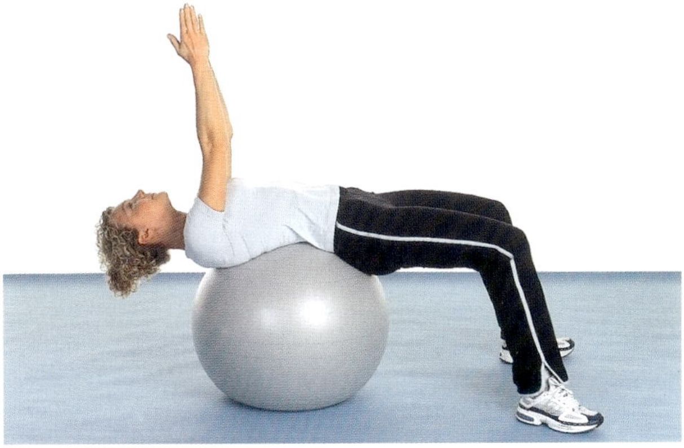

**Ausgangsposition:** Sie liegen mit dem Rücken und dem Becken auf einem Pezziball. Die Beine sind angewinkelt und mehr als hüftbreit auseinander, die Füße stehen flach auf dem Boden, die Fußspitzen zeigen leicht nach außen. Der Kopf ist gerade in Verlängerung der Wirbelsäule, der Blick ist zur Zimmerdecke gerichtet. Die Arme sind nach oben ausgestreckt, die Handinnenflächen zeigen zueinander und berühren sich.

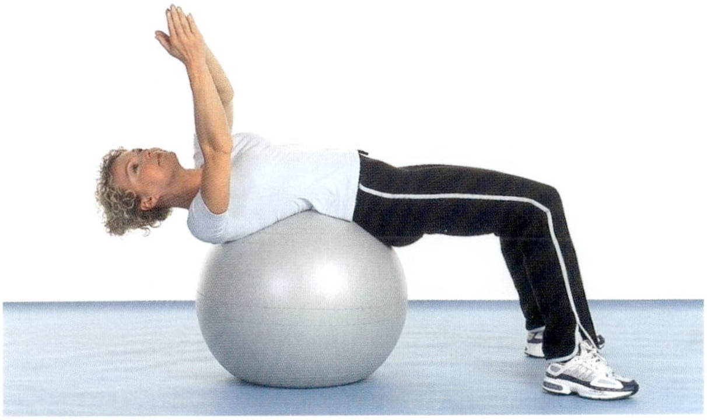

**Endposition:** Drehen Sie den Oberkörper so weit wie möglich nach rechts, der Kopf folgt der Bewegung. Halten Sie die Position 2 bis 3 Sekunden und gehen Sie dann langsam zurück in die Ausgangsposition. Becken und Beine bleiben während der Bewegung ruhig und stabil. Wiederholen Sie die Bewegung fünfmal. Führen Sie dann die Bewegung zur anderen Seite hin ebenfalls sechsmal aus.

## Level 3

**Ausgangsposition:** Links neben Ihnen ist in 1,50 Meter Höhe ein Theraband befestigt (siehe Seite 38). Sie liegen mit Rücken und Becken auf einem Pezziball, die Füße sind mehr als hüftbreit auseinander. Der Kopf ist gerade in Verlängerung der Wirbelsäule mit Blick nach oben. Das Band halten Sie mit nach oben gestreckten Armen, die Handinnenflächen berühren sich.

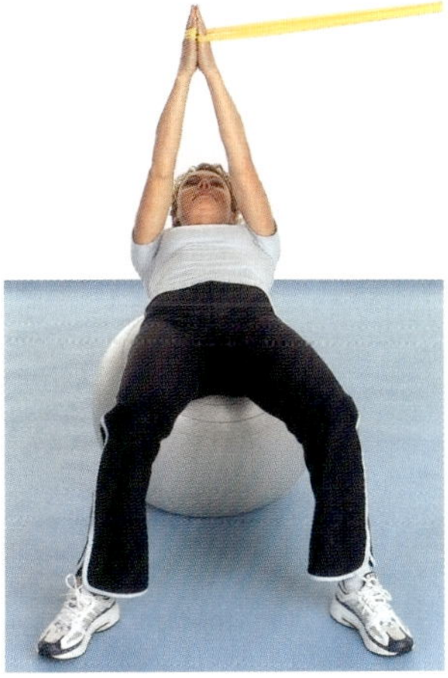

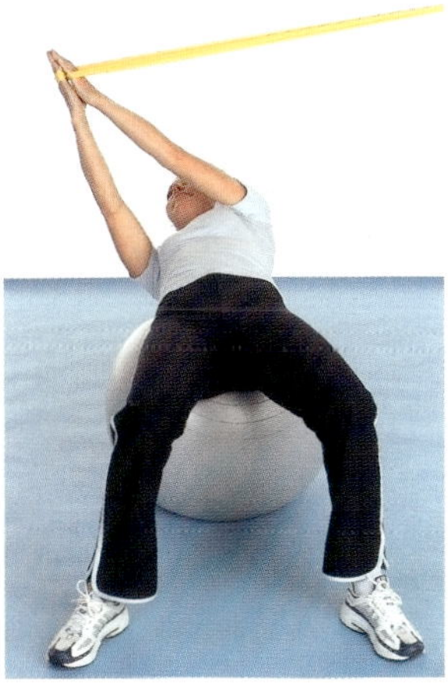

**Endposition:** Drehen Sie den Oberkörper so weit wie möglich nach rechts, der Kopf folgt der Bewegung. Halten Sie die Position 2 bis 3 Sekunden, gehen Sie dann zurück in die Ausgangsposition. Führen Sie die Bewegung zu jeder Seite hin sechsmal aus.

# Rumpfrotation

## Kräftigung

Ein starke Rumpfmuskulatur sorgt dafür, dass wir beweglich bleiben und so auch fit für den Alltag werden. Schwerpunkt der Übung ist die Kräftigung der Brust- und Bauchmuskeln, die für die seitliche Drehung des Oberkörpers zuständig sind.

### Level 1

**8-mal pro Zirkel**

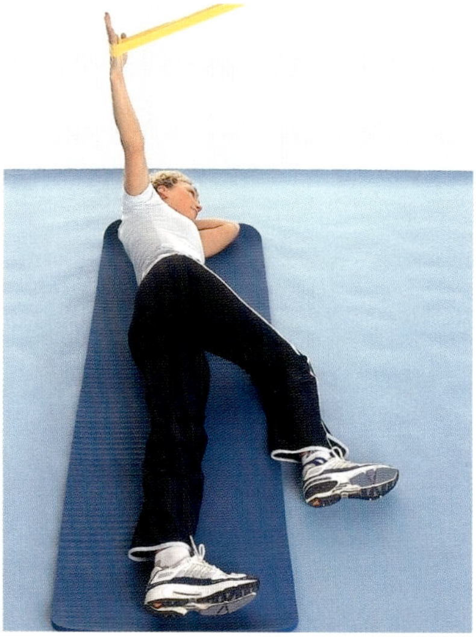

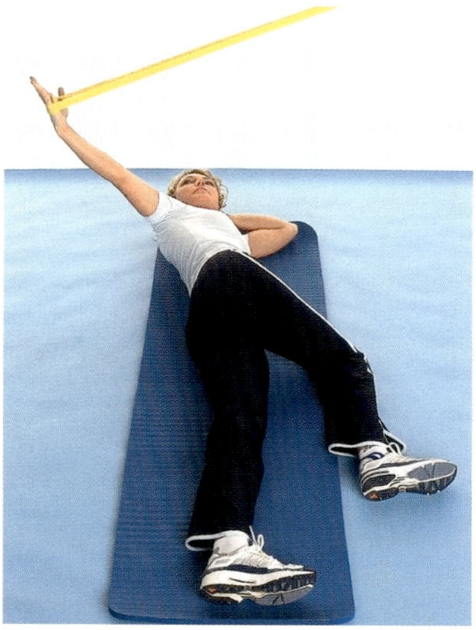

**Ausgangsposition:** Ein Theraband ist vor Ihnen in 2 Meter Höhe befestigt, sodass eine Schlaufe entsteht. Sie liegen auf der linken Seite. Das untere Bein ist gestreckt, das obere liegt gebeugt davor. Die rechte Hand steckt bei nach oben gestrecktem Arm in der Schlaufe.

**Endposition:** Drehen Sie den Oberkörper so weit wie möglich nach rechts hinten, der Kopf dreht mit, die Lendenwirbelsäule bleibt stabil. Gehen Sie nach 2 bis 3 Sekunden zurück in die Ausgangsposition. Wiederholen Sie die Drehung siebenmal, wechseln Sie die Seite.

**Das bewirkt die Übung**

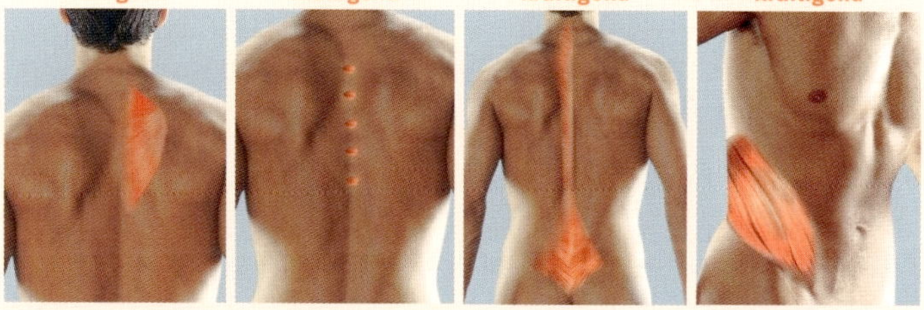

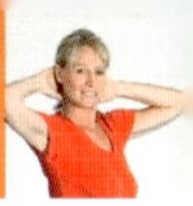

## Level 2

**Ausgangsposition:** Sie sitzen aufrecht auf einem Pezziball, der Blick ist nach vorn gerichtet. Die Beine sind hüftbreit auseinander, die Fußspitzen zeigen nach außen. In Kopfhöhe vor Ihnen ist ein Theraband befestigt (siehe Seite 38), dessen Enden Sie festhalten. Die Arme sind im Ellbogen rechtwinklig gebeugt, die Hände zeigen nach oben.

**Endposition:** Drehen Sie den aufrechten Oberkörper so weit wie möglich nach rechts, der Kopf dreht mit. Gehen Sie nach 2 bis 3 Sekunden in die Ausgangsposition und wiederholen Sie die Drehung siebenmal. Führen Sie die Bewegung dann achtmal nach links durch.

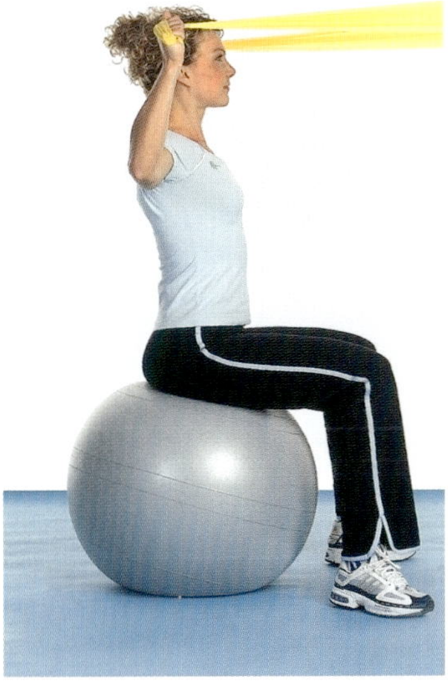

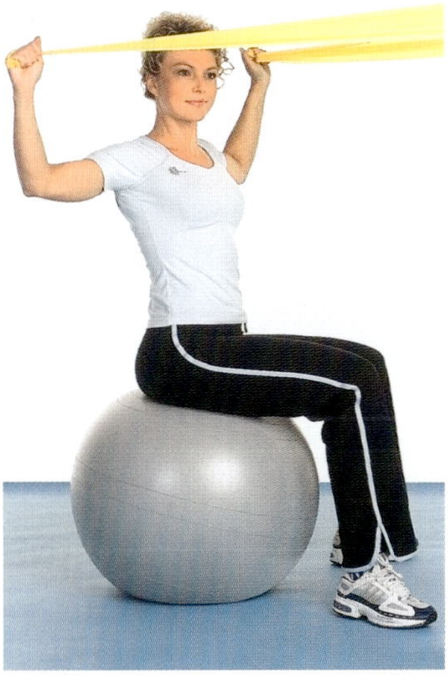

## Level 3

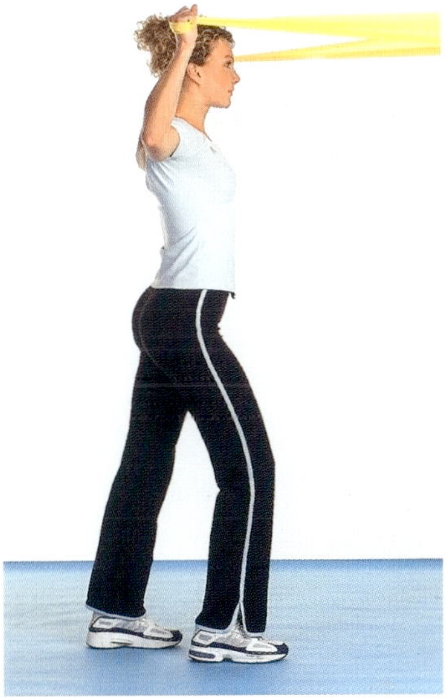

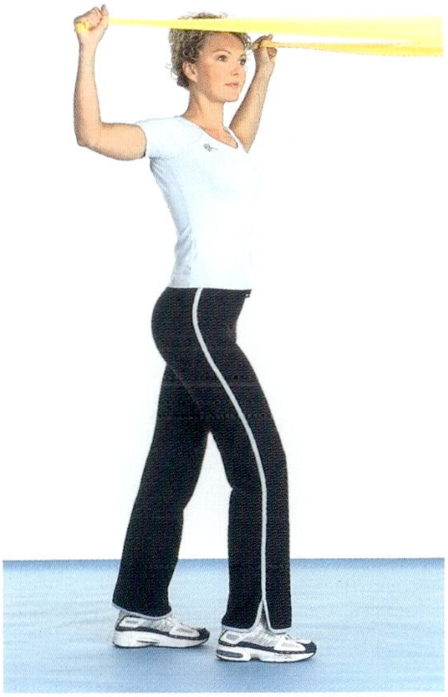

**Ausgangsposition:** Sie stehen aufrecht und in leichter Schrittstellung vor einer Tür, an der in Kopfhöhe vor Ihnen ein Theraband befestigt ist (s. S. 38). Die Bandenden halten Sie mit den Händen. Die Arme sind seitlich im Ellbogen rechtwinklig gebeugt, die Oberarme sind senkrecht zum Oberkörper, die Unterarme zeigen parallel zum Kopf nach oben.

**Endposition:** Drehen Sie den Oberkörper so weit wie möglich nach rechts, Becken und Beine drehen nicht mit. Gehen Sie nach 2 bis 3 Sekunden zurück in die Ausgangsposition und wiederholen Sie die Drehung siebenmal. Führen Sie die Bewegung nach links durch.

# Rückwärtsrollen

## Mobilisation

Nach der Kräftigung wird Ihnen diese Dehnübung guttun, mit der Sie Ihre Haltung verbessern können. Damit die Brustwirbelsäule dabei ausreichend aufgerichtet wird, ist es wichtig, die Arme während der Bewegung mit gebeugten Ellbogen zu halten. Um eine Überstreckung der Halswirbelsäule zu vermeiden, sollte der Kopf nicht unter die Horizontale kommen.

**4-mal am Ende des Zirkeltrainings**

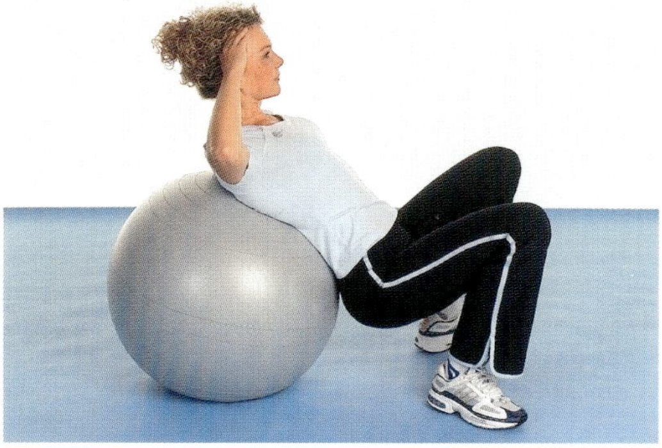

**Ausgangsposition:** Lehnen Sie sich mit dem Rücken an einen Pezziball. Die Beine sind seitlich mit einem Winkel von etwa 40 Grad nach außen gedreht, die Füße stehen flach auf dem Boden. Die Fußspitzen zeigen nach außen. Winkeln Sie beide Arme an und führen Sie die Fingerspitzen zu den Schläfen, die Ellbogen bleiben außen. Der Blick ist nach vorn gerichtet.

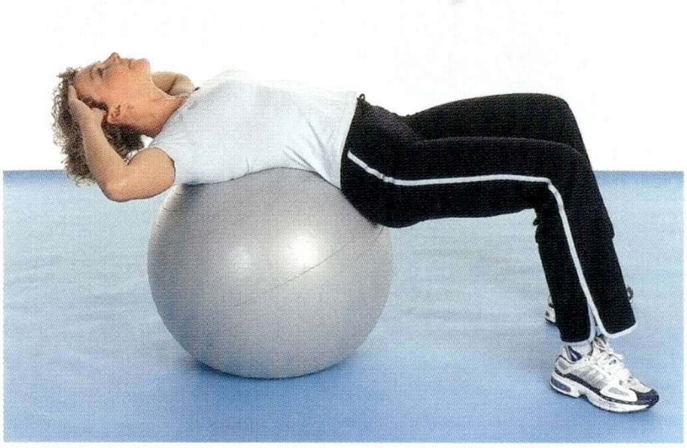

**Endposition:** Strecken Sie langsam die Beine aus, dabei soll der Ball so weit nach hinten rollen, dass Sie mit dem Rücken darauf liegen können. Die Brustwirbelsäule streckt sich, der Kopf bewegt sich etwas nach hinten, das Becken hängt nach hinten unten durch. Gehen Sie langsam in die Ausgangsposition zurück. Wiederholen Sie die Bewegung dreimal.

**Das bewirkt die Übung**

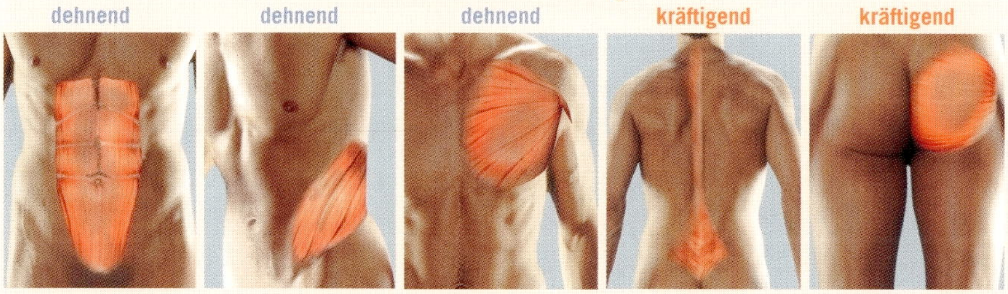

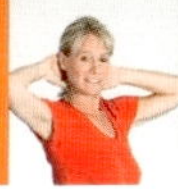

# Schweben

## Entspannung

Die Kräftigungsübungen stärken zwar Ihre Rückenmuskeln, belasten jedoch zugleich die Bandscheiben. Mit dieser Übung reduzieren Sie den Bandscheibendruck und vermeiden Fehlspannungen der Muskeln. Dabei fangen die Arme den Druck auf den Körper so weit wie möglich ab und entlasten diesen – lassen Sie Körper und Seele also ruhig häufiger baumeln!

**8-mal am Ende des Zirkeltrainings**

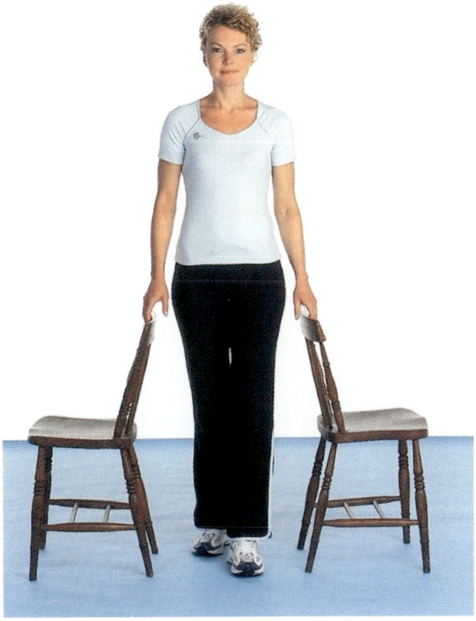

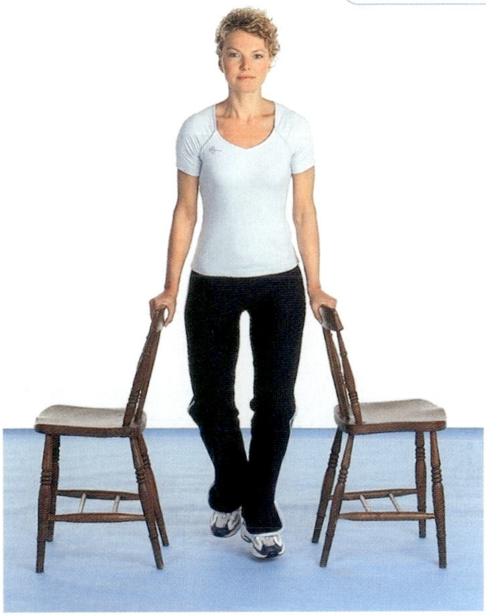

**Ausgangsposition:** Sie stehen aufrecht zwischen zwei stabilen Stühle, sodass Sie mit der Hüfte gut dazwischenpassen. Die Lehnen der Stühle zeigen zueinander. Jede Hand liegt auf einer Stuhllehne, die Arme bleiben dabei nah am Körper. Der Kopf ist gerade in Verlängerung der Wirbelsäule mit nach vorn gerichtetem Blick. Die Beine sind in den Knien nur leicht gebeugt, die Füße stehen flach auf dem Boden, die Fußspitzen zeigen gerade nach vorn.

**Bewegung:** Stützen Sie sich mit den Händen so auf die Lehnen der Stühle, dass sich die Füße vom Boden heben. Neigen Sie sich dabei nicht nach vorn, das heißt, vermeiden Sie einen Rundrücken. Halten Sie diese Position kurz, stellen Sie dann die Füße wieder auf den Boden und entspannen Sie die Arme sowie die Wirbelsäule. Achten Sie darauf, ruhig, bewusst und langsam weiterzuatmen. Wiederholen Sie die Bewegung siebenmal.

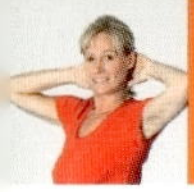



# 3. Zirkeltraining: für die Beckenregion

Sie benötigen:
- Gymnastikmatte
- Pezziball
- Theraband

Der Schwerpunkt dieses Übungsprogramms liegt auf den Muskeln, die für die Beckenregion zuständig sind. Sollten Sie unter einer degenerativen Erkrankung der Hüfte, zum Beispiel Hüft-Arthrose, leiden oder eine künstliche Hüfte haben, üben Sie immer nur auf Level 1. Treten dabei Beschwerden oder ein Unwohlsein auf, verzichten Sie besser ganz auf dieses Zirkeltraining.

Schon während der **Aufwärmübung** wird das Augenmerk darauf gerichtet, die Beckenregion bewusst wahrzunehmen, sie zu stabilisieren und sich so mental und körperlich auf das Training vorzubereiten.

Mit den **Kräftigungsübungen** stärken Sie die Muskulatur, die aktiv an Bewegungen der Beckenregion beteiligt ist, und verbessern das Zusammenspiel mit den Muskeln, die die Bewegungen begrenzen und im physiologischen (gesunden) Rahmen halten.

Die langsamen Bewegungen während der **Mobilisationsübung** sorgen dafür, dass sich beanspruchte Muskeln erholen können und die Gelenke gezielt entlastet werden. Außerdem dehnen Sie verspannte und verkürzte Muskeln, die die Bewegungsfähigkeit einschränken, sodass sich die Beweglichkeit in der Beckenregion verbessert.

Die **Entspannungsübung** entlastet die Bandscheiben und die Gelenke und verbessert deren Versorgung mit Nährstoffen. In diesem Training entspannen Sie vor allem die Muskulatur der zuvor beanspruchten Beckenregion.

## Der Trainingsablauf auf einen Blick

| Übungsart | Übung im Trainingszirkel | Wie lange oder wie häufig? | Anzahl Zirkelrunden |
|---|---|---|---|
| 1. Aufwärmen | Handlauf vorwärts | 4-mal zu Beginn des Zirkeltrainings | Kinder (6 bis 12 Jahre) und Senioren: 3 Runden |
| 2. Kräftigung | Beckenheben | 8-mal pro Zirkel | |
| | Säulen-Brücke | 8-mal je Seite pro Zirkel | |
| | Beindrehung | 4-mal je Seite pro Zirkel | Untrainierte: 4 bis 5 Runden |
| | Säulen-Brücke in Seitenlage | 5-mal je Seite pro Zirkel | |
| 3. Mobilisation | Einrollen auf dem Pezziball | 8-mal am Ende des Trainings | Trainierte: 4 bis 6 Runden |
| 4. Entspannung | Streckung der Wirbelsäule | 8-mal am Ende des Trainings | |

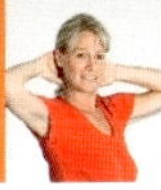

# Handlauf vorwärts

## Aufwärmen

Bei dieser Übung laufen Ihre Hände vor dem Körper bis in die Liegestützposition, die Beckenregion müssen Sie dabei bewusst stabilisieren. Zudem bereiten Sie Muskulatur und Herz-Kreislauf-System optimal auf das nachfolgende Training vor. Während der Übung sollten Sie versuchen, den Bewegungsspielraum nach und nach zu vergrößern.

**4-mal zu Beginn des Zirkeltrainings**

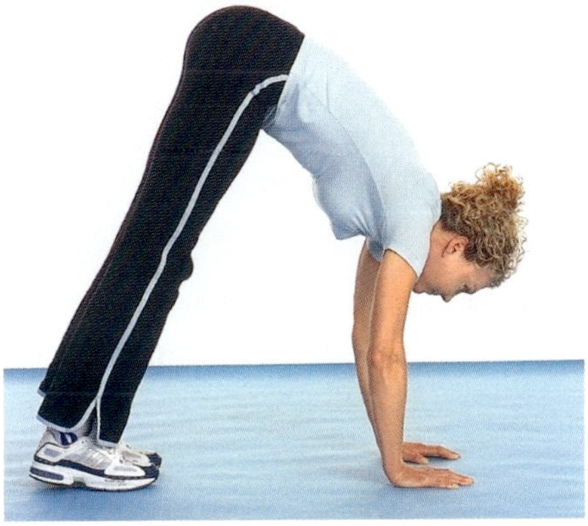

**Ausgangsposition:** Sie stehen mit gestreckten Kniegelenken auf dem Boden, die Beine sind etwa hüftbreit auseinander. Beugen Sie sich nach vorn und setzen Sie die Hände flach auf dem Boden auf, Beine und Arme sind dabei gestreckt. Die Fußspitzen zeigen nach vorn, der Blick ist auf den Boden gerichtet. Sollten Sie Schwierigkeiten haben, mit den Händen auf den Boden zu kommen, setzen Sie die Hände auf einen erhöhten Absatz auf, etwa auf eine Liege oder einen niedrigen Wohnzimmertisch.

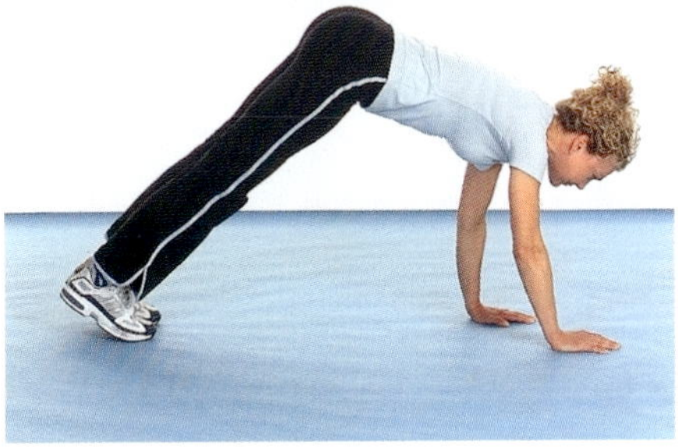

**Bewegung:** Machen Sie mit den Händen nacheinander kleine Schritte vorwärts, sodass der Abstand zwischen Beinen und Armen größer wird. Die Beine bleiben gestreckt, die Fersen heben dabei langsam vom Boden ab. Der Blick bleibt dabei weiterhin zum Boden gerichtet.

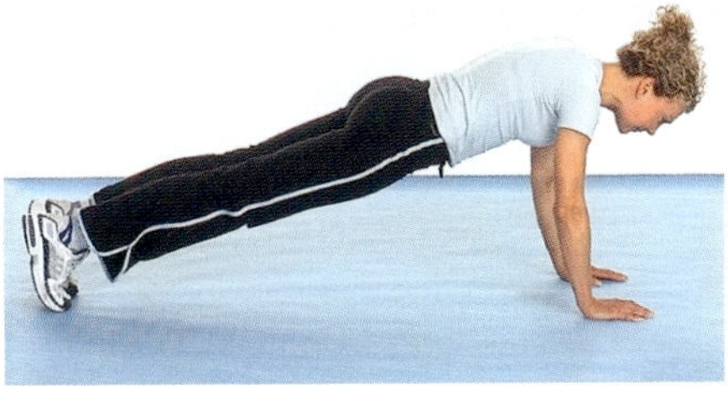

**Endposition:** Wandern Sie bis in Liegestützposition, nur noch die Fußspitzen berühren den Boden. Beine und Rumpf bilden dann eine gerade Linie, die Hüfte ist gestreckt. Der Kopf ist gerade in Verlängerung der Wirbelsäule. Halten Sie die Position 2 bis 3 Sekunden. Wandern Sie dann mit den Händen langsam zurück in die Ausgangsposition. Halten Sie dabei weiterhin die Beine gestreckt. Wiederholen Sie die Bewegung dreimal.

# Beckenheben

## Kräftigung

Bei dieser Übung stärken Sie besonders den Lenden-Becken-Hüft-Bereich, die vorderen Rumpfmuskeln und die Muskeln der Oberschenkelrückseiten. Während der Bewegung fördern Sie die Koordination zwischen Schwung- und Standbein.

### Level 1

**8-mal pro Zirkel**

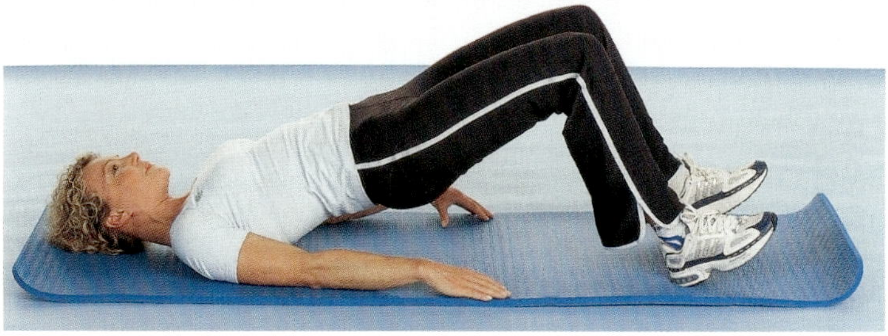

**Ausgangsposition:** Sie liegen auf dem Rücken, die Arme sind mit den Handflächen nach unten seitlich parallel zum Körper auf dem Boden. Die Füße sind hüftbreit auseinander, die Knie im 90-Grad-Winkel gebeugt. Fußspitzen und Becken sind angehoben, sodass Oberschenkel und Rumpf eine Linie bilden.

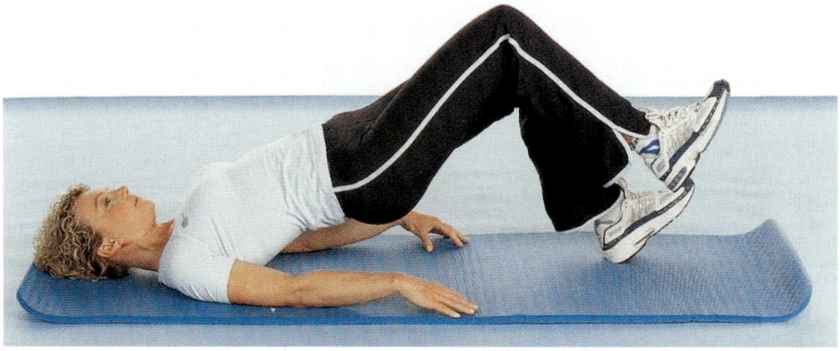

**Endposition:** Heben Sie den rechten Fuß etwa 20 Zentimeter vom Boden ab, das Knie bleibt dabei weiterhin gebeugt. Gehen Sie zurück in die Ausgangsposition und wiederholen Sie die Bewegung siebenmal. Führen Sie die Bewegung mit dem anderen Bein ebenso achtmal aus.

**Das bewirkt die Übung**

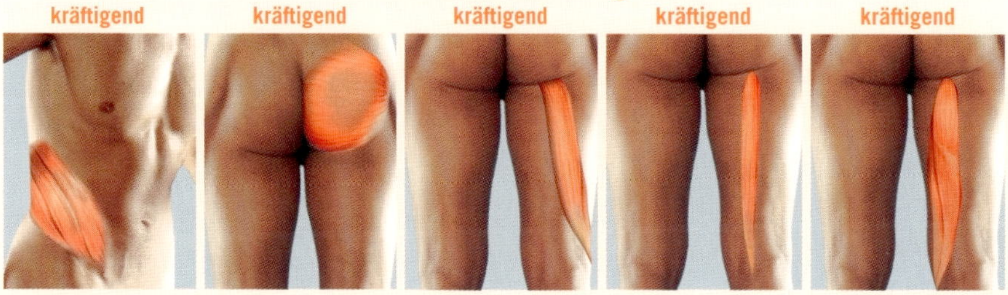

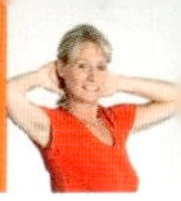

## Level 2

**Endposition:** Sie befinden sich in der wie in Level 1 beschriebenen Ausgangsposition. Heben Sie das rechte Bein vom Boden, ohne dass das Becken auf dieser Seite absinkt. Das Bein bleibt noch im Kniegelenk gebeugt. Strecken Sie dann das Bein langsam aus. Gehen Sie zurück in die Ausgangsposition, wiederholen Sie die Bewegung siebenmal. Führen Sie dann die Bewegung mit dem linken Bein achtmal aus.

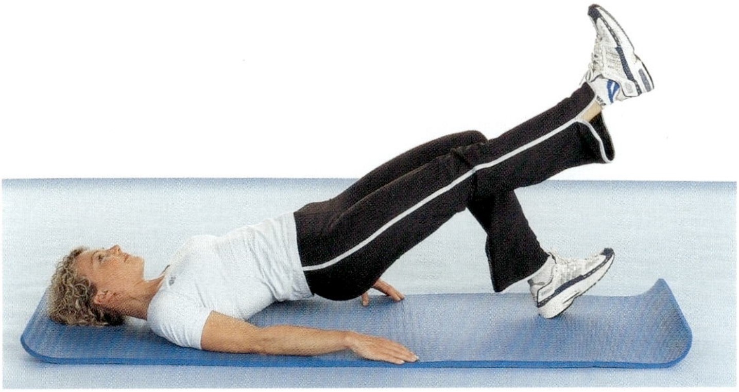

## Level 3

**Endposition:** Sie befinden sich in der wie in Level 1 beschriebenen Ausgangsposition. Heben Sie das gebeugte rechte Bein an und bewegen Sie es Richtung Brust. Achten Sie dabei darauf, den rechten Winkel im Knie beizubehalten. Gehen Sie langsam zurück in die Ausgangsposition und wiederholen Sie die Bewegung siebenmal. Führen Sie die Bewegung dann mit dem linken Bein ebenso achtmal aus.

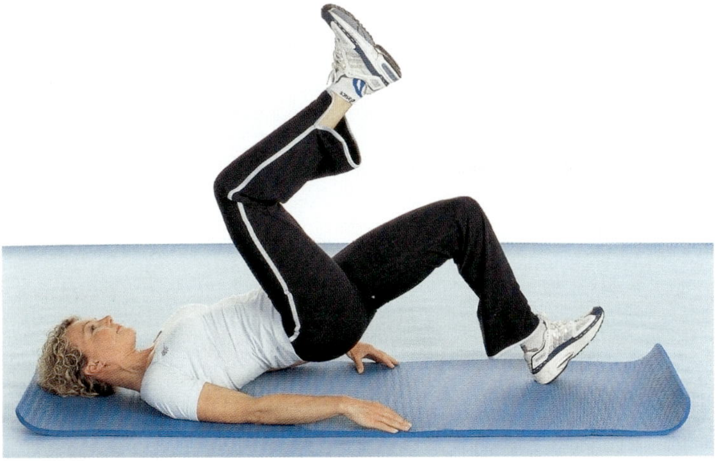

# Säulen-Brücke

## Kräftigung

Mit dieser Übung in Unterarmstütz kräftigen Sie nicht nur die Rücken- und Gesäßmuskulatur, sondern verbessern auch ihr Zusammenspiel mit der Arm- und Beinmuskulatur. Zudem trainieren Sie die gegengleiche Arm-Bein-Koordination.

## Level 1

**8-mal pro Zirkel**

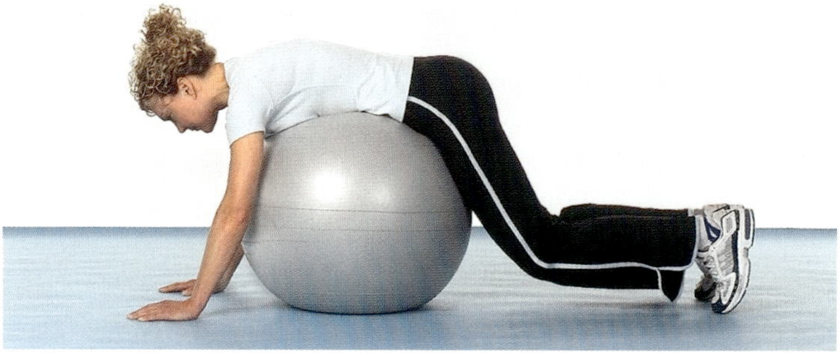

**Ausgangsposition:** Sie liegen bäuchlings auf einem Pezziball, abgestützt mit Händen und Zehenspitzen. Die Knie sind 3 bis 4 Zentimeter vom Boden abgehoben, der Blick geht Richtung Boden zwischen die Hände.

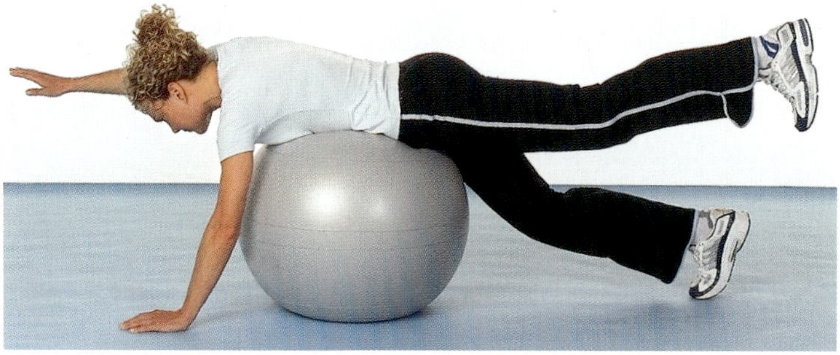

**Endposition:** Strecken Sie den rechten Arm sowie das linke Bein langsam in die Horizontale aus und wieder zurück. Bein, Oberkörper und Arm bilden eine Linie, der Kopf ist gerade in Verlängerung der Wirbelsäule, der Blick auf den Boden gerichtet. Halten Sie die Position 2 bis 3 Sekunden. Gehen Sie langsam zurück in die Ausgangsposition. Führen Sie die Übung dann mit dem linken Arm und dem rechten Bein aus. Wiederholen Sie die Bewegung auf jeder Seite achtmal.

**Das bewirkt die Übung**

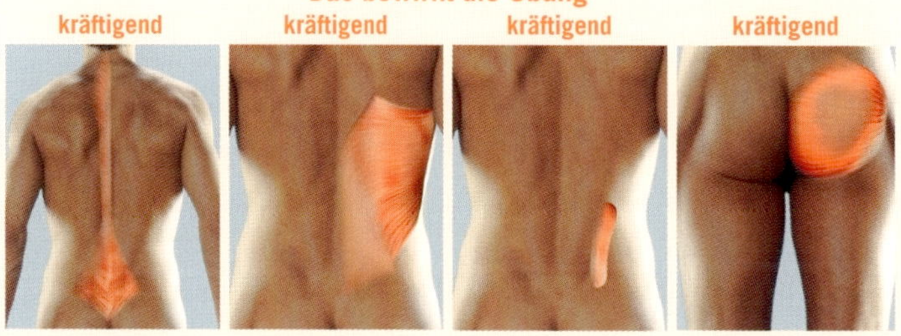

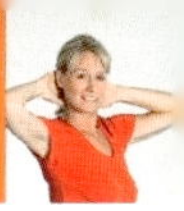

## Level 2

**Ausgangsposition:** Sie knien in Unterarmstütz: Arme, Knie und Hüfte sind angewinkelt, die Beine hüftbreit auseinander. Die Handinnenflächen und Unterarme liegen flach auf, die Fußspitzen berühren die Unterlage. Rücken und Kopf bilden eine gerade Linie.

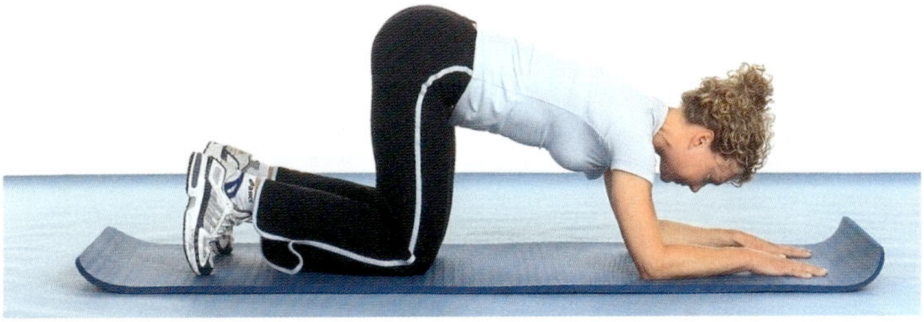

**Endposition:** Strecken Sie den linken Arm und das rechte Bein langsam in die Horizontale aus. Halten Sie die Position 2 bis 3 Sekunden und gehen Sie dann langsam zurück in die Ausgangsposition. Wiederholen Sie die Bewegung mit jeder Beinseite achtmal.

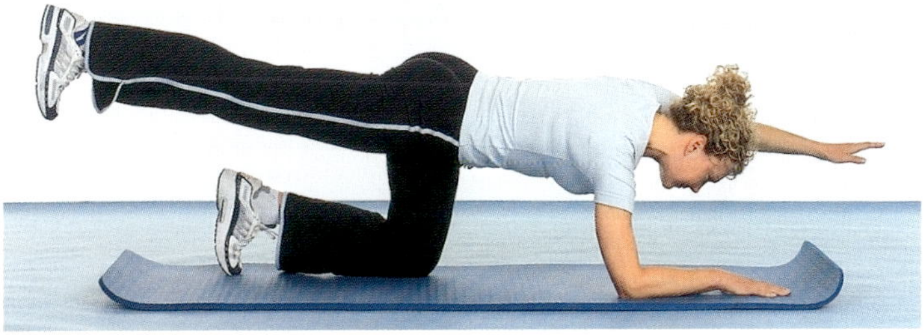

## Level 3

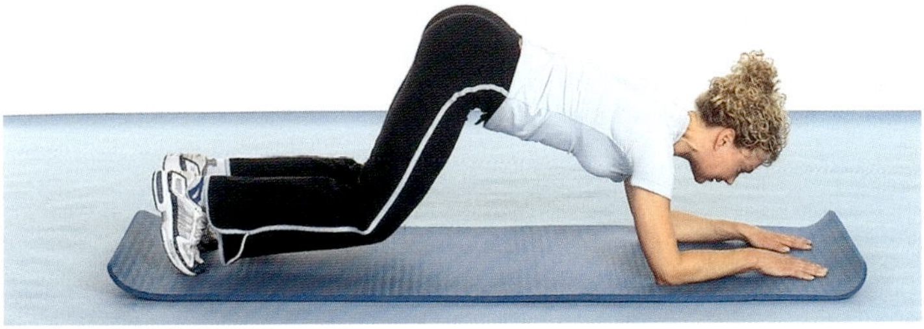

**Ausgangsposition:** Gehen Sie in Unterarmstütz und schieben Sie die Beine nach hinten, sodass die Kniegelenke etwa im 120-Grad-Winkel gebeugt sind. Heben Sie die Knie etwa 5 Zentimeter vom Boden ab. Rücken und Kopf bilden in Verlängerung eine gerade Linie.

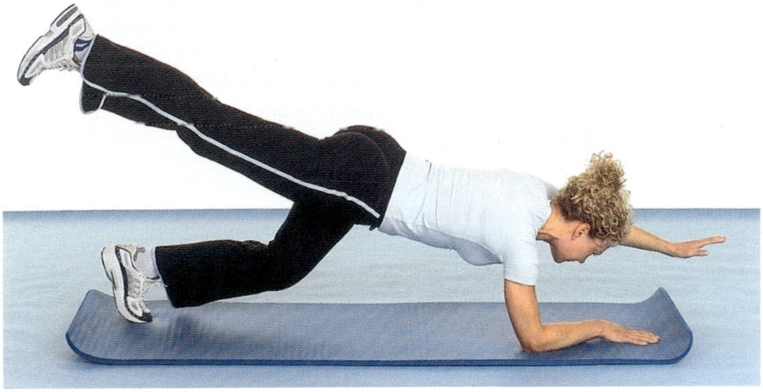

**Endposition:** Strecken Sie den linken Arm und das rechte Bein in die Horizontale aus. Der Arm zeigt schräg nach vorn unten, das Bein schräg nach hinten oben. Gehen Sie nach 2 bis 3 Sekunden zurück in die Ausgangsposition. Machen Sie die Bewegung beidseitig achtmal.

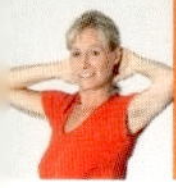



# Beindrehung

## Kräftigung

Mit der Drehung des Beins zur Seite stärken Sie die gesamte Rückenmuskulatur und die Beckenregion. Zusätzlich trainieren Sie durch die seitliche Beinbewegung die Hüftmuskulatur und verbessern so die Beweglichkeit der Hüfte.

### Level 1

**4-mal pro Zirkel**

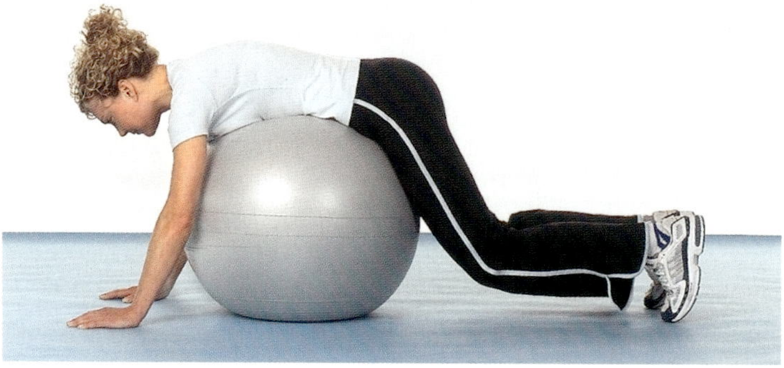

**Ausgangsposition:** Sie liegen bäuchlings auf einem Pezziball, die Handflächen sind flach auf dem Boden, die Fußspitzen berühren den Boden. Der Kopf ist gerade in Verlängerung der Wirbelsäule, der Blick zwischen die Hände auf den Boden gerichtet.

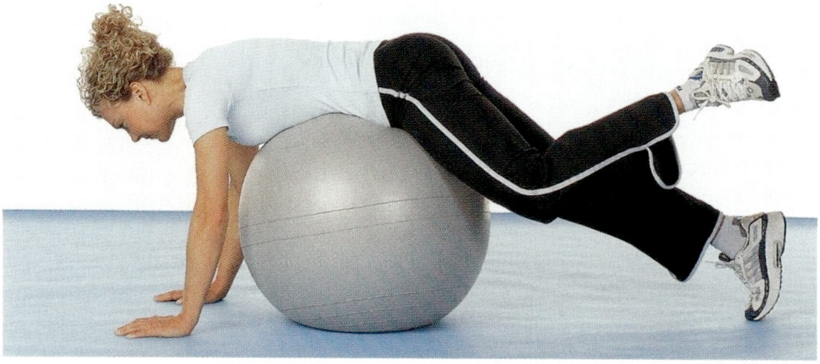

**Endposition:** Heben Sie Ihr angewinkeltes linkes Bein so weit seitlich nach oben, wie Sie Ihr Becken gerade halten können. Gehen Sie dann zurück in die Ausgangsposition und wiederholen Sie die Bewegung dreimal. Führen Sie die Bewegung mit dem angewinkelten rechten Bein ebenso viermal aus.

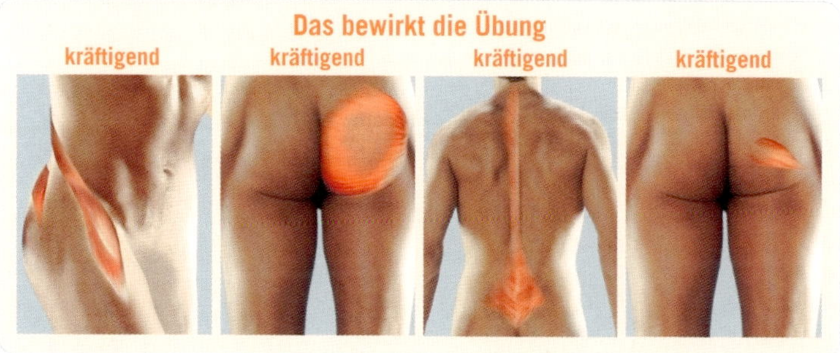

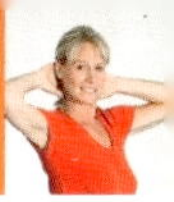

## Level 2

**Ausgangsposition:** Sie knien in Unterarmstütz: Arme, Knie und Hüfte sind angewinkelt, die Beine hüftbreit auseinander. Die Handinnenflächen und Unterarme liegen flach auf, die Fußspitzen berühren die Unterlage. Der Kopf ist gerade in Verlängerung der Wirbelsäule.

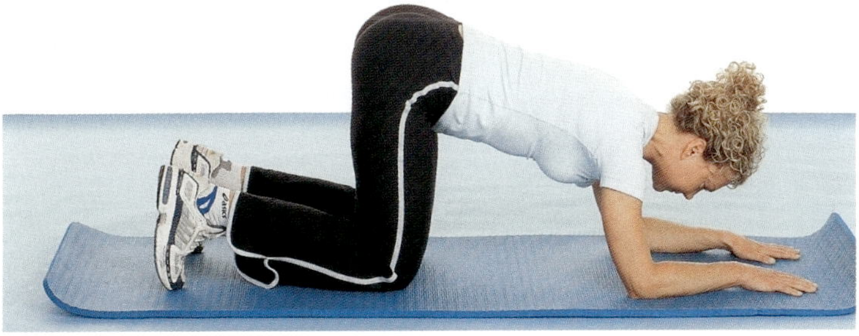

**Endposition:** Heben Sie Ihr angewinkeltes rechtes Bein so weit seitlich nach oben, wie Sie Ihr Becken gerade halten können. Gehen Sie zurück in die Ausgangsposition und wiederholen Sie die Bewegung dreimal. Führen Sie die Bewegung mit dem linken Bein ebenso aus.

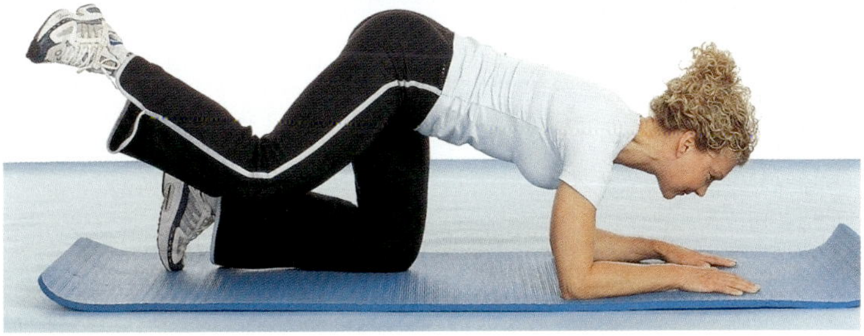

## Level 3

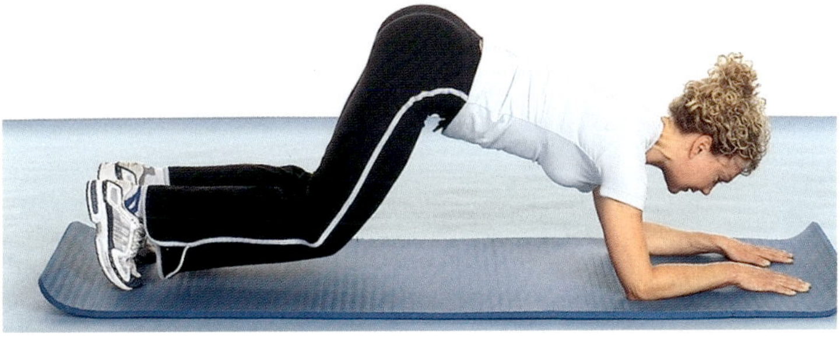

**Ausgangsposition:** Sie knien in Unterarmstütz und heben dann die Knie etwa 5 Zentimeter vom Boden, sodass die Kniegelenke etwa im 120-Grad-Winkel gebeugt sind. Rücken und Kopf bilden in Verlängerung eine gerade Linie.

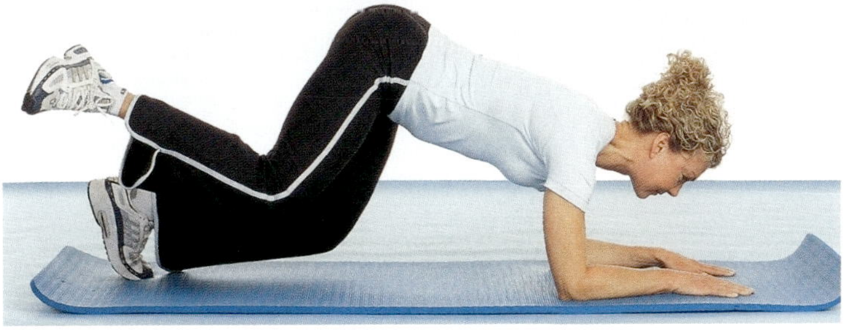

**Endposition:** Heben Sie Ihr angewinkeltes rechtes Bein seitlich so weit nach oben, wie Sie Ihr Becken gerade halten können. Gehen Sie zurück in die Ausgangsposition und wiederholen Sie die Bewegung dreimal. Führen Sie die Bewegung mit dem linken Bein ebenso aus.

# Säulen-Brücke in Seitenlage

## Kräftigung

Ohne großen Aufwand kräftigen Sie mit dieser Übung die seitlichen und schrägen Oberkörpermuskeln. Sobald Sie auf einem höheren Level trainieren, stärken Sie zusätzlich noch Teile der Hüftmuskulatur.

## Level 1

**5-mal pro Zirkel**

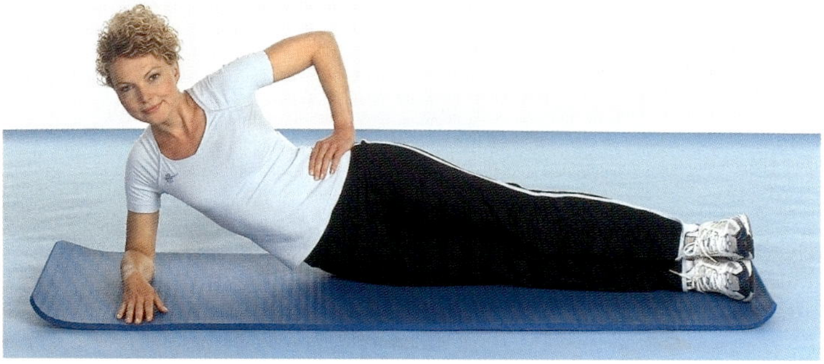

**Ausgangsposition:** Sie liegen mit Blick nach vorn auf der rechten Seite. Der rechte Arm ist angewinkelt, Unterarm und Hand liegen flach auf dem Boden, die Finger zeigen nach vorn. Der linke Arm wird in die Hüfte gestützt. Die Beine liegen in Level 1 und 2 parallel übereinander, in Level 3 wird das untere Bein angewinkelt.

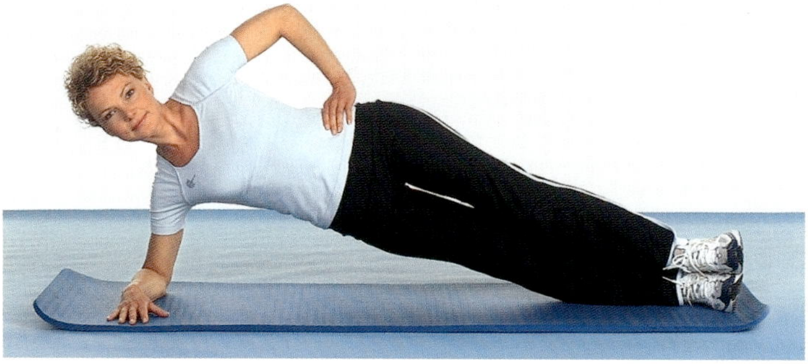

**Endposition:** Schieben Sie die Hüfte seitlich langsam nach oben, bis Oberkörper, Beine und Kopf eine gerade Linie bilden. Halten Sie die Position 2 bis 3 Sekunden und senken Sie dann die Hüfte wieder langsam ab. Die Beine bleiben während der Bewegung gestreckt und parallel, die obere Hand bleibt in der Hüfte aufgestützt. Wiederholen Sie die Bewegung viermal. Drehen Sie sich auf die andere Seite und führen Sie die Bewegung ebenso fünfmal aus.

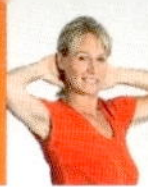

## Level 2

**Endposition:** Sie befinden sich wie in Level 1 in der Ausgangsposition. Schieben Sie die Hüfte seitlich nach oben und strecken Sie dabei das linke Bein weiter nach oben in die Horizontale. Kopf, Rumpf und oberes Bein bilden eine zum Boden parallele Linie. Nach 2 bis 3 Sekunden gehen Sie zurück in die Ausgangsposition. Wiederholen Sie die Bewegung viermal. Führen Sie die Bewegung auf der anderen Seite ebenso aus.

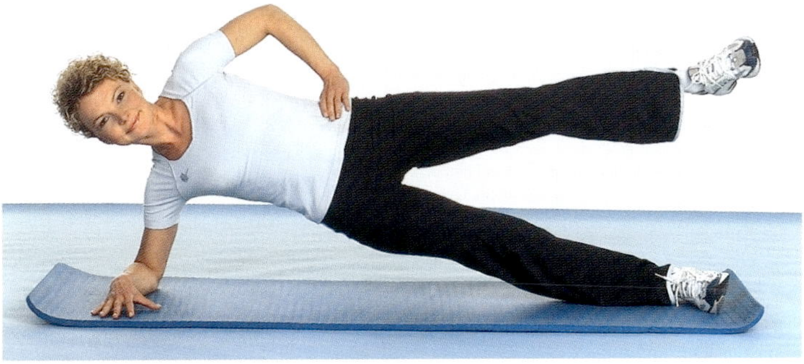

## Level 3

**Endposition:** Sie befinden sich wie in Level 1 in der Ausgangsposition, das untere Bein ist jedoch angewinkelt. Schieben Sie die Hüfte nach oben, ohne dass es den Boden berührt. Rumpf, oberes Bein und Kopf bilden eine gerade Linie. Gehen Sie nach 2 bis 3 Sekunden in die Ausgangsposition zurück. Führen Sie die Bewegung auf beiden Seiten fünfmal aus.

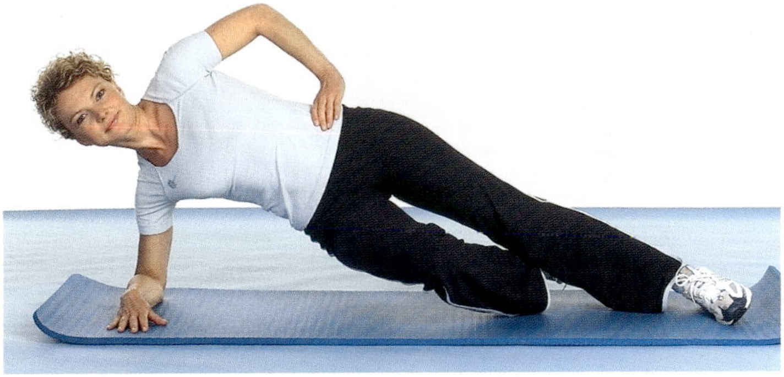

**Das bewirkt die Übung**

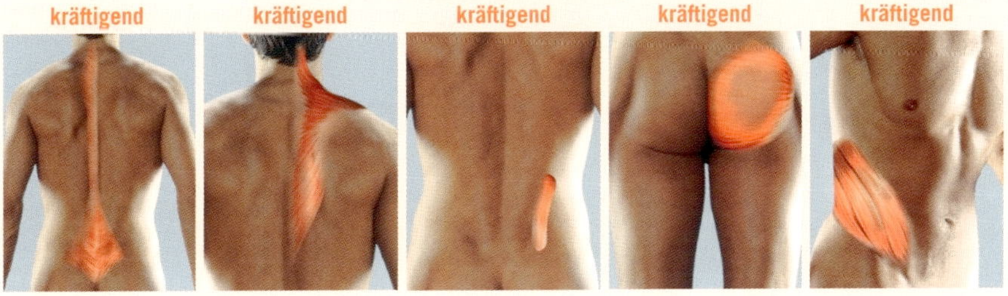

# Einrollen auf dem Pezziball

## Mobilisation

Leiten Sie die Erholungsphase mit dieser Übung ein – sie dehnt nicht nur die Rückenmuskulatur und stellt die Elastizität wieder her, sondern fördert auch Stoffwechselprozesse. Wer unter Bluthochdruck leidet, sollte den Kopf weniger weit nach vorn unten beugen.

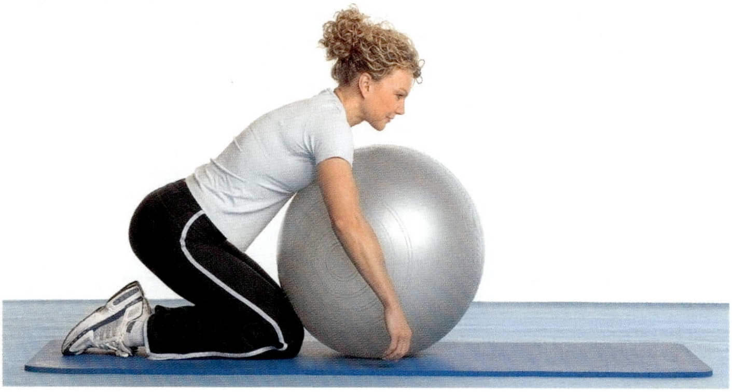

**8-mal am Ende des Zirkeltrainings**

**Ausgangsposition:** Platzieren Sie einen Pezziball auf einer Gymnastikmatte und knien Sie sich dahinter. Die Unterschenkel und Füße liegen auf der Matte. Heben Sie Ihr Gesäß ein wenig an, sodass Ihre Knie den Ball berühren und Ihre Brust auf dem Ball liegt. Die Arme hängen seitlich herab. Der Kopf ist gerade in Verlängerung der Wirbelsäule.

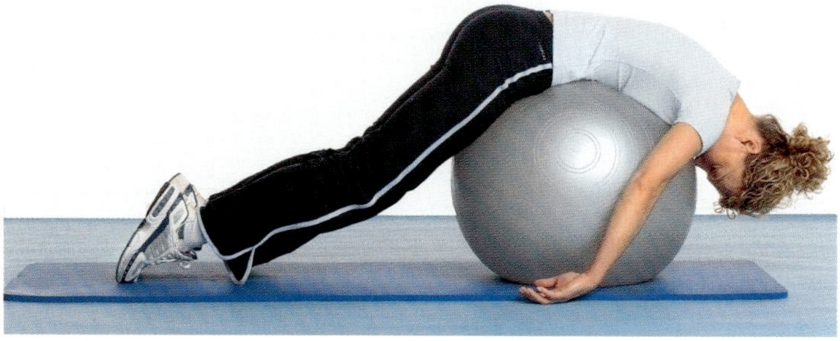

**Endposition:** Strecken Sie langsam die Beine und rollen Sie sich über den Ball nach vorn, bis der Kopf nach unten hängt und die Fußspitzen die Matte berühren. Die Handrücken liegen entspannt auf der Matte. Rollen Sie zurück, wiederholen Sie die Bewegung siebenmal.

**Das bewirkt die Übung**

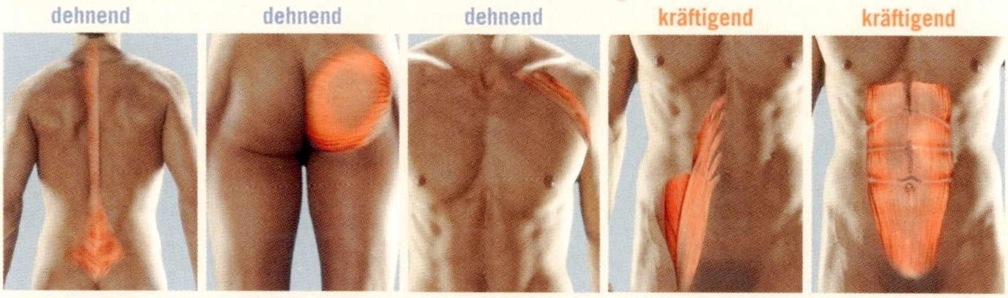

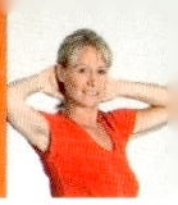

# Streckung der Wirbelsäule

## Entspannung

Der Wechsel zwischen Zug und Druck, um den es bei dieser Streck-Übung geht, fördert die Entspannung der Wirbelsäule, die Bandscheiben werden entlastet und können sich erholen. Zudem trainieren Sie die gesamte Rückenmuskulatur, vor allem den breiten Rückenmuskel.

**8-mal am Ende des Zirkeltrainings**

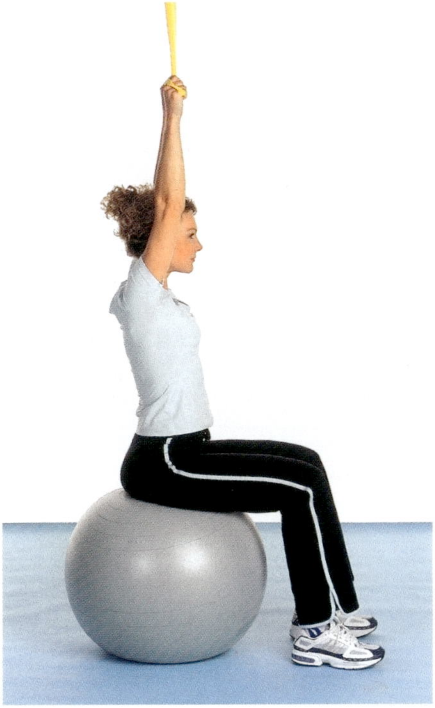

**Ausgangsposition:** Sie sitzen auf einem Pezziball. Der Oberkörper ist aufrecht, der Kopf gerade in Verlängerung der Wirbelsäule mit Blick nach vorn. Die Beine sind hüftbreit auseinander, die Füße stehen auf dem Boden, die Fußspitzen zeigen leicht nach außen. Über Ihrem Kopf ist ein Theraband an einem Haken an der Zimmerdecke befestigt, sodass eine Schlaufe entsteht. Die Arme zeigen gestreckt nach oben und fassen mit beiden Händen die Schlaufe des herabhängenden Therabands.

**Endposition:** Ziehen Sie nun das Theraband vorsichtig nach unten in Richtung Kopf. Ihre Wirbelsäule sollte dabei ganz gestreckt und aufrecht sein. Die Arme werden seitlich neben dem Kopf oder leicht nach hinten bewegt. Führen Sie die Zugbewegung insgesamt achtmal aus.

### Wichtig!

- Achten Sie bewusst sowohl auf ein gemäßigtes, kontrolliertes Bewegungstempo als auch darauf, die Nackenmuskulatur nicht zu verspannen.
- Arbeiten Sie höchstens gegen den mittleren Widerstand des Therabands: Von Anfang an sollte Zug auf dem Band sein, es kommt jedoch nicht darauf an, möglichst kräftig zu ziehen. Nur dann kann sich die Muskulatur entspannen, die einer Aufrichtung der Brustwirbelsäule entgegenwirkt. Auch die Stoffwechselversorgung der Bandscheiben ist so optimal.

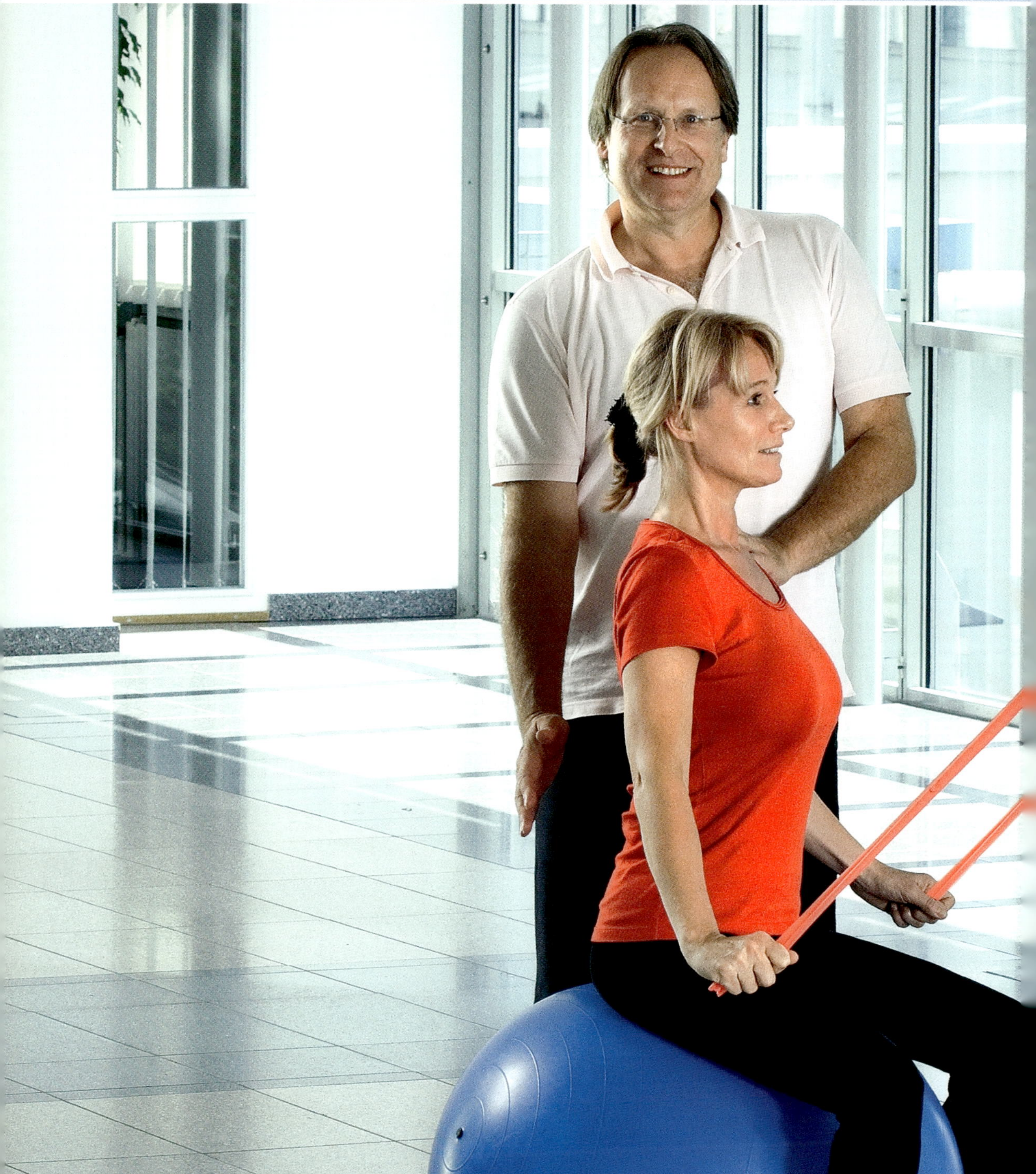

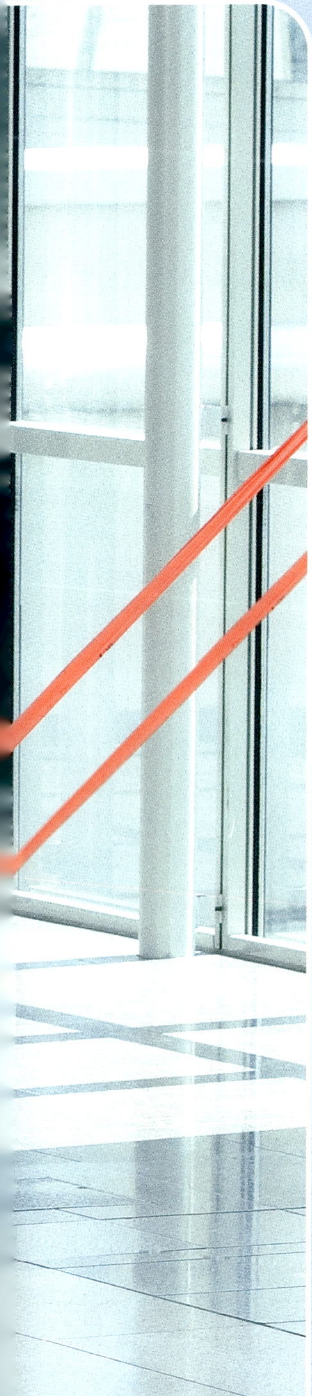

# Haltung bewahren: Alltags- und Sportbelastungen ausgleichen

Tagein, tagaus verbringen Sie Ihre Zeit überwiegend in der gleichen Körperhaltung, zum Beispiel auf dem Bürostuhl oder hinter der Ladentheke? Kein Wunder, dass der Rücken dann früher oder später mit Schmerzen reagiert. Damit er künftig wieder alles mitmacht, erhalten Sie hier Übungsprogramme, mit denen Sie gezielt für Ausgleich sorgen können. Lesen Sie dieses Kapitel, und Sie werden wieder mehr Bewegung in Ihren Alltag integrieren wollen. Auch Sportler können sich vor Rückenbeschwerden durch einseitige Belastungen schützen: mit meinem gezielten Vorbereitungstraining.

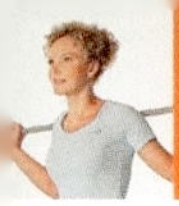



# Einseitige Haltungen und Belastungen ausgleichen

Ich bin sicher, dass jeder von uns den Tag mit den allerbesten Vorsätzen beginnt. Leider müssen wir dann abends aber viel zu oft feststellen, dass wir wieder zu wenige unserer rückenschonenden Ideen umgesetzt haben. Das liegt zum einen an dem starken Stress, dem viele heutzutage ausgesetzt sind, und an einem oft übervollen Tagespensum. Zum anderen kommt das daher, dass viele Vorschläge, die an einen herangetragen werden, zu unpraktisch sind, um sie dauerhaft in den Alltag zu integrieren.

Die nachfolgenden Übungsprogramme zielen darauf ab, die bei unserem heutigen Lebensstil gängigen einseitigen Körperhaltungen auszugleichen. Denn viele sitzen zu viel, andere haben Fehlhaltungen, weil sie monotone Bewegungen ausüben (siehe Seite 118). All dies kann man durch ein entsprechendes Training ausgleichen und so Rückenschmerzen rechtzeitig entgegenwirken. Auch wer in der Freizeit überwiegend eine bestimmte Sportart betreibt, belastet immer die gleichen Muskelgruppen und muss deshalb vor allem die Muskulatur stärken, die dabei sonst zu kurz kommt.

Mein Motivations-tipp!

### BEWEGUNG FÜR KÖRPER UND SEELE

Immer neue Studien beweisen: Bewegung verbessert die Herzleistung, fördert die Durchblutung und stärkt die Muskulatur. Sie ist von zentraler Bedeutung für die Gelenke, hält uns schlank und hilft dem Darm bei der Verdauungsarbeit. Und Bewegung ist für die Psyche gut: Sie fördert erholsamen Schlaf und steigert das Wohlbefinden. Sie dämpft die Stressreaktion im Körper und unterstützt ihn dabei, Stresshormone wieder abzubauen. Machen Sie deshalb Bewegung zu einem festen Bestandteil in Ihrem Alltag – Sie werden sie nicht mehr missen wollen!

## Sport und Spiel

Ausreichende und abwechslungsreiche Bewegung halte ich für den wichtigsten Aspekt, der Ihrer Rückengesundheit zuträglich ist. Ob im Alltag, mit Sport oder im Spiel – Bewegung hilft unter anderem, den Kreislauf stabil zu halten, den Blutdruck zu senken und die Organe besser zu durchbluten. Das ist wichtig, weil man den Rücken ganzheitlich sehen und nicht isoliert betrachten muss.

Nach einem langen Arbeitstag ist es jedoch nicht immer einfach, den inneren Schweinehund zu überwinden und sich zum Sport zu motivieren. Das funktioniert auf Dauer nur, wenn man mit Spaß bei der Sache ist und eine

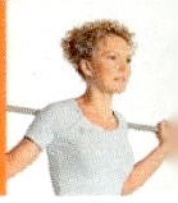

Sportart gefunden hat, die man nicht nur deshalb macht, weil sie »doch so gut für den Rücken« oder im Freundeskreis gerade angesagt ist. **Welcher Sport könnte mir also Spaß machen?** Dies ist die erste und wichtigste Frage, die sich jeder stellen sollte, der eine geeignete Sportart für sich sucht. Auch einige weitere Fragen kann man sich stellen, um leichter etwas Passendes für sich zu finden: Möchte ich einen Sport überwiegend im Freien oder lieber in einer Halle treiben? Kommt es mir dabei auch auf Geselligkeit an oder bin ich eher ein Einzelkämpfer? Brauche ich feste Trainingszeiten oder ist mir zeitliche Flexibilität wichtiger? Was kann ich zeitlich und finanziell verwirklichen? Hat jemand aus meinem Bekanntenkreis Lust, mitzumachen? Was sagt mein Arzt dazu?

Gerade wer neu mit einer Sportart beginnt, darf die Latte nicht zu hoch hängen. Und man sollte sich klar darüber werden, welche Belastungen und Risiken eine Sportart mit sich bringt. Nachfolgend erfahren Sie deshalb, wie die beliebtesten Sportarten auf Ihren Körper wirken. Entscheiden Sie selbst, was für Sie infrage kommen könnte!

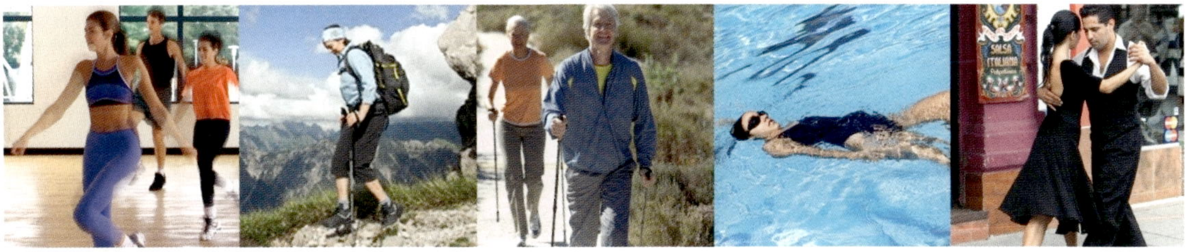

## Sportarten, die besonders sanft zum Rücken sind

### Aerobic

+ Mit Aerobic kräftigen Sie wichtige Muskelgruppen und schulen spielerisch die Bewegungskoordination. Außerdem stärken Sie damit Ihr Herz-Kreislauf-System. Wird das Training richtig durchgeführt, setzen Sie Ihre Bandscheiben und Gelenke nur einer geringen Belastung aus. Sinnvoll ist ein einstündiges Training dreimal pro Woche.

− Um einseitige Gelenkbelastungen zu vermeiden, sollten Sie die Trainingsinhalte häufig wechseln. Der Belastungspuls ist durch die aufputschende Musik oft um 15 bis 20 Schläge höher.

### Wandern

⊕ Herz-Kreislauf-System, Muskeln und Stoffwechsel werden sanft trainiert. Die Leistungsfähigkeit verbessert sich nachhaltig, wenn Sie zwei- bis dreimal wöchentlich ein bis zwei Stunden wandern.

⊖ Wer unter Herz-Kreislauf-Problemen leidet, sollte allerdings nicht allzu hoch hinauswandern, um körperliche Probleme zu vermeiden. Wirbelsäulenprobleme werden vor allem beim Abwärtsgehen verstärkt.

### Nordic Walking und Langlauf

⊕ Nordic Walking und das Winter-Pendant Skilanglaufen sind ideal für Einsteiger, denn von der Rücken- bis zur Bein- und Armmuskulatur fordern Sie bei diesen Sportarten den gesamten Körper und stärken Ihr Herz-Kreislauf-System. Harmonische Bewegungsabläufe lösen sogar hartnäckige Muskelverspannungen im Schulter- und Nackenbereich.

⊖ Wichtig ist es, auf einen weichen Untergrund zu achten, denn dabei ist die Druckbelastung für die Wirbelsäule gering.

### Schwimmen

⊕ Schwimmen ist ein schonendes Krafttraining für den Rücken. Der Auftrieb des Wasser trägt Sie und belastet die Wirbelsäule kaum, das Herz-Kreislauf-System wird gestärkt, der Stoffwechsel angeregt. Rückenschwimmen und Kraulen sind übrigens rückenfreundliche Schwimmstile. Mehrmals pro Woche eine halbe Stunde Training ist ideal.

⊖ Brustschwimmen ist zwar der Schwimmstil, den die meisten von uns am besten beherrschen, er führt aber zu einer Überstreckung der Brust- und Halswirbelsäule und zur Verspannung der Nackenmuskeln.

### Tanzen

⊕ Auf spielerische Weise trainieren Sie beim Tanzen viele verschiedene Bewegungsabläufe und lösen durch die sanften Bewegungen körperliche und seelische Spannungen. Damit tragen Sie nicht nur zur allgemeinen Kräftigung bei, sondern fördern auch die Koordinationsfähigkeit. Ganz nebenbei trainieren Sie auch das Herz-Kreislauf-System. Die Musik wirkt entspannend auf die Seele und damit auf die Muskulatur.

⊖ Wer gern einmal etwas länger tanzt, sollte darauf achten, extreme Körperhaltungen und schnelle sowie ruckartige Bewegungen der Halswirbelsäule und des Kopfes mit stereotypen Bewegungsbelastungen möglichst zu vermeiden.

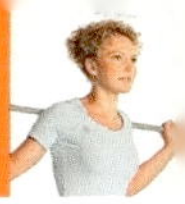

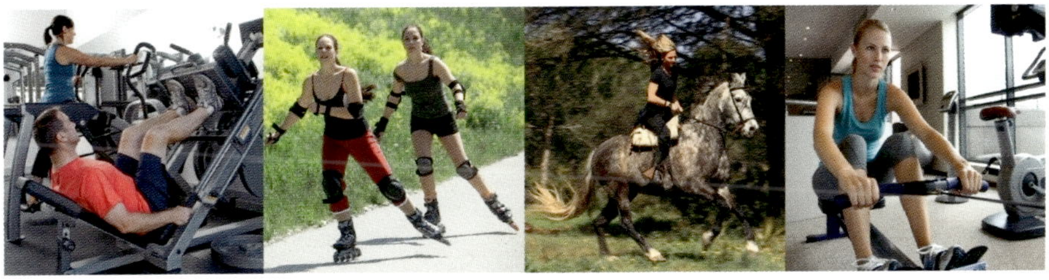

## Sportarten, die hohe Anforderungen stellen

### Krafttraining

Richtig und in Maßen durchgeführt, kann Krafttraining für eine Balance zwischen den verschiedenen Muskelgruppen, den Agonisten (Spieler, Anspannung) und Antagonisten (Gegenspieler, Entspannung), sorgen. Dadurch verbessert sich die Körperhaltung, und die Wirbelsäule wird beweglicher. Um Ihre Kraft nachhaltig zu steigern, sollten Sie mindestens zweimal pro Woche eine Stunde trainieren.

Achten Sie darauf, sich nicht zu überfordern, um die Gelenke und Bandscheiben nicht zu stark oder einseitig zu belasten. Dies kann auf Dauer zu degenerativen Veränderungen der Wirbelsäule führen. Vor allem Einsteiger sollten sich deshalb professionell anleiten lassen.

### Inlineskaten

Beim Inlineskaten werden Herz-Kreislauf-System, Bein- und Gesäßmuskulatur sowie die Koordination trainiert. Wer mindestens zweimal pro Woche eine Stunde skatet, verbessert seine Ausdauer.

Die Rückenmuskulatur reagiert auf die ungewohnte Belastung bei Anfängern oft mit Verspannungen und Schmerzen. Durch diese Überforderung sind Reaktionsfähigkeit und Koordination eingeschränkt, und die Verletzungsgefahr durch Stürze erhöht sich.

### Reiten

Reiten schult die Koordinationsfähigkeit und ist durch den Wechsel zwischen Be- und Entlastung für den Rücken sehr empfehlenswert. Vor allem die Nährstoffversorgung der Bandscheiben wird so optimiert.

Allerdings werden Rückenschmerzen durchs Reiten verstärkt, da bestimmte Muskelgruppen stärker als andere beansprucht werden. Auch das Verletzungsrisiko durch Stürze oder Unfälle ist nicht unerheblich.

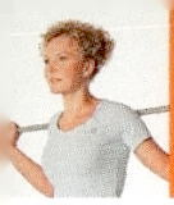



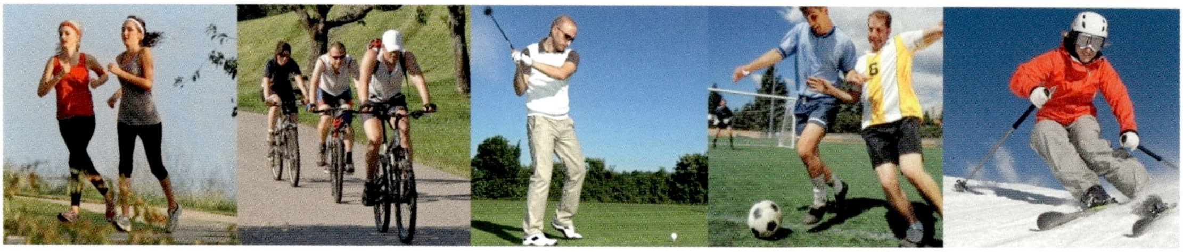

## Sportarten, für die ein Ausgleichstraining sinnvoll ist

### Jogging

+ Wer regelmäßig und langfristig joggt, tut seiner Gesundheit viel Gutes. Ein regelmäßiges und nachhaltiges (langfristiges) Lauftraining hat erwiesenermaßen positive Effekte auf alle großen Organsysteme und kann sogar die Lebenserwartung verlängern. In besonderem Maße profitieren davon das Herz-Kreislauf-System, die Knochen und die Muskulatur. So hat sich gezeigt, dass das Herzinfarktrisiko um über 50 Prozent reduziert werden kann und auch das Risiko für degenerative Erkrankungen der Gelenke reduziert wird. Noch dazu ist Jogging eine der effizientesten Sportarten: Das heißt, schon bei kleinem Zeitaufwand erzielt man ein Optimum an Trainingseffekt. Drei- bis viermal pro Woche zu trainieren reicht aus.

– Vor allem bei Menschen mit Übergewicht wird beim Laufen hoher Druck auf die Wirbelsäule, die Knie- und die Hüftgelenke ausgeübt, die dadurch stark belastet werden. Wer Rückenbeschwerden hat, sollte möglichst auf weichem Untergrund (zum Beispiel Sand) laufen und auf gut gefederte Laufschuhe achten, denn dann ist die Belastung für die Bandscheiben geringer. Mit dem Ausgleichstraining für »Laufen & Radfahren« (siehe Seite 137) stabilisieren Sie die Beckenregion.

### Radfahren

+ Wer regelmäßig in die Pedale tritt, stärkt vor allem das Herz-Kreislauf-System und fördert die Ausdauer. Das Sitzen auf dem Fahrrad führt dazu, dass Ihr Körper nicht das ganze Gewicht tragen muss.

– Weniger gesund für den Rücken ist Rennradfahren, da die extrem gebeugte Haltung durch den Lenker die Beckenregion und die Halswirbelsäule sehr belastet. Wer zu einem Rundrücken neigt, sollte deshalb ein Ausgleichstraining (siehe Seite 137) durchführen.

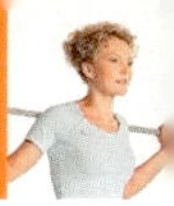

### Golfen

+ Der mittlerweile weitverbreitete und beliebte Golfsport erhöht zum einen die Konzentrationsfähigkeit bei gleichzeitiger geistiger Entspannung. Golfen bedeutet aber auch eine hohe körperliche Anspannung: 50 Prozent der gesamten Muskulatur werden trainiert.

– Der schnelle Bewegungsablauf beim Abschlag, gepaart mit einer Drehung des Rumpfes, belastet Wirbelsäule, Schulter- und Hüftgelenke sehr. Vor allem Anfänger sollten vorher Kraft und Ausdauer trainieren. Sinnvoll sind auch die Ausgleichsübungen ab Seite 143.

### Fußball

+ Fußball fordert den ganzen Körper – von der Kräftigung der Beinmuskeln bis zum Drehen des Oberkörpers. Auch die kognitiven Fähigkeiten werden bei dieser Sportart angesprochen. Regelmäßiges Training ist sinnvoll, wenn man unterschiedliche Trainingsschwerpunkte setzt.

– Durch abruptes Abbremsen und gleichzeitiges Drehen sind die Lendenwirbelsäule und Muskulatur verletzungsanfällig. Die verstärkte Belastung kann langfristig degenerative Gelenkerkrankungen wie Arthrose fördern. Sinnvoll ist in jedem Fall ein Ausgleichstraining (siehe Seite 134), um die Stabilität der Beckenregion zu verbessern und die Unterschiede zwischen Schuss- und Standbeinmuskeln auszugleichen.

### Skifahren

+ Insbesondere Beweglichkeit, Kraft und Koordinationsfähigkeit profitieren vom alpinen Skifahren.

– Allerdings werden bei dieser Sportart Wirbel und Bandscheiben stark belastet, und das Verletzungsrisiko durch Stürze ist erheblich. Eine gute Vorbereitung mit Gymnastik zu Hause sollte selbstverständlich sein. Auch ein Ausgleichstraining (siehe Seite 140) ist sinnvoll.

### Tennis und Squash

+ Beide Ballsportarten bedeuten eine komplexe Beanspruchung von Körper und Geist und fordern alle Muskeln und Gelenke. Ein paralleles Ausdauertraining ist sinnvoll.

– Die Wirbelsäule wird durch abruptes Loslaufen und Abbremsen stark belastet. Durch die extremen Körperpositionen wirken hohe Kräfte auf die Gelenke ein und deren Verletzungsrisiko erhöht sich. Wiedereinsteiger sollten anfangs besonders vorsichtig sein.

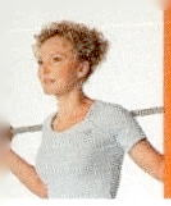



# Die Schwerpunkte des ausgleichenden Rückentrainings

Bei der Zusammenstellung der Übungsprogramme für das ausgleichende Rückentraining habe ich mich auf die am häufigsten vorkommenden Lebensstile beschränkt. Sie erfahren, wie Sie durch Ihren Lebensstil bestimmte Beschwerden begünstigen beziehungsweise welche Gefahren für den Rücken davon ausgehen können und was ein Ausgleichstraining bewirkt.

**Lebensstil Vielsitzer**

Ob auf dem Bürostuhl, im Auto oder als Kassierer an der Supermarktkasse – bei den meisten Menschen dominiert im Alltag das Sitzen. Rund 71,5 Millionen Arbeitstage fallen wegen Rückenschmerzen in Deutschland aus. Vielfach Schuld daran ist häufiges, falsches Sitzen.

Als Folge des langen Sitzens mit krummem Rücken verkümmern die Rücken-, Gesäß- und Beinmuskeln. Die geschwächten Muskeln können dann die Haltearbeit nicht mehr leisten, auf Dauer entstehen Fehlhaltungen mit daraus resultierenden Rückenschmerzen. Durch längeres Sitzen vor dem Fernseher oder Computer verspannt zudem die Nackenmuskulatur. Neben Kopf- können auch hier Rückenschmerzen entstehen. Ein ausgleichendes Training, das die für die Aufrichtung des Oberkörpers zuständige Muskulatur und die Oberschenkelmuskeln stärkt, sollte daher für Vielsitzer alltäglich sein – deshalb widme ich den Vielsitzern einen eigenen Trainingsprogramm.

**Rundrücken durch einseitigen Lebensstil**

Hängende Schultern, gesenkter Kopf und eine stark nach hinten gezogene Brustwirbelsäule – Schuld an einem Rundrücken (Kyphose) ist heutzutage vielfach das Sitzen vor dem PC, sei es bei der Arbeit oder in der Freizeit. Wer Stunde um Stunde in einer starren, nach vorn gebeugten Position verharrt, läuft Gefahr, sich dauerhaft eine schlechte Haltung anzugewöhnen. Häufig leiden Menschen mit einem Rundrücken schon früh unter Rückenschmerzen. Die Haltung führt außerdem zu einem Zwerchfellhochstand und damit zu Problemen beim Einatmen. Die inneren Organe wie Herz und Lungen werden durch die zu starke Krümmung der Brustwirbelsäule eingeengt. Die hinteren Muskeln der Oberschenkel sowie die Schienbeinmuskeln verspannen sich. Hüfte und Knie werden rascher abgenutzt als gewöhnlich. Mit dem Trainingsprogramm für den Rundrücken (siehe Seite 126) machen Sie die Rückenmuskeln fit fürs Berufsleben im Sitzen.

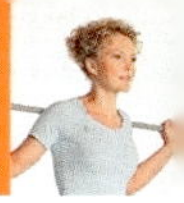

### Hohlkreuz durch einseitigen Lebensstil

Wer einen Beruf überwiegend im Stehen ausübt, zum Beispiel im Verkauf, läuft verstärkt Gefahr, in eine unnatürliche Hohlkreuzhaltung (Hyperlordose) zu verfallen. Auch Menschen mit Übergewicht neigen zu dieser Körperhaltung. Der Grund: Oftmals ist die Bauchmuskulatur nicht kräftig genug, um die nötige Haltearbeit zu leisten, und die Rückenmuskeln sind verkürzt. Rückenschmerzen und Probleme beim Ausatmen durch ein zu tief stehendes Zwerchfell können die Folge sein. Mit diesem konsequenten Trainingsprogramm (siehe Seite 130) stärken Sie vor allem die Bauch- und Rückenmuskeln und sorgen so für das nötige Stehvermögen im Alltag.

### Sportartspezifisches Ausgleichstraining

Sie haben für sich die richtige Sportart gefunden? Was Sie Ihrem Körper damit Gutes tun, können Sie auf den Seiten 113 bis 117 nachlesen. Dort erfahren Sie auch, welchen Belastungen Ihr Körper bei der jeweiligen Sportart ausgesetzt ist. Der Körper reagiert auf solche über einen längeren Zeitraum regelmäßig an ihn gestellte Anforderungen, wie bei einer bestimmten Sportart, mit Anpassung: Besonders geforderte Muskeln werden stark und dominant, weniger belastete bilden sich zurück.

Als zentrales Achsenorgan des Bewegungsapparats reagiert die Wirbelsäule auf einseitige Belastungen durch eine einzelne Sportart besonders sensibel. Sie ist anfällig für Veränderungen und kann dadurch an Funktions- und Leistungsfähigkeit einbüßen. Ein Ausgleichstraining empfiehlt sich deshalb vor allem, wenn Sie eine Sportart mit einseitigen Bewegungsmustern intensiv betreiben – und leider trifft dies für die meisten und gerade beliebtesten Sportarten wie Fußball, Laufen, Radfahren, Ski alpin und Golf zu. Das Ausgleichsprogramm trainiert gezielt die vernachlässigte Muskulatur und stärkt daneben insbesondere auch die Wirbelsäule. Deshalb finden Sie zu jeder dieser Sportarten Übungen, die für einen guten Ausgleich sorgen.

- Beim **Laufen** beziehungsweise **Radfahren** kann es durch die nach vorn geneigte, starre Haltung des Oberkörpers zu einer verstärkten Krümmung der Brustwirbelsäule und damit verbundener Rundrückenhaltung kommen, die Krümmung der Lendenwirbelsäule hingegen flacht ab. Das Ausgleichstraining hat daher zum Ziel, die Beckenregion zu stabilisieren und den Brustkorb aufzurichten und auf diese Weise dessen Rotationsfähigkeit zu erhöhen. Außerdem wird dadurch das Zusammenspiel der beteiligten Muskeln verbessert.

- Fast jeder **Golfspieler** hat eine bevorzugte Schlagposition. Bei intensivem Training kann dies zum Beispiel zu einer Beckenschieflage und so zu einer Verschiebung der Wirbelsäule führen. Die Rotationsfähigkeit der Brustwirbelsäule ist in beide Richtungen eingeschränkt, und es fällt schwer, den Brustkorb aufzurichten. Zudem versucht die Beckenregion, die einseitige Rotationsbelastung der Wirbelsäule auszugleichen, und verliert dadurch an Stabilität. Auch die Hüftgelenke werden belastet. Das gilt auch für **Tennis-** und **Squashspieler**. Das Ausgleichstraining kräftigt daher die für die Drehung zuständigen Muskeln auf der wenig belasteten Seite, richtet die Brustwirbelsäule auf und entlastet die Lendenwirbelsäule.
- Fast jeder **Fußballer** hat ein bevorzugtes Schuss- und Standbein. Daher können die Muskeln der Beine ab einem bestimmten Trainingsausmaß unterschiedlich ausgeprägt sein. Während beim Schussbein der Oberschenkelstrecker besonders gekräftigt ist, hat das Standbein einen stärkeren Beuger. Die Anpassung der Beinmuskeln an die fußballspezifischen Anforderungen führt zu einer »Beckenverwringung«: Auf der Schussbeinseite kippt das Becken oft nach hinten, auf der Standbeinseite dann nach vorn. Dieses Ungleichgewicht belastet die Lendenwirbelsäule. Ziel des Ausgleichstrainings ist es daher, die Unterschiede zwischen Schuss- und Standbeinmuskulatur so weit wie möglich zu verringern.
- **Skifahrer** neigen durch die starke Kniebeugung und das Stöckehalten zum Rundrücken. Die vordere Oberschenkelmuskulatur wird stark beansprucht. Dies kann zu einem Ungleichgewicht im Verhältnis zum rückseitigen Kniebeuger führen. Das Ausgleichstraining kräftigt hier vor allem die Beckenregion und verbessert deren Beweglichkeit. Außerdem werden Brustwirbelsäule sowie Brustkorb aufgerichtet, und der Unterschied zwischen den vorderen und hinteren Oberschenkelmuskeln wird verringert.

## So trainieren Sie richtig

Die Übungen der ausgleichenden Rückenschule können Sie zusätzlich zu einem der vorbeugenden Trainingsprogramme oder unabhängig davon auch für sich stehend durchführen. Folgendes sollten Sie berücksichtigen:

- Wer unter akuten Schmerzen leidet, sollte die Übungen mit seinem Arzt oder Therapeuten absprechen und gegebenenfalls modifizieren.
- Wenn Sie die Übungen **begleitend** zu den Übungen des vorbeugenden Rückentrainings absolvieren möchten, integrieren Sie die Kräftigungs- und Mobilisationsübungen einfach in das Zirkeltraining.

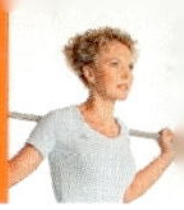

- Wenn Sie **nur die ausgleichenden Übungen** durchführen möchten, ist ein Mini-Zirkeltraining ideal. Beginnen Sie mit einer Aufwärmübung und machen Sie dann die Kräftigungs- und Mobilisationsübungen. Runden Sie das Training mit einer Entspannungsübung ab (siehe Tabellen unten).

### Mini-Zirkel Ausgleichstraining

| Übungsart | Vielsitzer | Rundrücken | Hohlkreuz |
|---|---|---|---|
| **Aufwärmen** | • Gegengleiches Armkreisen, S. 75 | • Flieger-Varianten, S. 87 | • Handlauf vorwärts, S. 99 |
| **Kräftigung** | • Rotation des Oberkörpers, S. 122<br>• Gerades Sitzen auf dem Pezziball, S. 123<br>• Beinheben in Bauchlage, S. 124 | • Aufrichten im Sitzen, S. 126<br>• Rotation der Brustwirbelsäule, S. 127 | • Gerades Rumpfbeugen, S. 130<br>• Einrollen der Brustwirbelsäule, S. 131<br>• Rotation im Sitzen, S. 132 |
| **Mobilisation** | • Oberkörperdrehung im Sitzen, S. 125 | • Streckung in Rückenlage S. 128<br>• Dehnung der Brustwirbelsäule, S. 129 | • Beugen des unteren Rückens, S. 133 |
| **Entspannung** | • Langer Rücken, S. 85 | • Rückwärtsrollen, S. 96 | • Einrollen auf dem Pezziball S. 108 |

### Mini-Zirkel Sportlerausgleichstraining

| Übungsart | Fußball | Laufen & Radfahren | Ski alpin | Golf & Tennis |
|---|---|---|---|---|
| **Aufwärmen** | • Flieger-Varianten, S. 87 | • Gegengleiches Armkreisen, S. 75 | • Flieger-Varianten S. 87 | • Gegengleiches Armkreisen, S. 75 |
| **Kräftigung** | • Schussimitation mit Standbein, S. 134<br>• Schussbein mit Seitenzug, S. 135<br>• Standbeinvorschub, S. 136 | • Aufrichtungsschritte S. 137<br>• Schritte gegen Widerstand S. 138<br>• Stabile Sprunggelenke S. 139 | • Aufrichten, S. 140<br>• Schulterdrücken nach hinten, S. 141<br>• Rückwartsschritt, S. 142 | • Aushol- und Abschlagbewegung, S. 143<br>• Einarmige Rumpf- und Hüftrotation S. 144<br>• Abschlag, S. 145 |
| **Mobilisation** | • Hüftrollen rücklings, S. 64 | • Rückwärtsrollen, S. 96 | • Hüftrollen rücklings S. 64 | • Hüftrollen rücklings, S. 64 |
| **Entspannung** | • Schweben, S. 97 | • Streckung der Wirbelsäule, S. 109 | • Rückwärtsrollen S. 96 | • Streckung der Wirbelsäule, S. 109 |

# Rotation des Oberkörpers

## Vielsitzer

Diese Übung stärkt die durch vieles Sitzen geschwächte Rückenmuskulatur. Durch das gleichzeitige Drücken und Ziehen der Hände trainieren Sie die schräge Muskulatur des Oberkörpers und verbessern so die Stabilität bei Drehbewegungen. Die Muskeln des Oberkörpers können wieder mehr Haltearbeit übernehmen, und die Wirbelsäule wird weniger belastet.

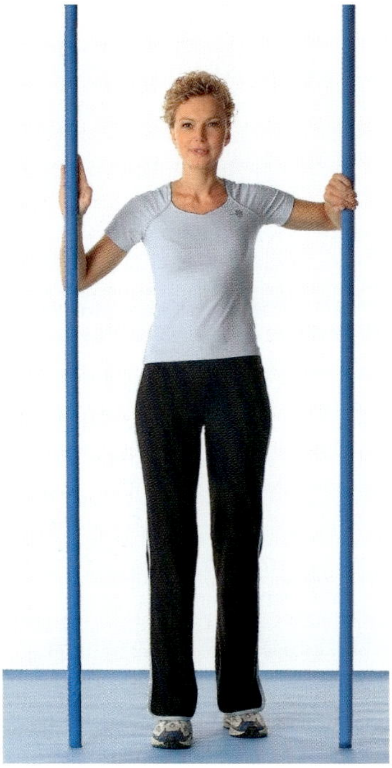

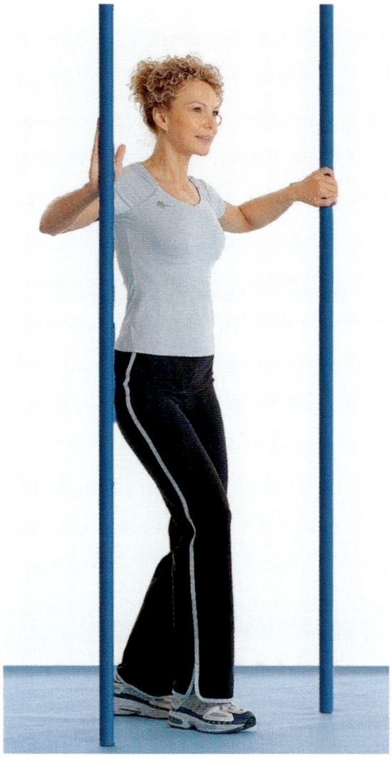

**9-mal pro Zirkel**

**Ausgangsposition:** Sie stehen im Türrahmen oder zwischen zwei Stangen, der rechte Fuß ist vorn. Das vordere Knie ist mit einem Winkel von etwa 120 Grad gebeugt. Die rechte Hand greift von hinten, die linke von vorn an den Türrahmen oder die Stangen. Der Oberkörper ist aufrecht, der Kopf gerade in Verlängerung der Wirbelsäule, der Blick nach vorn gerichtet.

**Endposition:** Drücken Sie mit der rechten Hand nach vorn und ziehen Sie mit der linken Hand gleich stark nach hinten, Ihr Rumpf bleibt dabei stabil. Halten Sie die Spannung etwa 4 Sekunden, lassen Sie dann wieder locker. Führen Sie die Bewegung neunmal durch. Wechseln Sie dann die Seite: Jetzt steht der linke Fuß vorn. Führen Sie die Übung mit dieser Seite ebenso neunmal durch.

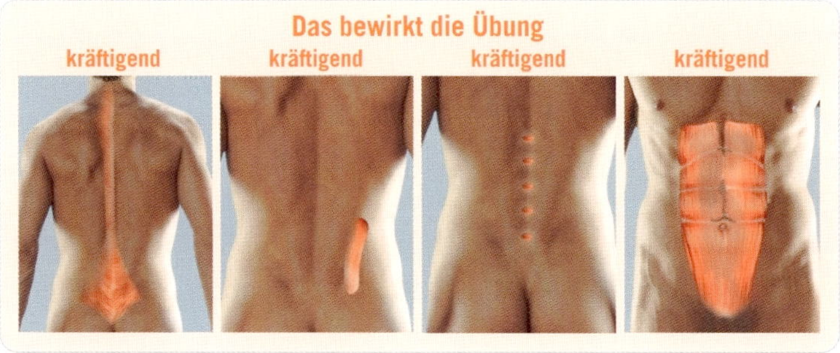

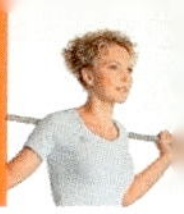

# Gerades Sitzen auf dem Pezziball

## Vielsitzer

Diese Übung kräftigt die Streckmuskulatur Ihres Oberkörpers und dehnt die Bauchmuskeln, die an der Aufrichtung der Brustwirbelsäule beteiligt sind. Auf diese Weise verbessert sie die Streckfähigkeit der Wirbelsäule, und Sie können wieder gerader sitzen. Bei Problemen im Schulterbereich oder mit der Lendenwirbelsäule sollten Sie auf die Übung verzichten.

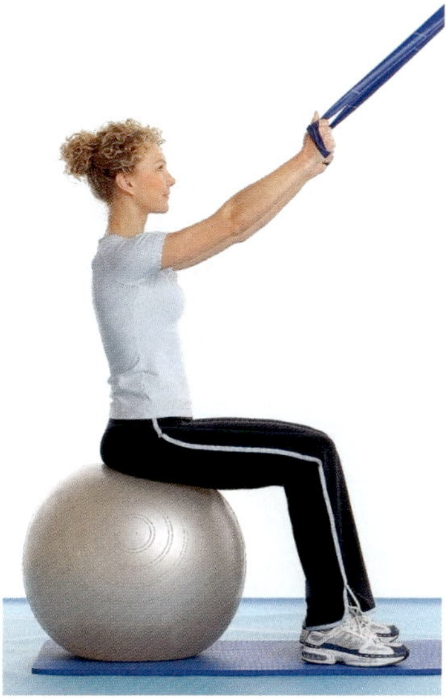

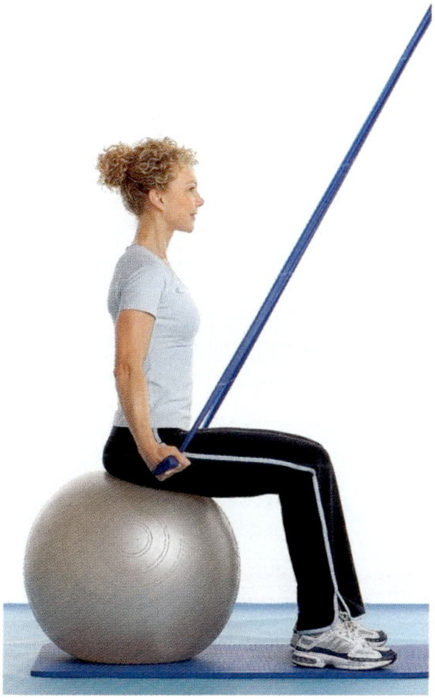

**15-mal pro Zirkel**

**Ausgangsposition:** Sie sitzen aufrecht auf einem Pezziball. Mit nach vorn oben gestreckten Armen halten Sie in jeder Hand ein Ende eines Therabands, das vor Ihnen in etwa 2 Meter Höhe befestigt ist (siehe Seite 38).

**Endposition:** Führen Sie die Hände gleichmäßig so weit nach unten, bis die Arme parallel seitlich des Rumpfes sind. Schieben Sie während der Bewegung Ihr Gesäß nach vorn. Wenn Sie die Arme nach unten führen, atmen Sie aus, beim Zurückführen atmen Sie ein. Nach 2 bis 4 Sekunden gehen Sie zurück in die Ausgangsposition. Wiederholen Sie die Bewegung 14-mal.

**Das bewirkt die Übung**

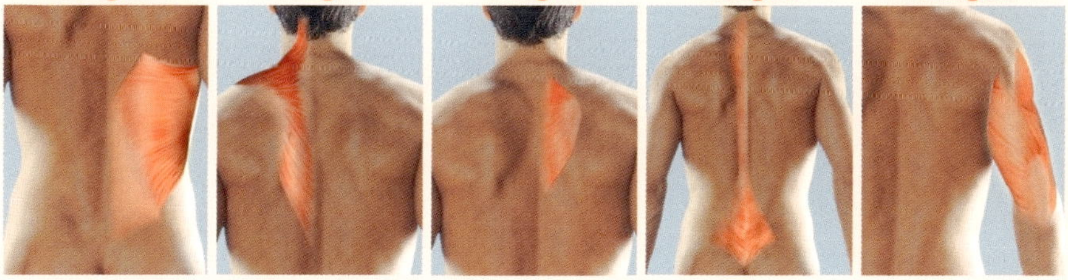

# Beinheben in Bauchlage

**Vielsitzer**

Aus der gesicherten Bauchlage heraus kräftigen Sie hier die Gesäß- sowie die hintere Beinmuskulatur und verbessern ihr Zusammenspiel mit der Muskulatur des Oberkörpers. Besonders auch die trainierte Oberschenkelmuskulatur ist wichtig, um Fehlhaltungen beim Sitzen entgegenzuwirken. Kopf und Arme bleiben während der Übung entspannt liegen.

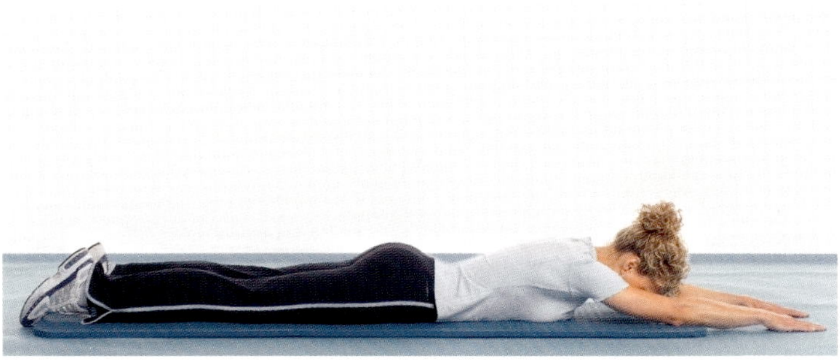

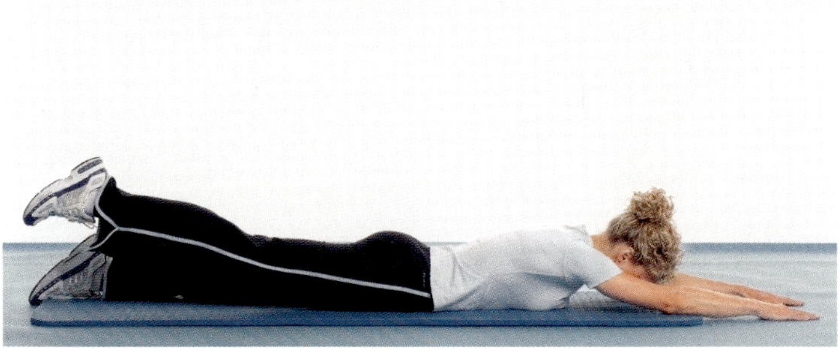

**8-mal pro Zirkel**

**Ausgangsposition:** Sie liegen auf dem Bauch, die Arme sind nach vorn gestreckt, die Handinnenflächen liegen auf dem Boden. Beine und Füße sind gestreckt. Ihre Stirn ruht auf einem gefalteten Handtuch, der Blick geht nach unten.

**Endposition:** Heben Sie die gestreckte rechte Fußspitze etwa 25 Zentimeter vom Boden ab, Kopf und Arme bleiben auf dem Boden. Halten Sie die Position 4 Sekunden. Gehen Sie dann zurück in die Ausgangsposition und wiederholen Sie die Bewegung siebenmal. Führen Sie die Übung mit dem anderen Bein ebenso achtmal aus.

**Das bewirkt die Übung**

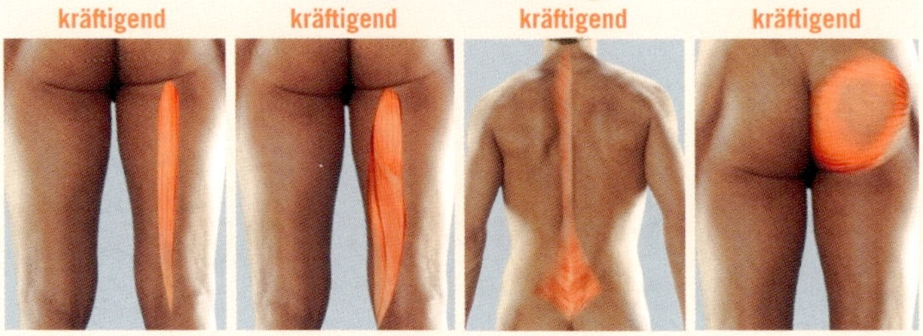

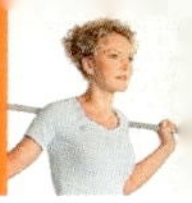

# Oberkörperdrehung im Sitzen

## Vielsitzer

Sie verbessern mit dieser Übung die Beweglichkeit Ihrer Wirbelsäule bei Drehbewegungen und dehnen die Rücken- und Armmuskulatur. Die Mobilität der zuvor gekräftigten Muskeln, die für die Drehung der Brustwirbelsäule zuständig sind, bleibt so erhalten. Diese Übung können Sie ganz bequem auch mal zwischendurch an Ihrem Schreibtisch machen.

**5-mal pro Zirkel**

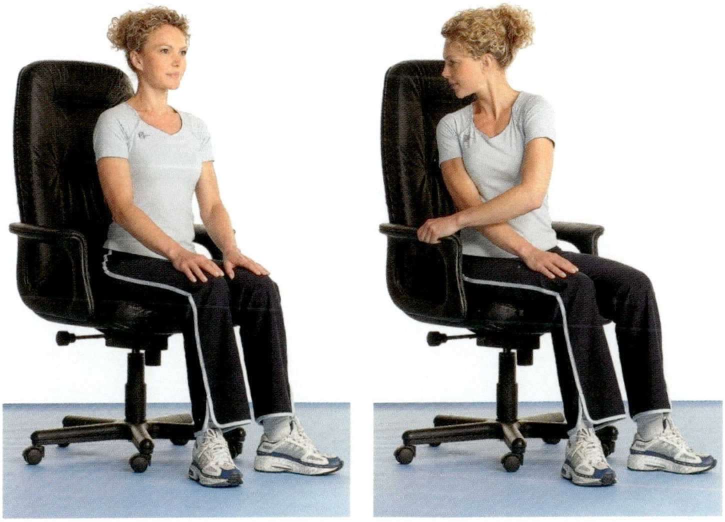

**Ausgangsposition:** Sie sitzen auf dem vorderen Stuhldrittel. Die Beine sind hüftbreit auseinander, die Füße stehen flach auf dem Boden. Strecken Sie beide Arme seitlich des Oberkörpers Richtung Boden.

**Endposition:** Greifen Sie mit der linken Hand zur rechten Stuhllehne. Drehen Sie Ihren Oberkörper nach rechts, Kopf und Blick folgen der Bewegung. Gehen Sie nach 3 bis 5 Sekunden zurück in die Ausgangsposition. Führen Sie die Bewegung insgesamt fünfmal auf jeder Seite aus.

**Das bewirkt die Übung**

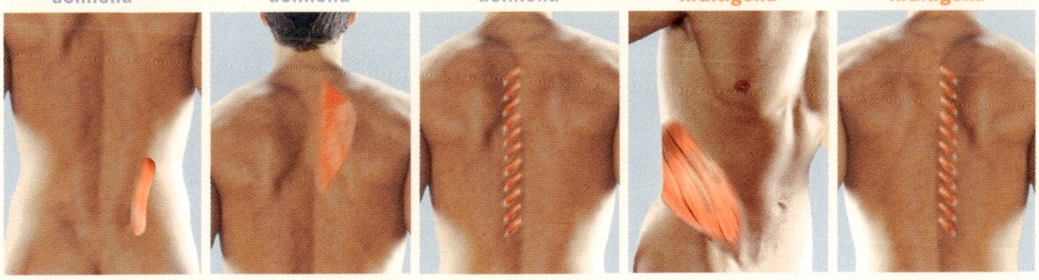

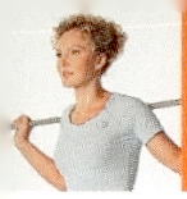



# Aufrichten im Sitzen

## Rundrücken

Auch wenn es sich hier um eine Kräftigungsübung handelt, so erzielen Sie die kräftigenden Effekte in diesem Fall auch durch Dehnung: Sie dehnen die Muskulatur, die die Brustwirbelsäule in zu starker Krümmung hält, und mobilisieren die Wirbelsäule im oberen Rückenbereich. Daneben kräftigen Sie alle Muskeln, die die Brustwirbelsäule aufrichten.

**15-mal pro Zirkel**

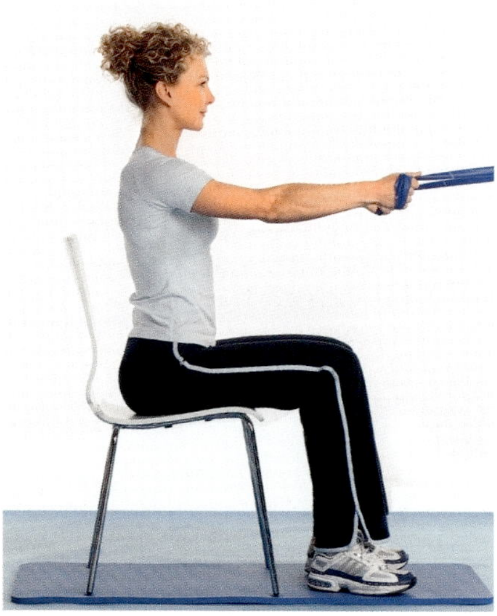

**Ausgangsposition:** Sie sitzen aufrecht mit nach vorn gerichtetem Blick auf einem Stuhl. Die Füße stehen hüftbreit auseinander auf dem Boden. Mit nach vorn ausgestreckten Armen halten Sie mit jeder Hand ein Ende eines Therabands, das vor Ihnen in Schulterhöhe befestigt ist (siehe Seite 38).

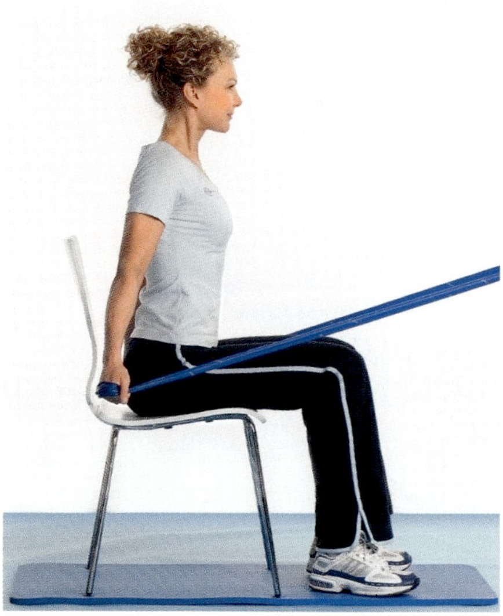

**Endposition:** Führen Sie die gestreckten Arme seitlich am Körper vorbei nach unten hinten. Das Brustbein bewegt sich dabei nach vorn oben, die Schulterblätter bewegen sich aufeinander zu. Gehen Sie nach 3 Sekunden zurück in die Ausgangsposition, wiederholen Sie die Bewegung 14-mal.

**Das bewirkt die Übung**

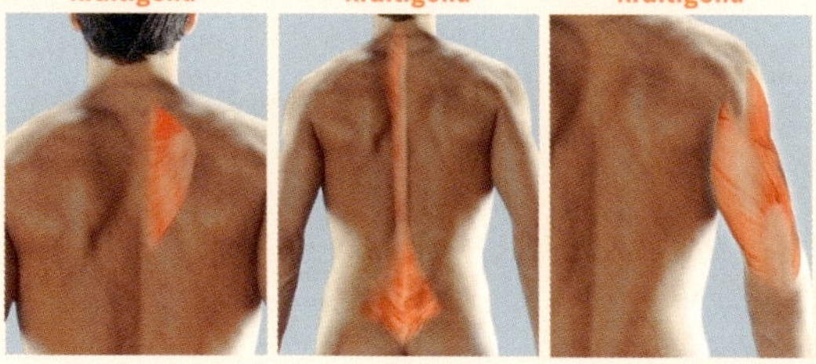


**Mein Motivationstipp!** Die Übung wird einfacher, wenn Sie sie ohne Theraband durchführen. Den Schwierigkeitsgrad können Sie erhöhen, indem Sie das Band in Bodenhöhe befestigen.

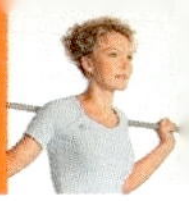

# Rotation der Brustwirbelsäule

## Rundrücken

Die Wirbelsäule und die Schulterregion strecken Sie mit dieser Übung, bei der der Oberkörper auf dem Boden liegt. Bei regelmäßigem Training wirken Sie auf diese Weise gezielt dem Rundrücken entgegen. Gleichzeitig verbessern Sie die bei einem Rundrücken häufig eingeschränkte Dreh- und Beugefähigkeit Ihres Oberkörpers.

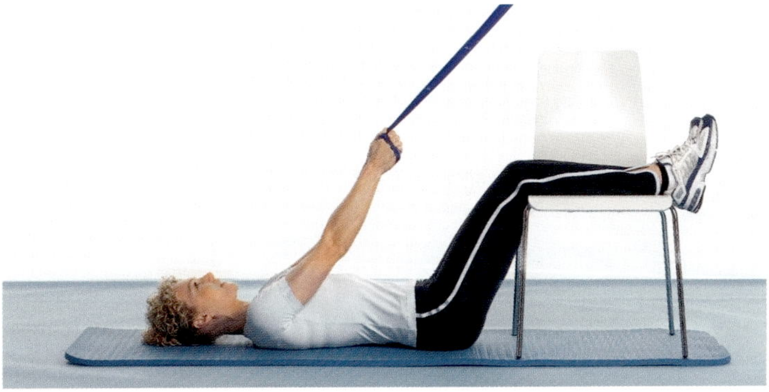

**8-mal pro Zirkel**

**Ausgangsposition:** Sie liegen auf dem Rücken, die Unterschenkel sind auf einem Stuhl abgelegt. Vor Ihnen ist in etwa 2 Meter Höhe ein Theraband befestigt (siehe Seite 38), dessen Enden Sie bei nach vorn oben ausgestreckten Armen mit beiden Händen festhalten.

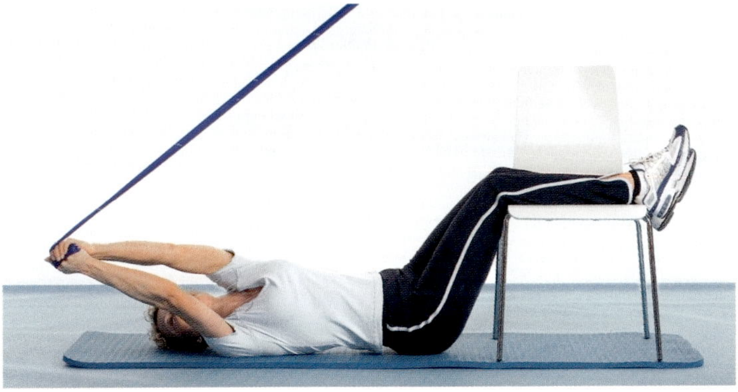

**Endposition:** Führen Sie die gestreckten Arme langsam gegen den Widerstand des Therabands rechts seitlich am Körper nach hinten unten und weiter nach hinten unten bis über den Kopf. Halten Sie diese Position 2 bis 3 Sekunden. Gehen Sie dann langsam wieder zurück in die Ausgangsposition und wiederholen Sie die Bewegung siebenmal. Führen Sie die Übung dann zur linken Seite hin ebenso achtmal aus.

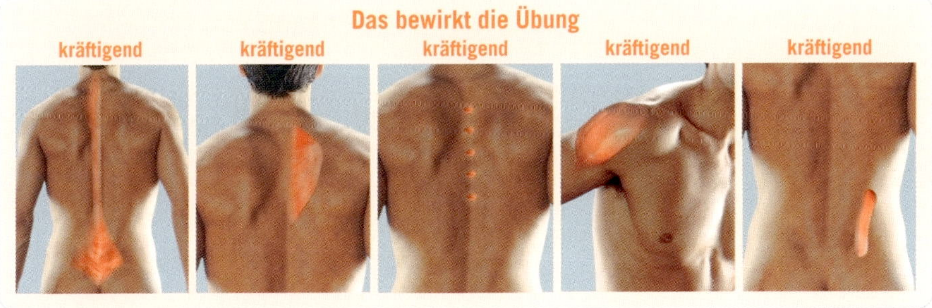

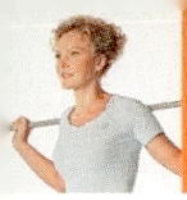

# Streckung in Rückenlage

## Rundrücken

Diese Übung verbessert die Fähigkeit, die Brustwirbelsäule zu strecken, sodass es einem wieder leichter fällt, sich aufzurichten. Die Ursache für eine eingeschränkte Streckfähigkeit sind verkürzte Rückenstreckmuskeln, die zu wenig bewegt wurden. Das hat zur Folge, dass die Brustwirbelsäule ständig nach vorn gekrümmt ist (Rundrücken).

**15-mal pro Zirkel**

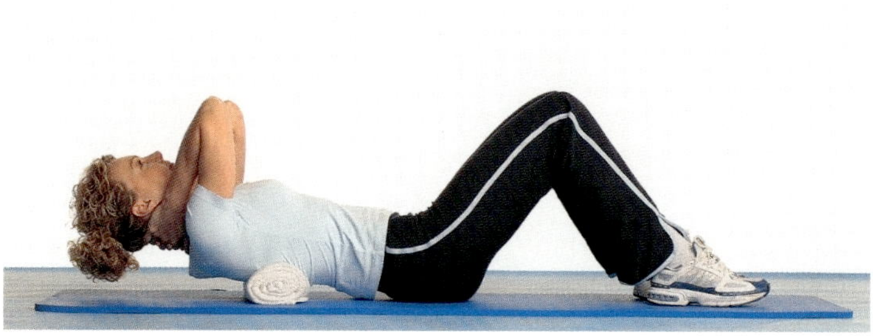

**Ausgangsposition:** Stellen Sie die Füße in Rückenlage eine Fußlänge vom Gesäß entfernt auf. Legen Sie ein gerolltes Handtuch am unteren Brustkorbrand unter Ihren Rücken. Halten Sie den Rücken gerade und verschränken Sie zur Unterstützung des Kopfes die Hände im Nacken.

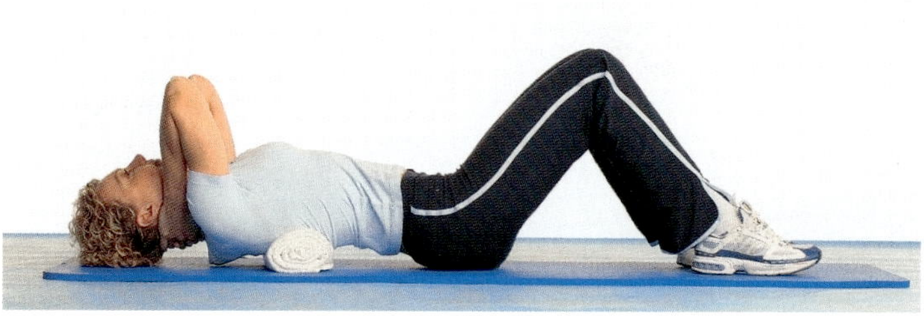

**Endposition:** Strecken Sie den Oberkörper mit dem Kopf langsam, soweit es Ihnen schmerzlos möglich ist, nach hinten. Gehen Sie nach 2 bis 4 Sekunden zurück in die Ausgangsposition und wiederholen Sie die Bewegung 14-mal.

**Das bewirkt die Übung**

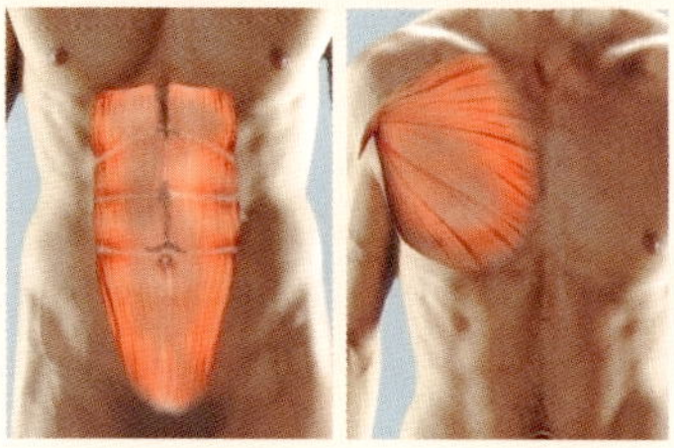

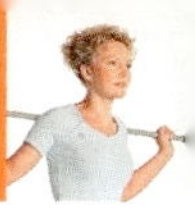

# Dehnung der Brustwirbelsäule

## Rundrücken

Durch die Rundrückenhaltung werden die Bandscheiben auf der Körperrückseite einseitig belastet. Ziel dieser Übung, bei der Sie den Oberkörper im Liegen aufrichten, ist es, den auf den Bandscheiben lastenden Druck gezielt in Richtung Körpervorderseite zu verlagern. Außerdem wird die Beweglichkeit der Wirbelsäule insgesamt gesteigert.

**10-mal pro Zirkel**

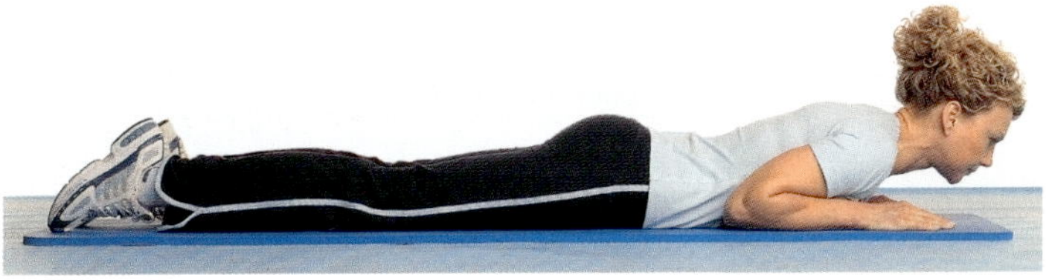

**Ausgangsposition:** Legen Sie sich auf den Bauch. Stützen Sie sich auf beide Unterarme, die Ellbogen liegen seitlich am Körper. Der Blick ist nach vorn gerichtet.

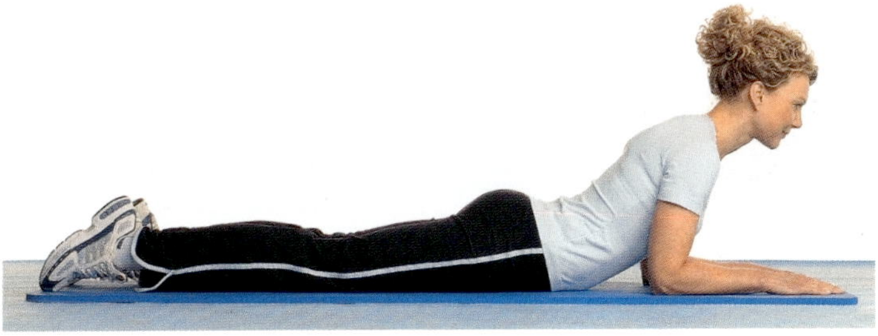

**Endposition:** Drücken Sie den Oberkörper langsam nach oben, das Becken bleibt dabei am Boden. Sie steigern die Schwierigkeit, indem Sie die Ellbogen etwas zum Körper ziehen. Wiederholen Sie die Übung neunmal.

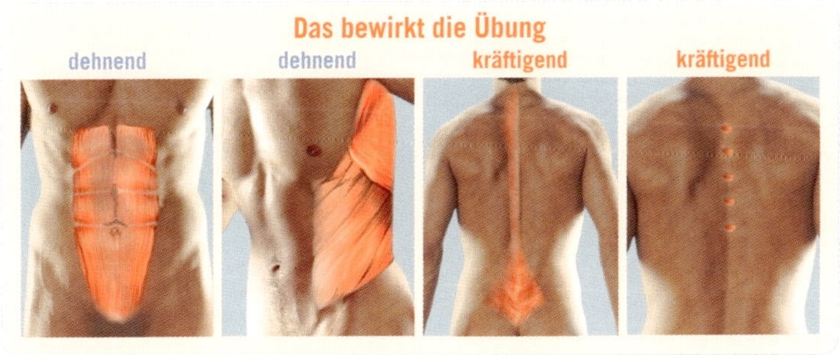

# Gerades Rumpfbeugen

## Hohlkreuz

Die Übung verbessert die Fähigkeit, den Oberkörper und vor allem die Brustwirbelsäule vorzubeugen – was besonders mit Hohlkreuz schwerfällt. Sie kräftigt insbesondere die gerade und schräge Bauchmuskulatur. Daneben dehnt sie auch die Muskeln, die für die Rumpfaufrichtung sorgen, sodass sich der Bewegungsspielraum der Brustwirbelsäule vergrößert.

**15-mal pro Zirkel**

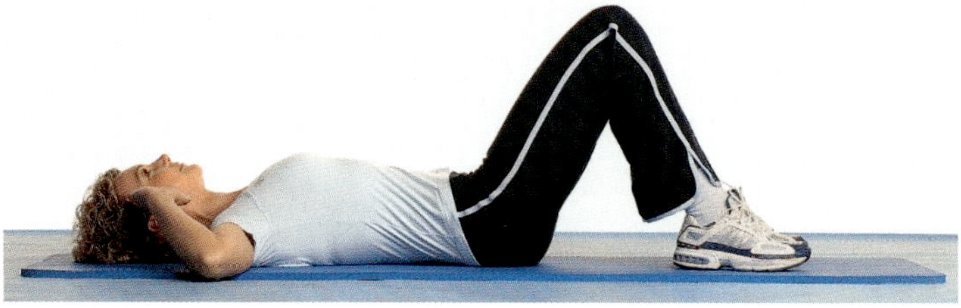

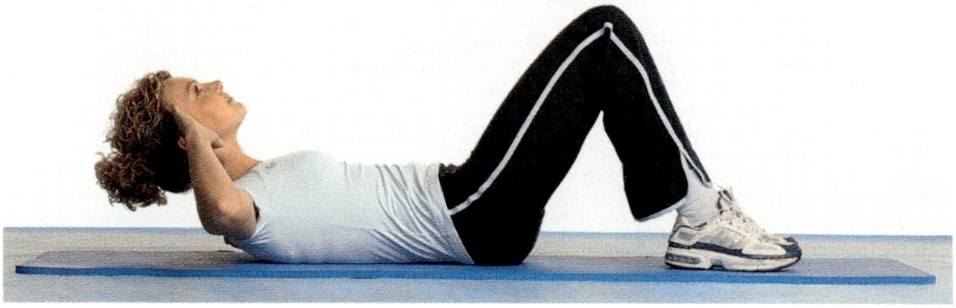

**Ausgangsposition:** Sie liegen auf dem Rücken, die Beine sind angewinkelt, die Füße etwa eine Fußlänge vom Gesäß entfernt flach aufgestellt. Die Fingerspitzen liegen an den Schläfen, die Ellbogen zeigen dabei zur Seite.

**Endposition:** Richten Sie langsam den Oberkörper auf, drücken Sie dabei die Fersen auf den Boden. Achten Sie darauf, die Bewegung aus der Bauchmuskulatur heraus auszuführen und nicht den Nacken anzuspannen. Halten Sie die Position 3 bis 4 Sekunden. Gehen Sie dann langsam wieder zurück in die Ausgangsposition und wiederholen Sie die Bewegung 14-mal.

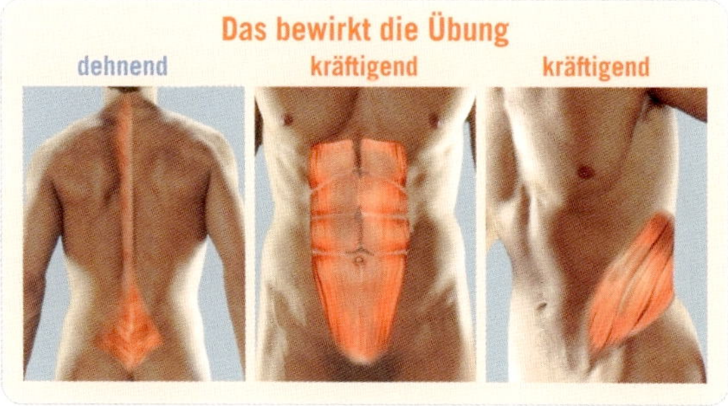


**Mein Motivationstipp!** Wenn Sie die Hände seitlich des Körpers nach unten ausstrecken, erschweren Sie das Aufrichten des Oberkörpers.

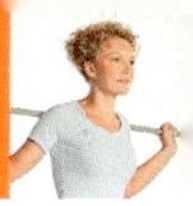

# Einrollen der Brustwirbelsäule

## Hohlkreuz

Mit dieser Übung kräftigen Sie insbesondere die geraden und die schrägen Bauchmuskeln. Auch einen Dehneffekt auf die verkürzte Rückenstreckermuskulatur hat die Übung. Die Bewegung ist besonders sinnvoll, wenn Ihnen das Vorbeugen schwerfällt. Gehen Sie aber nur so weit nach vorn, wie es Ihnen schmerzfrei möglich ist.

**15-mal pro Zirkel**

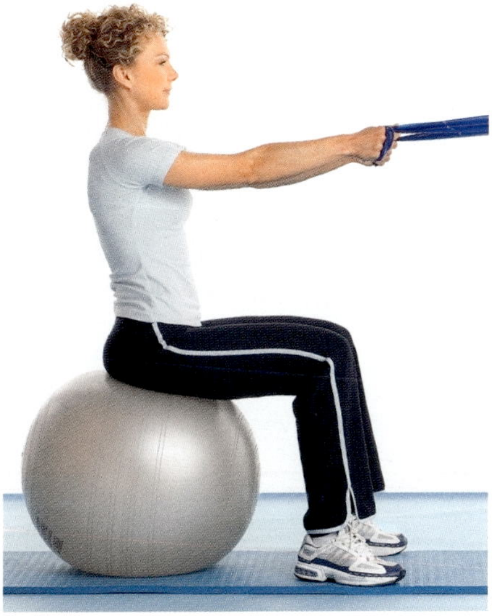

**Ausgangsposition:** Sie sitzen aufrecht mit nach vorn gerichtetem Blick auf einem Pezziball. Die gestreckten Arme zeigen nach vorn. Mit jeder Hand halten Sie ein Ende eines Therabands, das vor Ihnen in Schulterhöhe befestigt ist (siehe Seite 38).

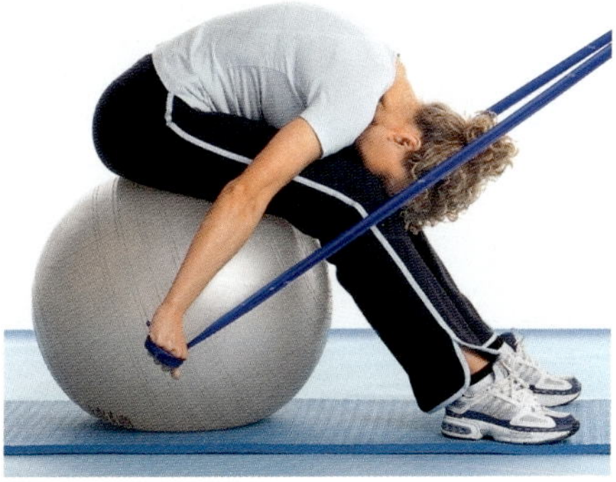

**Endposition:** Führen Sie die Arme gegen den Widerstand des Bands seitlich am Ball vorbei nach hinten unten. Halten Sie die Spannung 2 bis 4 Sekunden. Gehen Sie dann zurück in die Ausgangsposition und wiederholen Sie die Bewegung 14-mal.

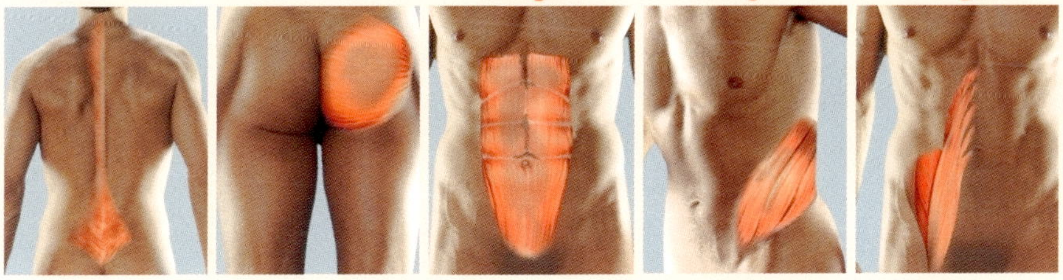

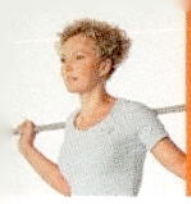



# Rotation im Sitzen

## Hohlkreuz

Auch diese Übung verbessert die Fähigkeit, den Oberkörper nach vorn zu beugen – optimal, um einem Hohlkreuz entgegenzuwirken. Wenn Sie sich nach rechts neigen, kräftigen Sie die schrägen rechten Bauchmuskeln und dehnen auch leicht die schrägen Bauchmuskeln auf der linken Seite. Auch die gerade Bauchmuskulatur wird durch die Übung gestärkt.

**15-mal pro Zirkel**

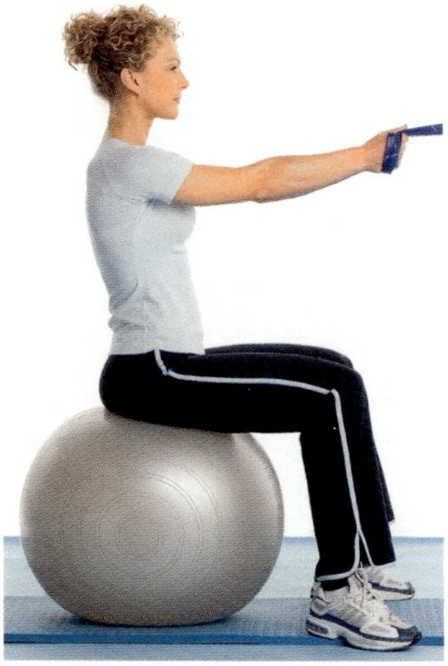

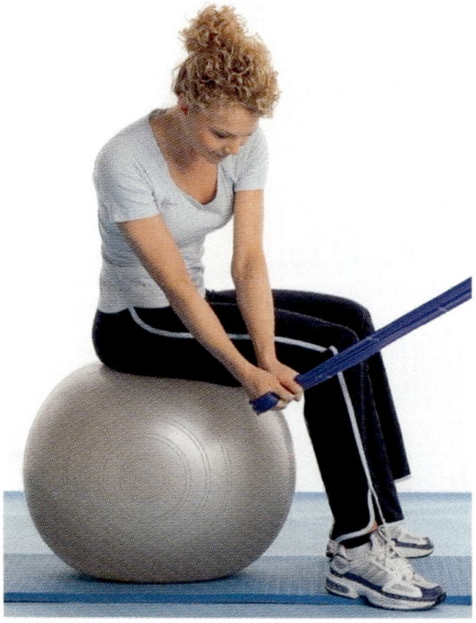

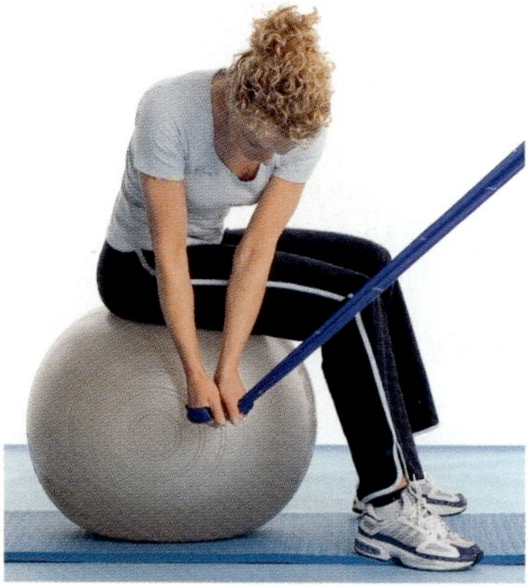

**Ausgangsposition:** Sie sitzen mit aufrechtem Oberkörper auf einem Pezziball, der Kopf ist gerade in Verlängerung der Wirbelsäule. Die Beine sind hüftbreit auseinander, die Fußspitzen zeigen leicht nach außen. Vor Ihnen ist in Schulterhöhe ein Theraband befestigt (siehe Seite 38), dessen Enden Sie bei gestreckten Armen mit beiden Händen festhalten.

**Bewegung:** Führen Sie die gestreckten Arme gegen den Widerstand des Therabands diagonal nach rechts unten, neigen Sie gleichzeitig den Oberkörper nach rechts. Der Blick folgt dabei der Bewegung.

**Endposition:** Führen Sie die Arme so weit wie möglich weiter nach unten. Bleiben Sie 4 Sekunden in dieser Stellung. Gehen Sie dann zurück in die Ausgangsposition und wiederholen Sie die Bewegung 14-mal. Dann die Seite wechseln.

**Das bewirkt die Übung**

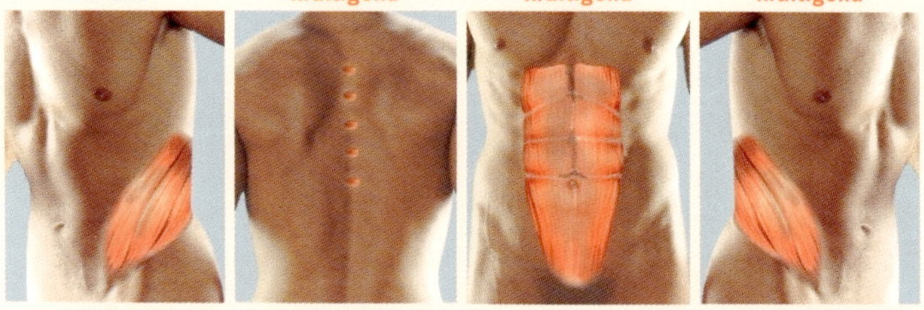

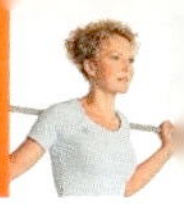

# Beugen des unteren Rückens

## Hohlkreuz

Bei der Hohlkreuzhaltung ist die Lendenwirbelsäule zu stark nach vorn gekrümmt, wodurch es beim Beugen zu Schmerzen kommen kann. Mit dieser Übung unterstützen Sie die natürliche Krümmung der Lendenwirbelsäule. Dadurch wirken Sie Schmerzen entgegen und erhöhen die Beugefähigkeit der Wirbelsäule im unteren Bereich.

**10-mal pro Zirkel**

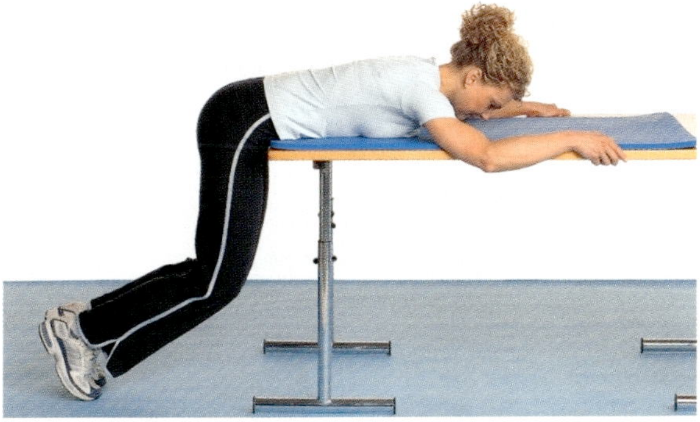

**Ausgangsposition:** Legen Sie sich bäuchlings auf einen stabilen Tisch, Ihr Becken schließt mit der Tischkante ab, das Gesäß hängt über der Tischkante. Die Knie sind gebeugt, und die Fußspitzen haben Bodenkontakt. Halten Sie sich mit beiden Armen seitlich fest. Der Rücken bleibt gerade, der Blick ist nach unten auf die Tischplatte gerichtet.

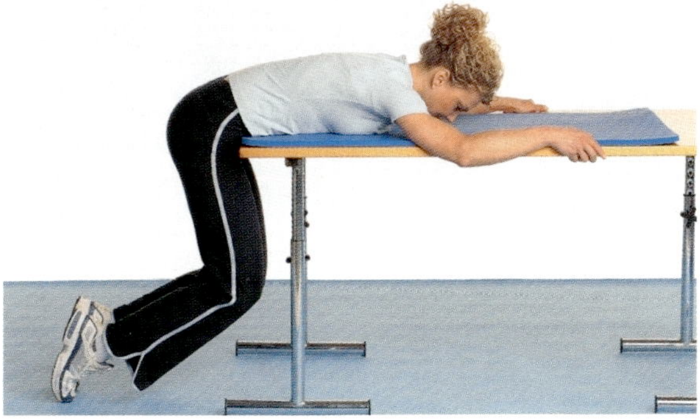

**Endposition:** Senken Sie Ihr Becken und Gesäß langsam in Richtung Boden ab, nehmen Sie Ihre Beinmuskulatur zu Hilfe, um die Bewegung kontrolliert auszuführen. Halten Sie die Position für 2 bis 4 Sekunden, atmen Sie dabei weiter und gehen Sie dann in die Ausgangsposition zurück. Wiederholen Sie die Bewegung neunmal.

**Das bewirkt die Übung**

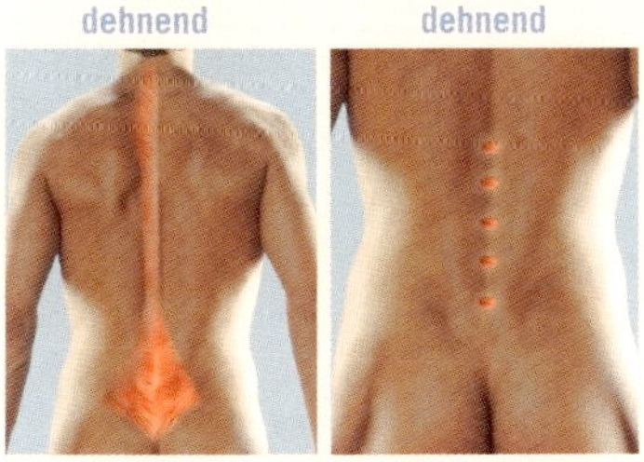

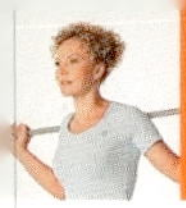



# Standbeinvorschub

## Fußball

Bei dieser Übung müssen Sie nicht nur Ihren Oberkörper nach vorn verlagern, sondern auch das Gleichgewicht auf dem Ball halten. Die Übung hilft, die gesamte hintere Streckerkette gemeinsam zu kräftigen und das Zusammenspiel der Muskeln zu verbessern. Die über Kopf gestreckten Arme sorgen dafür, dass die Brustwirbelsäule optimal aufgerichtet bleibt.

**10-mal pro Zirkel**

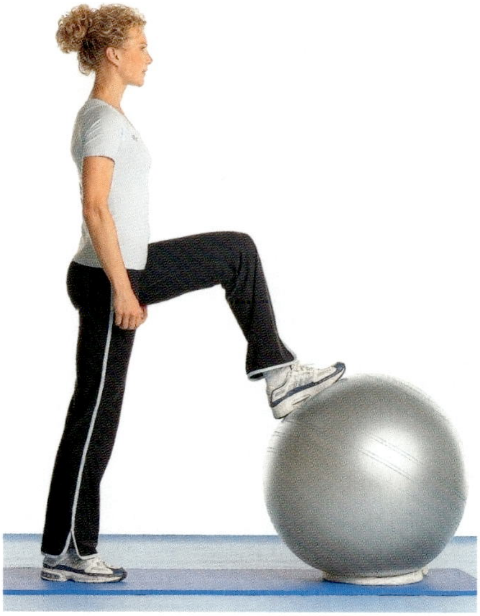

**Ausgangsposition:** Ihr Standbein steht mit rechtwinklig gebeugtem Knie auf einem Pezziball, Ihr Schussbein etwa 50 Zentimeter dahinter. Der Oberkörper ist aufrecht, die Arme hängen locker neben dem Körper.

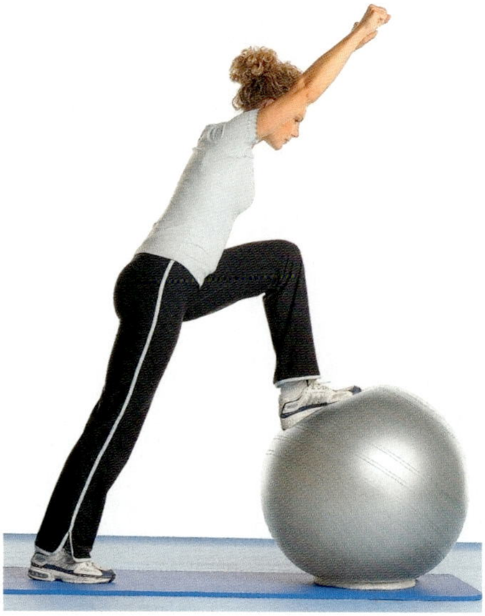

**Endposition:** Verlagern Sie das Gewicht auf Ihr vorderes Bein, bis es maximal gebeugt ist. Führen Sie dabei die gestreckten Arme nach vorn oben. Der Rücken bleibt gerade. Wiederholen Sie die Bewegung neunmal.

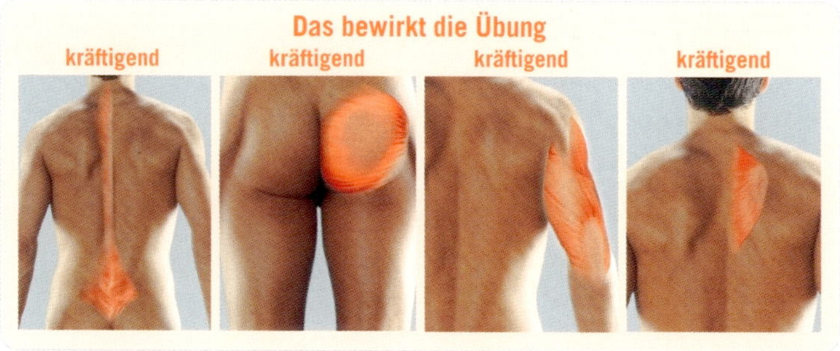

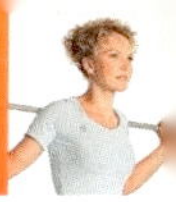

# Aufrichtungsschritte

## Laufen & Radfahren

Mit dieser Übung bereiten Sie sich gezielt auf ein Lauftraining, aber auch auf intensives Radfahren vor: Sie verbessern nämlich besonders die Koordination zwischen der gesamten hinteren Muskelkette und den Muskeln der Beckenregion. Gerade bei Läufern und Radfahrern ist eine kräftige Beckenregion wichtig, um Fehlhaltungen entgegenzuwirken.

**8-mal pro Zirkel**

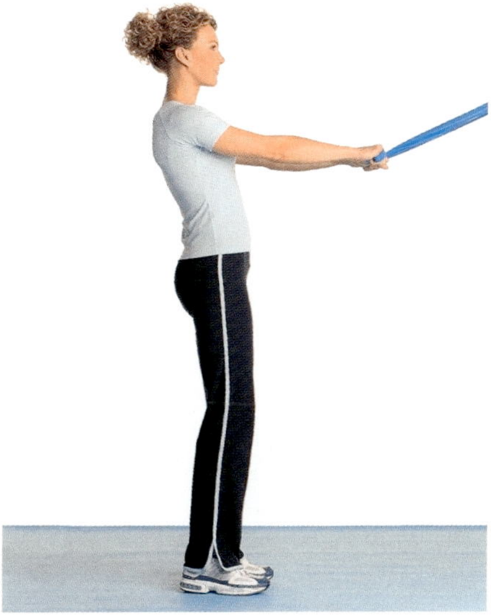

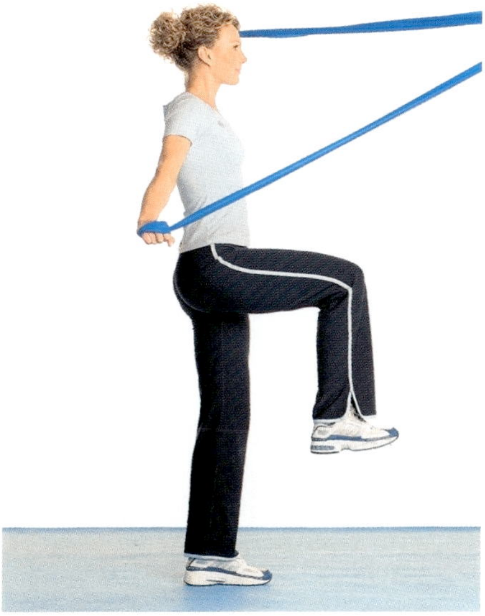

**Ausgangsposition:** Sie stehen aufrecht mit hüftbreit geöffneten Beinen. Der Kopf ist gerade mit nach vorn gerichtetem Blick. MIt jeder Hand halten Sie ein Ende eines Therabands, das vor Ihnen in etwa 2 Meter Höhe befestigt ist (siehe Seite 38).

**Endposition:** Beugen Sie das rechte Bein in Hüfte und Knie rechtwinklig. Ziehen Sie die Bandenden nach rechts unten und links oben. Gehen Sie nach 3 bis 4 Sekunden zurück in die Ausgangsposition. Wiederholen Sie die Übung achtmal mit jedem Bein.

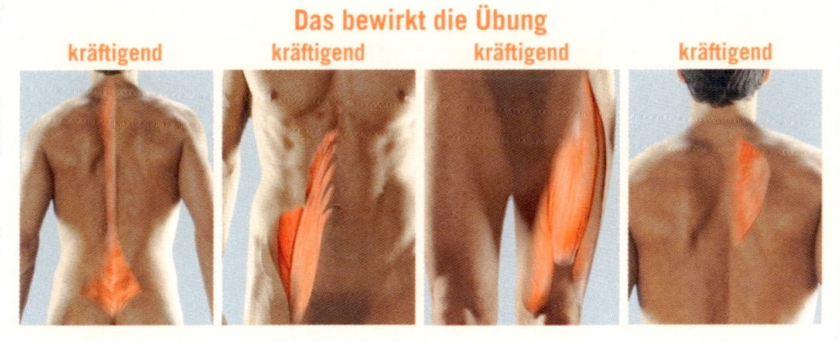

# Schritte gegen Widerstand

## Laufen & Radfahren

Mit dieser Übung trainieren Sie die Stabilität Ihrer Beckenregion, die bei Läufern und Radfahrern oft geschwächt ist. Sie führen im Stehen gegen den Widerstand des ringförmig geschlossenen Therabands Schritte vor und zurück aus. Wichtig ist, dass Sie Ihr Becken während der Übung nach vorn kippen und den Oberkörper leicht nach vorn geneigt halten.

**6-mal pro Zirkel**

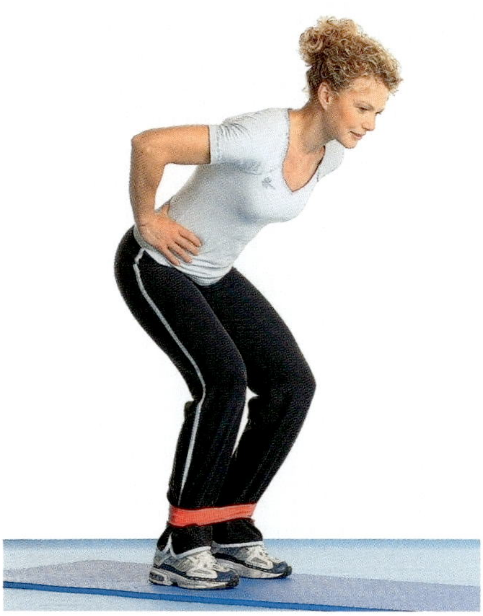

**Ausgangsposition:** Sie stehen nach vorn gebeugt, der Rücken ist gerade. Die Füße sind hüftbreit auseinander, die Fußspitzen zeigen nach vorn. Eng um beide Fußknöchel haben Sie ein Theraband geknotet. Die Hände sind in die Hüfte gestützt.

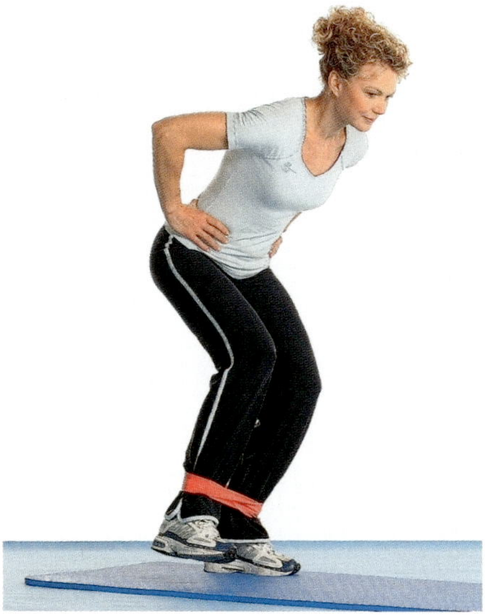

**Endposition:** Machen Sie abwechselnd mit dem rechten und linken Bein drei bis vier Schritte nach vorn und wieder zurück. Das Theraband bleibt durch den Fußdruck nach außen straff gespannt. Wechseln Sie insgesamt sechsmal die Richtung.

**Das bewirkt die Übung**

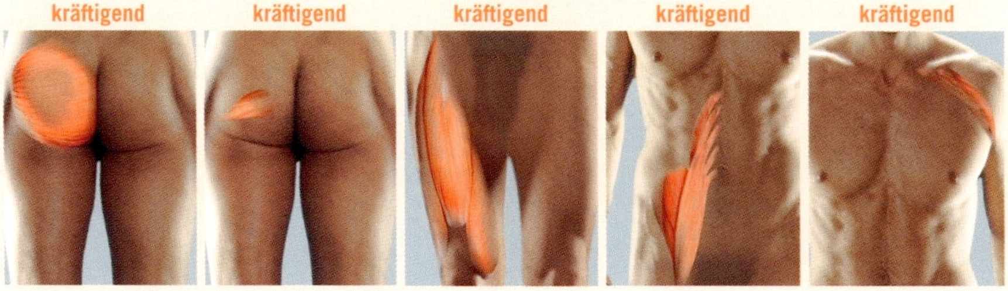

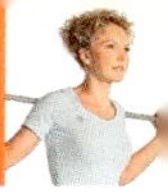

# Stabile Sprunggelenke

## Laufen & Radfahren

Sowohl beim Laufen als auch beim Radfahren sind die Muskeln, die die Sprunggelenke stabilisieren, einseitig belastet. Oft geschwächt sind auch die Fußheber: Das Fußgewölbe sinkt ein, und Fehlhaltungen sind die Folge. Mit der Bewegung der Fußspitzen nach außen in dieser Übung beugen Sie diesen Tendenzen vor.

**4-mal pro Zirkel**

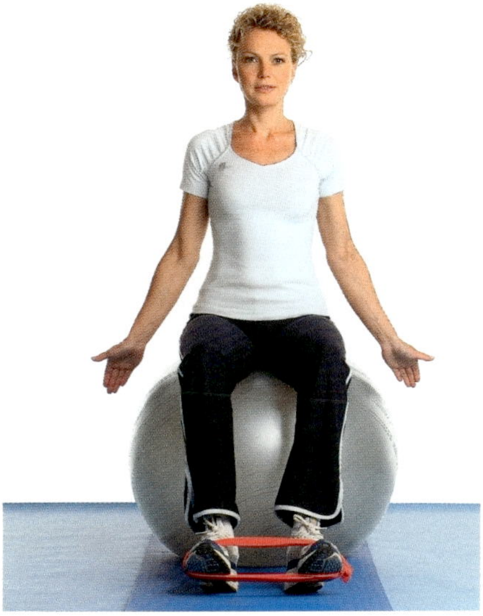

**Ausgangsposition:** Sie sitzen mit aufrechtem Oberkörper auf einem Pezziball. Ein Theraband ist um die Fußspitzen gewickelt und festgeknotet. Die Beine sind hüftbreit auseinander, die Fersen aufgestellt. Die Arme sind nach unten ausgestreckt.

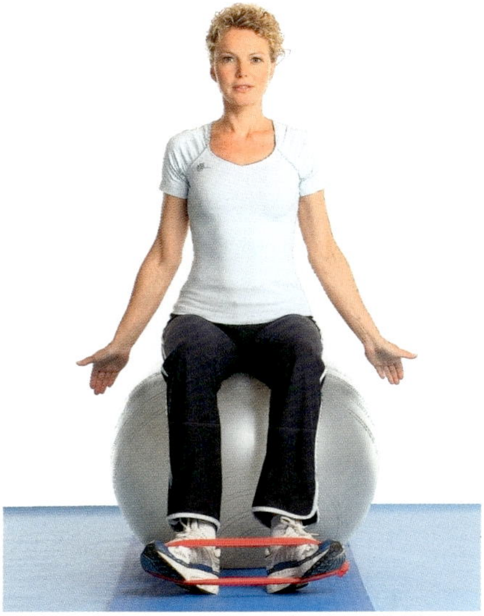

**Endposition:** Bewegen Sie langsam und kontrolliert beide Fußspitzen gegen den Widerstand des Therabands nach außen und wieder zurück. Wiederholen Sie die Bewegung dreimal.

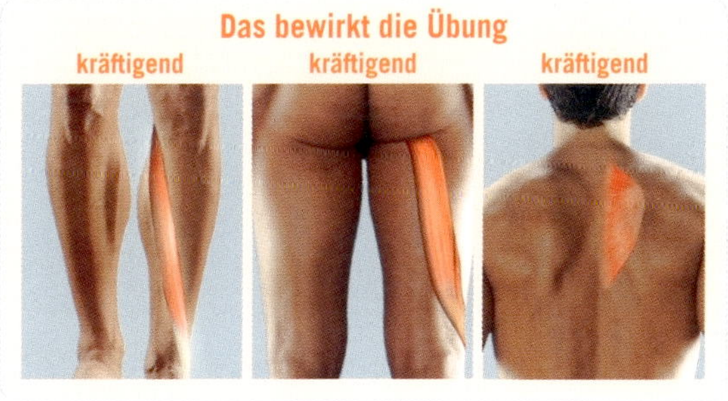

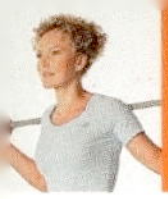



# Aufrichten

## Ski alpin

Mit dieser nicht ganz einfachen Übung stärken Sie hauptsächlich Ihren langen Rückenstrecker sowie die Muskulatur zwischen Ihren Schulterblättern. Für Skifahrer ist diese Übung besonders geeignet, da sie zu einem Rundrücken neigen. Außerdem werden bei der Bewegung die Muskeln auf der Rückseite von Ober- und Unterschenkeln gekräftigt.

**12-mal pro Zirkel**

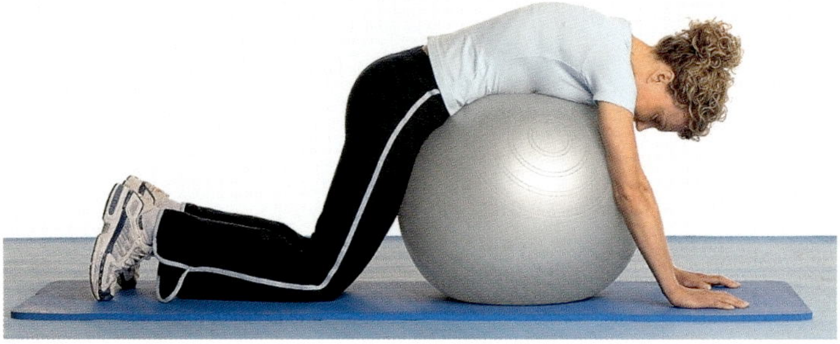

**Ausgangsposition:** Sie liegen bäuchlings mit einem Rundrücken auf einem Pezziball. Die Zehenspitzen und die Knie der hüftbreit geöffneten Beine berühren den Boden, beide Handflächen liegen vor dem Pezziball flach auf dem Boden. Der Blick geht auf den Boden zwischen die Hände.

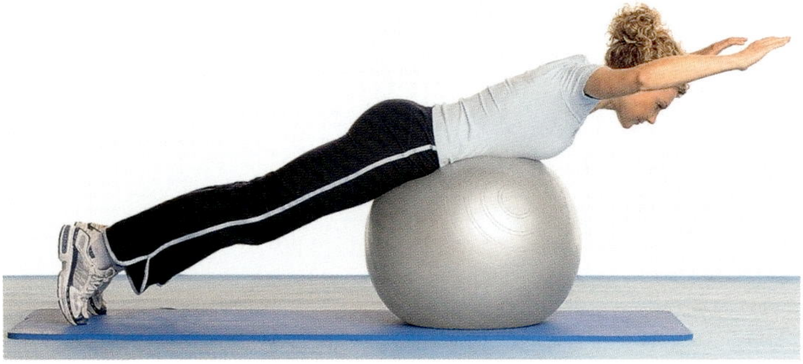

**Endposition:** Heben Sie beide Arme mit rechtwinklig gebeugten Ellbogen in die Horizontale. Strecken Sie gleichzeitig beide Beine durch, der Ball rollt von der Brust Richtung Bauch. Wichtig ist, dass Sie nicht ins Hohlkreuz fallen. Die Zehenspitzen bleiben auf dem Boden. Gehen Sie nach 2 bis 3 Sekunden zurück in die Ausgangsposition. Wiederholen Sie die Bewegung elfmal.

**Das bewirkt die Übung**

kräftigend | kräftigend | kräftigend | kräftigend | kräftigend

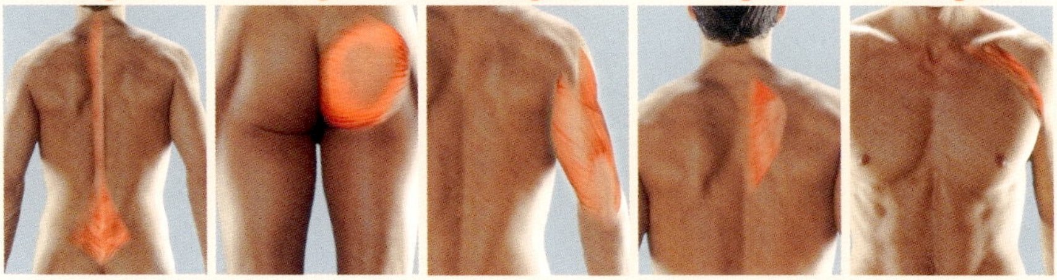

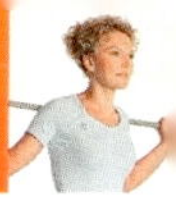

# Schulterdrücken nach hinten

## Ski alpin

Bei diesen Ausfallschritten nach vorn fangen Sie mit gebeugtem Knie Ihr Körpergewicht ab und trainieren die gesamten geraden Muskelketten des Körpers. Sie brauchen einen Besenstiel und ein Theraband, das Sie im Dreieckshalt fassen: Nehmen Sie in jede Hand ein Ende des Bands und stellen Sie einen Fuß in die entstandene Schlinge.

**12-mal pro Zirkel**

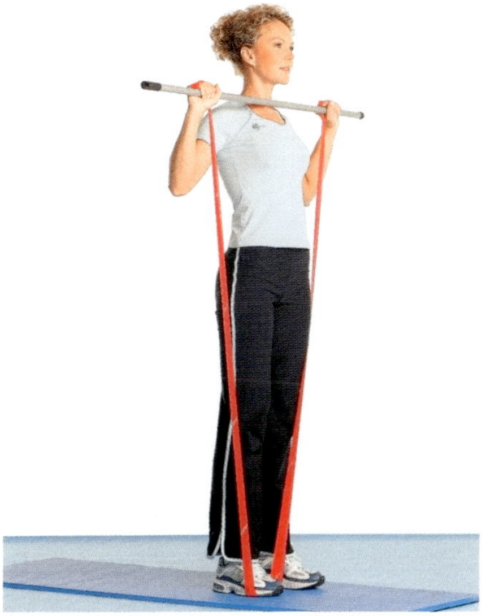

**Ausgangsposition:** Sie stehen aufrecht, der Kopf ist gerade in Verlängerung der Wirbelsäule mit nach vorn gerichtetem Blick. Auf Schulterhöhe halten Sie vor sich einen Besenstiel, beide Hände und der rechte Fuß halten das Theraband im Dreieckshalt.

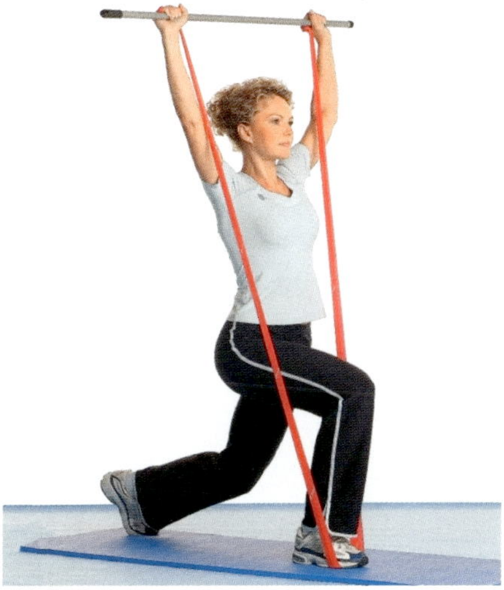

**Endposition:** Machen Sie mit links einen Ausfallschritt nach hinten. Strecken Sie dabei die Arme nach oben. Gehen Sie zurück in die Ausgangsposition und wiederholen Sie die Bewegung elfmal. Führen Sie die Übung mit dem rechten Bein zwölfmal aus.

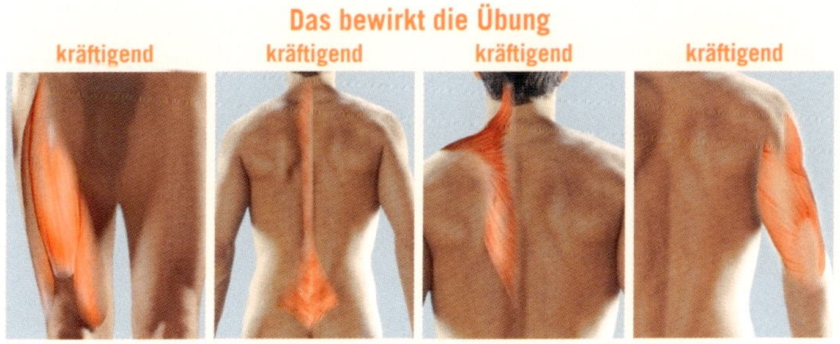


**Mein Motivationstipp!** Anfänger führen die Übung am besten nur mit einem Besenstiel durch, ohne das Band.

# Rückwärtsschritt

## Ski alpin

Mit der Übung trainieren Sie vor allem die Waden- und Gesäßmuskulatur und verbessern die Stabilität der Beckenregion. Halten Sie Ihr Becken während dieser Übung nach vorn gekippt, um die gewünschte leichte Hohlkreuzhaltung zu stabilisieren. Die gegengleichen Armbewegungen fördern die Koordinationsfähigkeit beim Einsatz der Skistöcke.

**6-mal pro Zirkel**

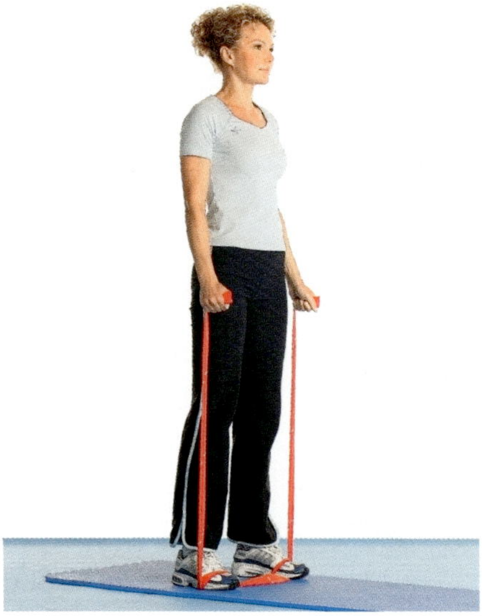

**Ausgangsposition:** Sie stehen aufrecht mit nach vorn gerichtetem Blick. Die Beine sind hüftbreit auseinander, das Becken ist leicht nach vorn gekippt. Ein Theraband ist um beide Füße gewickelt, mit jeder Hand halten Sie ein Bandende.

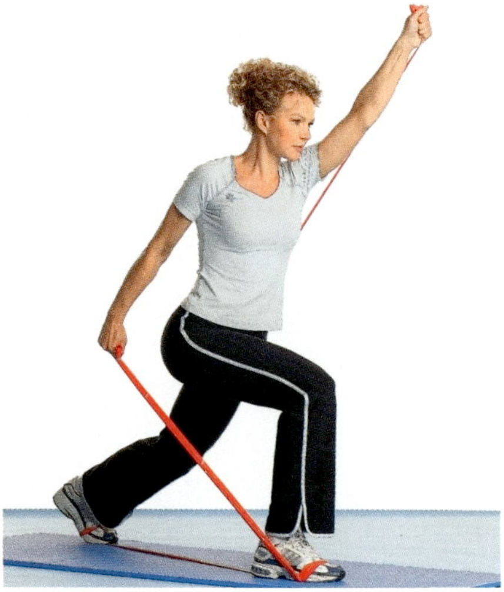

**Endposition:** Machen Sie mit dem linken Bein einen Schritt nach hinten, strecken Sie dabei den linken Arm nach vorn oben. Gehen Sie zurück in die Ausgangsposition und wiederholen Sie die Bewegung fünfmal. Führen Sie sie dann mit rechts aus.

**Das bewirkt die Übung**

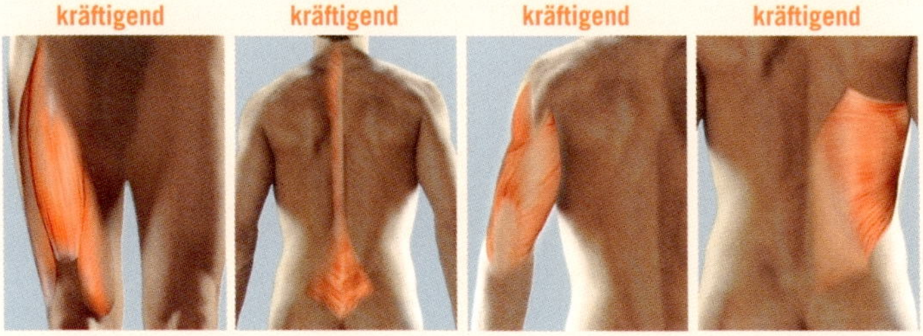

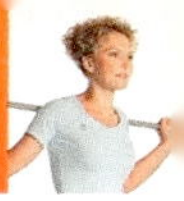

# Aushol- und Abschlagbewegung

**Golf, Tennis**

Diese Übung stärkt den langen Rückenstrecker, die Muskulatur zwischen den Schulterblättern, alle Muskeln, die den Oberkörper aufrichten und drehen, sowie die Muskeln der Beckenregion. Drehen Sie den Oberkörper so weit wie möglich nach rechts und links, um die an der Rotation beteiligten Muskeln zu trainieren und den Rumpf zu stabilisieren.

**8-mal pro Zirkel**

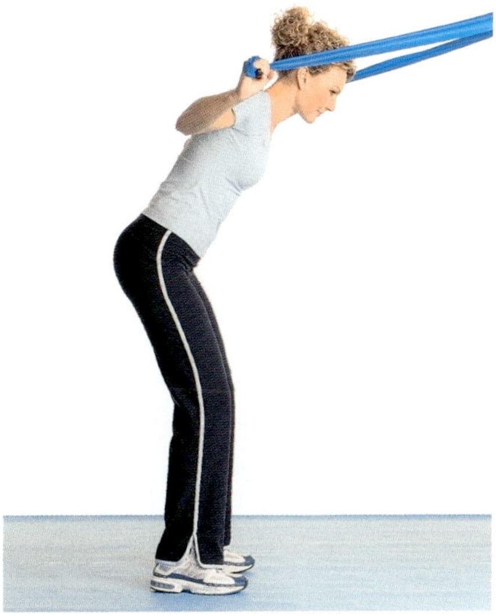

**Ausgangsposition:** Neigen Sie aus dem Stand Ihren geraden Oberkörper leicht nach vorn und gehen Sie etwas in die Knie. Fassen Sie die Enden eines Therabands in Schulterhöhe. Im Nacken halten Sie mit beiden Händen einen Besenstiel.

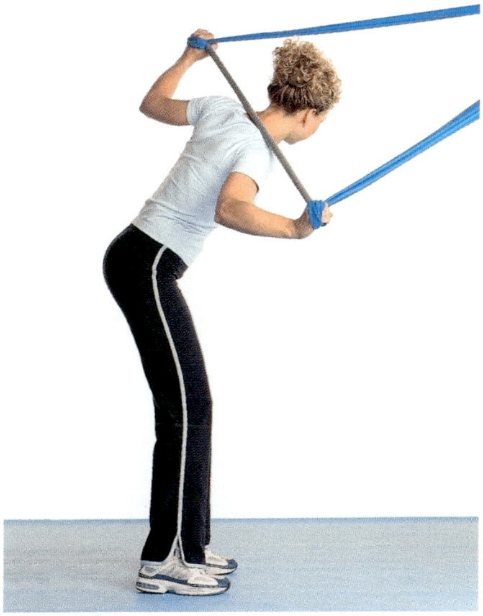

**Endposition:** Drehen Sie Ihren Oberkörper nach links, Hüfte und Beine bleiben stabil. Gehen Sie nach 2 bis 3 Sekunden zurück in die Ausgangsposition und wiederholen Sie die Bewegung zu beiden Seiten hin jeweils achtmal.

**Das bewirkt die Übung**

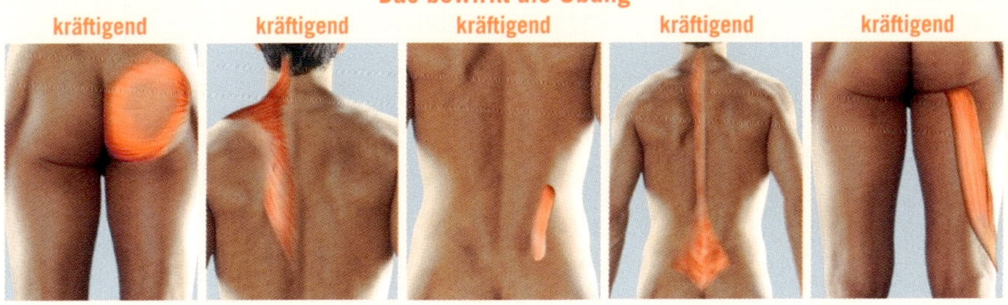

# Einarmige Rumpf- und Hüftrotation

**Golf, Tennis**

Mit dieser Übung können Sie sich optimal für den Abschlag beim Golf vorbereiten, sie ist aber auch hilfreich für Tennisspieler: Sie verbessern damit das Zusammenspiel von Rücken und Hüftregion, was für die Drehbewegung der Hüfte entscheidend ist. Je weiter Sie sich dabei drehen, desto größer ist der Widerstand des Therabands, gegen den Sie arbeiten.

**12-mal pro Zirkel**

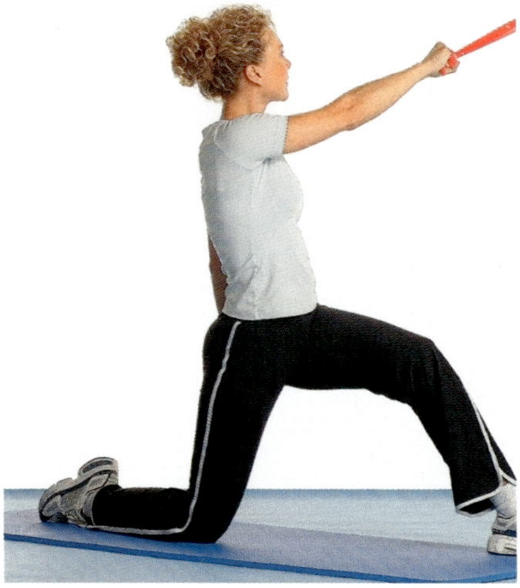

**Ausgangsposition:** Sie sind im Kniestand, der linke Fuß ist 75 Zentimeter vor dem rechten Knie. Links neben Ihnen ist in 2 Meter Höhe ein Theraband befestigt (siehe Seite 38). Die rechte Hand hält bei gestrecktem Arm ein Bandende. Oberkörper und Kopf sind nach links gedreht.

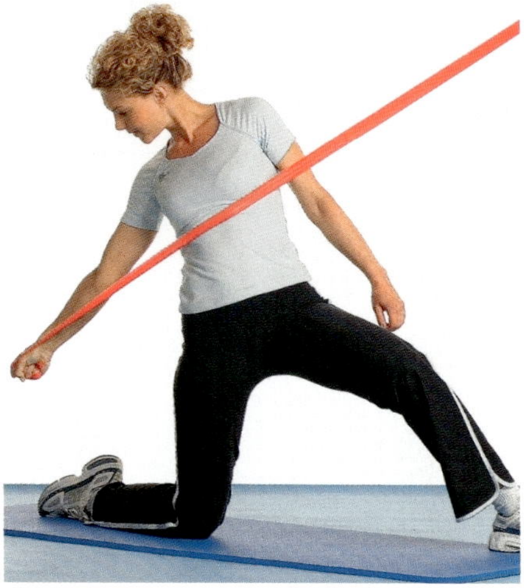

**Endposition:** Führen Sie den gestreckten rechten Arm weit nach rechts unten. Hüfte, Oberkörper und Kopf folgen dabei der Bewegung. Gehen Sie dann langsam zurück in die Ausgangsposition und führen Sie die Bewegung zu beiden Seiten je zwölfmal aus.

**Das bewirkt die Übung**

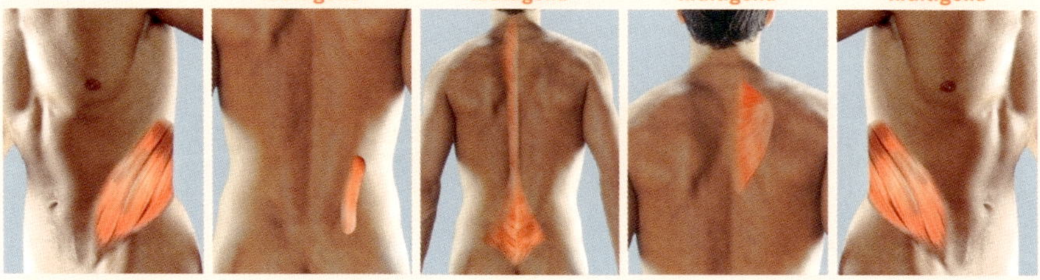

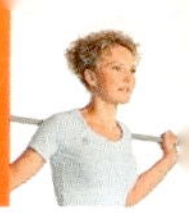

# Abschlag

## Golf

Mit der Übung kräftigen Sie die Muskulatur, die den Rumpf während der Abschlagbewegung aus einer optimalen Startposition – gegen den Zug des Therabands – beschleunigt. Durch regelmäßiges Training können Sie beim Abschlag so eine höhere Schlaggeschwindigkeit erreichen. Gleichzeitig verbessern Sie mit der Übung die Beweglichkeit der Brustwirbelsäule.

**12-mal pro Zirkel**

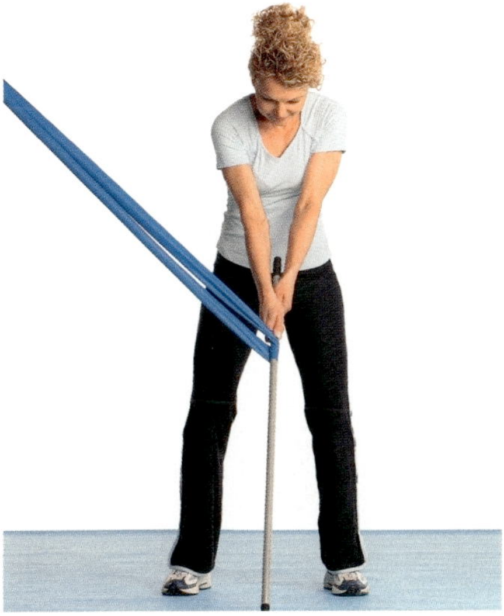

**Ausgangsposition:** Sie stehen mit hüftbreit geöffneten Beinen, leicht gebeugten Knien und vorgeneigtem Oberkörper. Ein Theraband ist seitlich neben Ihnen in etwa 2 Meter Höhe befestigt, sodass eine Schlaufe entsteht (siehe Seite 38). Holen Sie üblicherweise mit dem Schläger nach links oben aus, befestigen Sie das Band rechts oben, und umgekehrt. Die Schlaufe legen Sie um das obere Ende Ihres Golfschlägers, den Sie mit beiden Händen festhalten. Die Arme sind nach unten gestreckt, das Theraband ist straff gespannt.

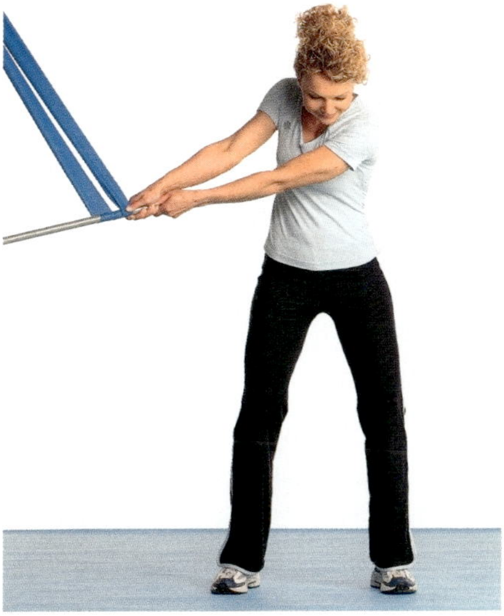

**Endposition:** Führen Sie eine Ausholbewegung durch. Gehen Sie langsam und kontrolliert gegen den Widerstand des Therabands zurück in die Ausgangsposition. Wiederholen Sie die Bewegung elfmal.

**Das bewirkt die Übung**

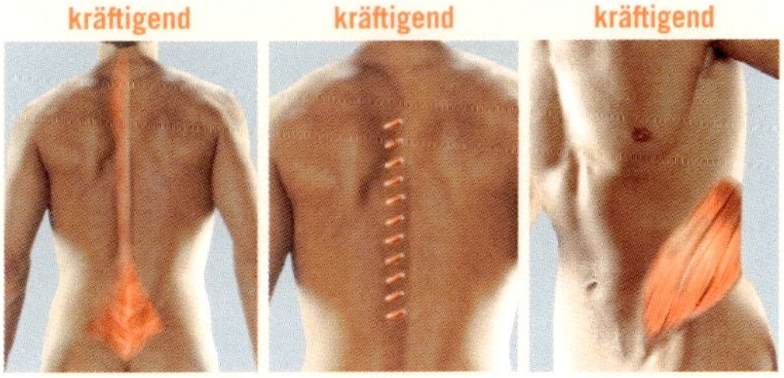

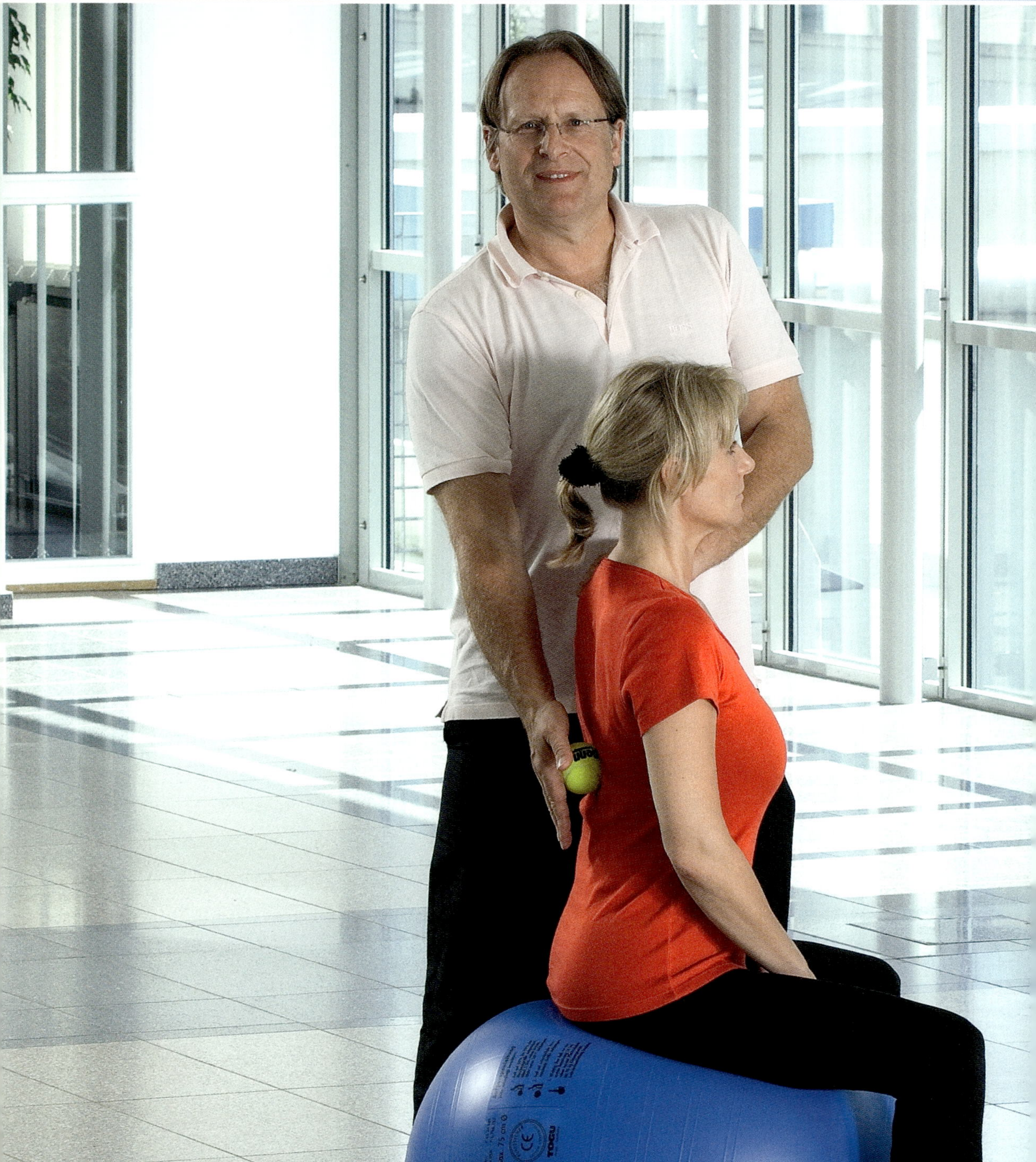

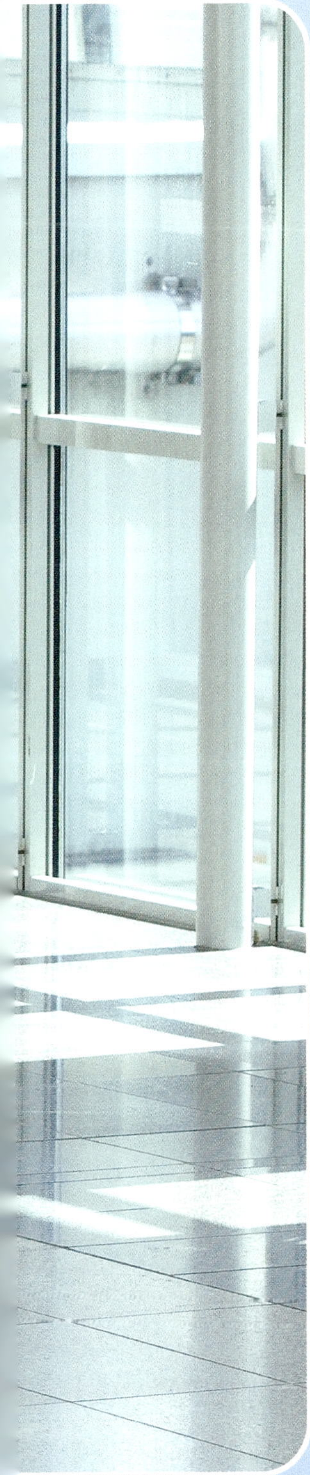

# Die Trainingsprogramme bei Rückenbeschwerden

Wenn Sie sich wegen Ihrer Rückenschmerzen in ärztlicher Behandlung befinden, sollten Sie trotzdem Verantwortung für Ihren Körper übernehmen. Denn Sie wissen selbst am besten, was Ihnen guttut. Suchen Sie sich Ihr Übungsprogramm je nach betroffener Wirbelsäulenregion aus – natürlich immer in Absprache mit Ihrem Arzt! Trauen Sie sich, von Anfang an in Bewegung zu bleiben. Dieser Übungsteil ist so konzipiert, dass er einzelne Muskeln vorsichtig stärkt oder dehnt und auch die Gelenke, Bänder und Sehnen gezielt belastet.

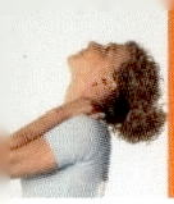



# Das Rückentraining zur Begleitung einer Therapie

Wenn Sie bei bereits bestehenden Rückenbeschwerden die Initiative ergreifen und neben der ärztlichen Behandlung selbst etwas für Ihren Rücken tun wollen, dann sind Sie bei dem therapiebegleitenden Rückentraining richtig. Denn auch wenn Sie in ärztlicher Behandlung sind, ist es wichtig, dass Sie Verantwortung für sich selbst, für Ihre eigene Gesundheit übernehmen. Denn Sie sind der beste Experte für Ihren Körper, und Sie wissen, was Ihnen guttut – das kann Ihnen kein Arzt der Welt abnehmen. Die ärztliche Therapie sollten Sie auch deshalb unterstützen, damit es Ihnen gelingt, Bewegung von Anfang an – auch wenn Sie vielleicht durch die ständigen Schmerzen verunsichert sind – in Ihren Lebensalltag zu integrieren.

> »Du bist dein eigener Arzt. Der richtige Arzt ist dein Partner!« – dieses Motto in Anlehnung an Paracelsus kann ich nicht genug betonen. Auch wenn Sie in ärztlicher Behandlung sind, sollten Sie Verantwortung für Ihre eigene Gesundheit übernehmen.

## Für wen ist das Programm geeignet?

Vergessen Sie jedoch auf keinen Fall, die Übungsprogramme mit Ihrem Therapeuten durchzusprechen. Er kann Ihnen auch sagen, ob alle Übungen für Sie geeignet sind oder ob Sie bei Ihren Beschwerden die eine oder andere Übung besser weglassen sollten. So ist gewährleistet, dass die bereits begonnene Therapie und die Übungen meiner therapiebegleitenden Rückenschule optimal aufeinander abgestimmt werden.

Ihr Arzt, Physio- oder Manualtherapeut wird mit Ihnen auch besprechen, welche Übungen neben den hier gegebenen Empfehlungen für Sie geeignet sind und wann der geeignete Startpunkt für ein Training ist. So kann es nach einer Operation angezeigt sein, dass Sie sich erst einmal schonen, da ein frühzeitiges Engagement sonst den Operationserfolg gefährden würde.

Die Übungen für jeden Wirbelsäulenbereich berücksichtigen die Hauptbewegungsrichtungen Strecken, Beugen, Drehen und Seitneigung. Dabei wird jede Hauptbewegungsrichtung für sich stehend in einer Übung trainiert. So können Sie entsprechend Ihrer Krankengeschichte problemlos die Übungen ausklammern, deren Bewegungsrichtung für Sie schmerzhaft ist. Haben Sie also akut Schmerzen bei der Drehung der Halswirbelsäule, lassen Sie die Rotationsübungen weg und führen Sie nur die Übungen des

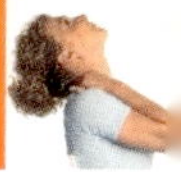

Programms durch, mit denen Sie Streckung, Beugung und Seitneigung trainieren. So ist sichergestellt, dass Sie unterstützend zu einer Therapie ein effizientes, aber schmerzfreies Training absolvieren können.

## Die Schwerpunkte

Damit Sie sich das für Sie passende Programm am besten zusammenstellen können, ist die therapiebegleitende Rückenschule in drei Bereiche unterteilt: Je nach Lokalisation Ihrer Beschwerden können Sie wählen zwischen Übungen für die Hals-, für die Brust- und für die Lendenwirbelsäule. Alle Trainingsprogramme der therapiebegleitenden Rückenschule werden wie die vorbeugende Rückenschule als komplette Trainingszirkel angeboten.

Das Training ist so konzipiert, dass es einzelne Muskeln durch Kräftigungsübungen vorsichtig stärkt oder dehnt und auch die angrenzenden Strukturen (Bänder, Sehnen) nur sanft belastet. Daneben geht es bei dem Programm auch darum, durch gezielte Zug- und Dehneffekte die Spannungsregulation der Muskeln wieder zu normalisieren, damit die Muskelspannung insgesamt wieder ausgeglichen ist. Die meisten Übungen werden Sie im Sitzen oder Liegen ausführen, sodass immer mindestens ein Bereich der Wirbelsäule stabilisiert wird und Sie nur kleine Bewegungen, oft lediglich entgegen der Schwerkraft, ausführen. Auch die Entspannungsübungen sind bei diesem Teil der Rückenschule wieder wichtig, damit Sie zumindest am Ende des Trainings die Muskeln wieder loslassen und auch zum Abschluss kurz Ihre Seele baumeln lassen können.

Mein Motivations-tipp!

### VERMEIDEN SIE SCHONHALTUNGEN

Um Schmerzen zu vermeiden, nehmen viele Patienten automatisch eine Schonhaltung ein: Sie winkeln im Stehen ein Bein an oder halten den Oberkörper schief, wenn sie sich bücken. Das führt dazu, dass der Bewegungsapparat einseitig belastet wird, was neue Anspannung zur Folge hat. Doch nur wenn es Ihnen gelingt, diesen Teufelskreis aus Schmerzen und Anspannung zu verlassen, gewinnen Sie Ihre Beweglichkeit zurück. Bewegen Sie sich deshalb so natürlich und so viel wie möglich.

### 1. Halswirbelsäule

Da die Halswirbelsäule ganz besonders empfindlich ist und in diesem Bereich viele Nerven und große Blutgefäße verlaufen, enthält der Trainingszirkel für die Halswirbelsäule lediglich isometrische Übungen. Ihr Ziel ist es, die Muskulatur zu stärken, ohne dabei die Gelenke zu bewegen und zu belasten. Dadurch sind isometrische Übungen besonders schonend. So wird zum Beispiel gegen den Druck der Hand oder den Widerstand eines Therabands eine Muskelspannung aufgebaut. Die Übungen zeichnen sich weiterhin dadurch aus, dass sie aus einer stabilen Übungsposition heraus (im Sitzen oder aus der Bauchlage heraus) erfolgen und der Bewegungsablauf dadurch stabilisiert und stark kontrolliert ist (am besten vor einem Spiegel üben!). Eine gründliche Absprache mit dem Arzt und Therapeuten über geeignete Übungen für die Halswirbelsäule ist dabei unerlässlich!

**2. Brustwirbelsäule**

Die Übungen für Beschwerden in der Brustwirbelsäule haben einen besonderen Stellenwert. Denn durch ihre Lage im Zentrum der Wirbelsäule nimmt die Brustwirbelsäule erheblichen Einfluss auf die angrenzenden Wirbelsäulenabschnitte, die Hals- und die Lendenwirbelsäule. Diese versuchen, Fehlbelastungen der Brustwirbelsäule auszugleichen, und werden dann selbst zur Ursache für degenerative Veränderungen. Umso wichtiger ist es, dass Sie Ihre Brustwirbelsäule mit geeigneten Übungen unterstützen. Der Schwerpunkt liegt darauf, die Streckungs- und Drehfähigkeit der Brustwirbelsäule zu fördern und zu optimieren. Dies sind die wichtigsten Aufgaben der Brustwirbelsäule und sie können von den benachbarten Hals- und Lendenwirbelsäulenstrukturen langfristig nicht ohne eine daraus folgende Überlastung ausgeglichen werden.

**Aber Achtung:** Vorsichtig sollten Patienten hier sein, bei denen Veränderungen und Probleme der inneren Organe und des Brustkorbs mit Beschwerden der Wirbelsäule zusammenhängen und diese mit beeinflussen. Hier können sich die Übungen unter Umständen negativ auswirken. Dann sollte auf jeden Fall ein erfahrener Arzt, ein Manualtherapeut oder ein Osteopath zu Rate gezogen werden.

**3. Lendenwirbelsäule**

Die Lendenwirbelsäule ist durch ihre Lage in zweierlei Hinsicht besonders anfällig. Auf ihr lastet zum einen das große Gewicht des Oberkörpers, das bei Bewegungen enorme Kräfte ausübt und die Bandscheiben entsprechend stark belastet. Zum anderen kompensiert sie als direkter Nachbar der Beckenregion und den damit verbundenen Beinen oftmals Fehlhaltungen dieser Region – Probleme der Becken-Bein-Achse übertragen sich auf die Wirbelsäule, umgekehrt aber beeinflussen Wirbelsäulenprobleme auch die Strukturen der Becken-Bein-Achse. Die Übungen werden dieser exponierten Lage und Funktion der Lendenwirbelsäule gerecht, indem Sie deren Bewegungsfähigkeit in alle Richtungen sowie insbesondere die Koordination mit der Beckenregion verbessern.

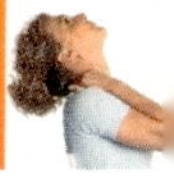

## Worauf Sie beim Training achten sollten

Prägen Sie sich zunächst die Bewegungsabläufe jeder Übung des gewählten Trainingsprogramms genau ein, indem Sie diese **langsam nacheinander ausprobieren**. Erst wenn Sie damit vertraut sind und eventuell auch festgelegt haben, welche Übungen Sie wegen auftretender Schmerzen weglassen möchten, sollten Sie mit den Trainingszirkeln beginnen. So können Sie das Training fließend durchführen und vermeiden Unterbrechungen durch häufiges Nachlesen in der Übungsanleitung.

Damit Sie das therapiebegleitende Training dauerhaft erfolgreich durchführen können, sollten Sie außerdem noch einige Regeln beherzigen:

- Respektieren Sie persönliche Einschränkungen Ihres Bewegungsspielraums und achten Sie auf die Grenzen Ihres Körpers.
- Führen Sie eine Bewegung nie über die in der Übungsbeschreibung angegebene Endposition hinaus aus.
- Trainieren Sie grundsätzlich **nur in schmerzfreier Position**.
- Ein leichter Dehnungsschmerz ist tolerierbar und gewollt, er sollte aber sofort wieder vergehen.

Bevor Sie nun direkt mit dem Übungsteil starten, möchte ich Ihnen zunächst noch einen Überblick über die zehn bei uns am häufigsten vorkommenden Rückenprobleme geben. Sie erfahren nicht nur etwas über die Auslöser der Beschwerden und wie sich diese bemerkbar machen, sondern auch, wann es wichtig ist, einen Arzt aufzusuchen, und ob und in welcher Form Sie selbst etwas gegen die Beschwerden tun können.

Auch wenn Sie sich wegen eines Rückenleidens schon in Therapie befinden, werden Sie hier sicherlich noch die eine oder andere nützliche Information finden. Vielleicht werden Sie zum Beispiel besser verstehen, warum Ihr Arzt oder Therapeut sich für eine bestimmte Behandlungsform entschieden hat.

Sollten Sie hingegen ohne Vorwarnung plötzlich von akuten Rückenbeschwerden betroffen sein, könnten für Sie meine ausführlichen Anleitungen zu Erste-Hilfe-Maßnahmen hilfreich sein. Diese bei der Behandlung von Rückenpatienten schon vielfach bewährten Hausmittel finden Sie im Anschluss an die Beschreibung der Beschwerdebilder.

Mein Motivations-tipp!

### RUHE BEWAHREN

Bei bis zu 90 Prozent aller Rückenschmerzen klingen die Beschwerden nach vier bis sechs Wochen ab – unabhängig davon, auf welche Art und Weise sie behandelt wurden. Sogar der heftige, plötzliche Ischiasschmerz bildet sich oft schon nach einigen Tagen von allein zurück. Versuchen Sie deshalb, auch bei stechenden und schneidenden Schmerzen möglichst Ruhe zu bewahren. Sorgen und Stress können die Beschwerden nämlich noch verstärken. Meistens ist auch der heftigste Ischiasschmerz kein Anzeichen für eine schwerwiegende Erkrankung.

# Die zehn häufigsten Rückenbeschwerden

## 1. Muskelverspannungen

**Wie entstehen Muskelverspannungen?**
Die meisten Rückenbeschwerden werden von Verspannungen der Rückenmuskulatur begleitet oder sogar verursacht. Die Gründe dafür sind vielfältig: einseitige oder verkrampfte Körperhaltungen, ungewohnte, »falsche« Bewegungen, Verschleißerscheinungen der Wirbelsäule und nicht zuletzt starke psychische Anspannung sind nur einige Beispiele.

Hervorgerufen wird die Verspannung, wenn die vegetativen Nerven (das unbewusste Nervensystem), negativer Stress oder motorische Nerven, zum Beispiel bei chronischer Fehlhaltung, vermehrt Reize aussenden. Durch diesen erhöhten Muskeltonus wird der Stoffwechsel des Muskels gebremst, es kommt zu Sauerstoffmangel, und die Durchblutung ist gestört.

80 Prozent der Rückenbeschwerden haben ihre Ursache in schmerzhafter Muskelverspannung, 10 Prozent gehen auf eine Reizung in den kleinen Wirbelgelenken zurück und nur 3 bis 5 Prozent auf einen Bandscheibenvorfall.

**Wie machen sich Muskelverspannungen bemerkbar?**
Der Muskel reagiert auf die Verspannungen mit Verhärtung und Schmerz. Um dem Schmerz aus dem Weg zu gehen, nehmen Betroffene oftmals ungewohnte, vermeintlich schonende Körperhaltungen ein. Durch diese unnatürlichen Bewegungsmuster kann es wiederum an anderen Stellen zu Verspannungen kommen. So gerät man leicht in einen Teufelskreis aus Schmerz, Muskelverspannung, Fehlhaltung und erneutem Schmerz, der sogar chronisch werden kann.

Starke Muskelverhärtungen, sogenannte Myogelosen, und chronische Verspannungen können unter Umständen sogar das Schrumpfen von Muskelgewebe hervorrufen (Muskelatropie). Myogelosen äußern sich durch knotenförmige und druckempfindliche Muskelverhärtungen.

**Wann zum Arzt?**
Verschwinden die Rückenschmerzen nicht nach sieben Tagen wieder von selbst, sollten Sie einen Arzt aufsuchen, um abklären zu lassen, ob es sich um eine Verspannung oder um eine andere Erkrankung handelt.

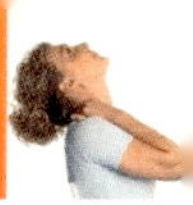

### Was können Sie selbst tun?

Wichtigster Grundsatz bei Verspannungen ist, sich durch den Schmerz nicht zur Unbeweglichkeit zwingen zu lassen. Angst kann die An- und Verspannung noch verstärken. Meist verschwinden Rückenschmerzen, die auf Verspannungen beruhen, nach einigen Tagen wieder. Um zukünftigen Beschwerden vorzubeugen, sollten Sie nach den Ursachen forschen und dabei Körper und Psyche gleichermaßen berücksichtigen.

Mein Motivations-tipp!

### KLEINE ÜBUNG, GROSSE WIRKUNG

Es kommt nicht von ungefähr, dass Rückenschmerzen bei jedem Zweiten regelmäßig wiederkehren. Doch kein Arzt oder Therapeut allein kann das leisten, was Sie selbst für sich tun können, um gesund zu bleiben oder es zu werden. Werden Sie also aktiv, gehen Sie Ihre Rückenprobleme mit meinen neuen Trainingsmethoden an. Wussten Sie zum Beispiel, dass, wenn Sie es schaffen, beim Zähneputzen morgens nur 4 Minuten auf einem Bein zu stehen und Kniebeugen zu machen, Sie fast alle Muskeln Ihres Körpers trainieren (2-mal links eine Minute, 2-mal rechts eine Minute)? Dabei fordern Sie vor allem jene Muskeln, die für die feinmotorische Koordination zuständig sind. Speziell für Ihren Rücken können Sie mit ganz einfachen Übungen schon Beachtliches tun.

## 2. Hexenschuss

### Wie entsteht ein Hexenschuss?

Bei ganz plötzlich auftretenden Schmerzen in der Region der Lendenwirbelsäule spricht der Volksmund von einem Hexenschuss, der Mediziner von einer »Lumbalgie« (lat. Lumbus = Lende). Es handelt sich dabei nicht um eine Krankheit, sondern nur um die Symptome für andere körperliche Beschwerden. Die Ursachen für einen Hexenschuss können sehr vielfältig sein: Falsches Heben, Kälte, eine Bandscheibenreizung oder auch Wirbelverschiebungen und -blockaden führen dazu, dass sich die Muskulatur reflexartig verkrampft und die in der Region der Lendenwirbelsäule besonders zahlreichen Nervenfasern gereizt werden. Manchmal bleiben jedoch sowohl Auslöser als auch Ursache rätselhaft.

Gerade dieses Leiden veranschaulicht wieder einmal eindrucksvoll das Zusammenspiel von Körper und Psyche. Besonders Menschen, die im Alltag häufig »die Zähne zusammenbeißen«, immer durchhalten und stark angespannt sind, werden eher von einer akuten Lumbago heimgesucht und damit durch ihren Körper zum Innehalten gezwungen.

### Wie macht sich ein Hexenschuss bemerkbar?

Die Reizung der Nerven macht sich akut in Form von Schmerzen bemerkbar. Aufgrund der starken Schmerzen verspannt sich meist die gesamte untere Rückenmuskulatur, und die Betroffenen können sich oft nicht einmal mehr aufrichten. Die Beschwerden können bis in den Brustkorb beziehungsweise bis in die Beine ausstrahlen. Oft verstärken sich die Beschwerden beim Niesen, Husten oder bei tiefem Atmen.

### Wann zum Arzt?

Die besondere Stärke des Schmerzes, sein plötzliches Auftreten – meist ohne das Vorhandensein vorheriger Beschwerden – sowie das scheinbare Fehlen jeglicher Ursache verunsichert und verängstigt viele der Betroffenen. Sie entwickeln die äußerst verständliche Angst, es könne sich um etwas Ernstes handeln. Doch wie bei weniger starken Muskelverspannungen klingt auch der Hexenschuss normalerweise nach wenigen Tagen wieder ab.

Halten die Schmerzen länger als drei Tage an, und bessert sich der Zustand durch die Selbstbehandlung nicht wesentlich oder verschlimmert sich sogar, sollten Sie einen Arzt aufsuchen. Andernfalls laufen Sie Gefahr, den Schmerz zu chronifizieren. Der Arzt wird zunächst versuchen, die Ursache für die Schmerzen festzustellen. Erst dann kann er entscheiden, welche Behandlung sinnvoll ist, zum Beispiel eine vorsichtige Manualtherapie, bei der blockierte Wirbel eingerenkt werden, Akupunktur zur Behandlung des Schmerzes oder die örtliche Injektion eines Schmerzmittels.

### Was können Sie selbst tun?

Als Therapie genügen meist Wärme, schmerzstillende Medikamente sowie Entspannung (siehe Seite 170). Damit sind die Beschwerden nach einigen Tagen vergangen und die volle Beweglichkeit ist wiederhergestellt. Ich persönlich bevorzuge hier eine heiße Dusche und dabei eine vorsichtige Dehnung. Manche Menschen reagieren aber besser auf Kälte (siehe Seite 171).

## 3. Ischias

### Wie entsteht Ischias?

Der Begriff Ischias (oder die Ischialgie) beschreibt ebenfalls keine Krankheit, sondern ein Beschwerdebild. Die fast im wahrsten Sinne des Wortes nervtötende Ursache dieses Leidens liegt in dem namengebenden Nervengeflecht, dem Ischias. Im Becken sammeln sich mehrere Nerven der Lendenwirbelsäule, die die Beine versorgen, und bilden zusammen den Ischiasnerv. Ist die Wurzel eines dieser Nerven gereizt, treten die typischen Symptome auf.

Quelle für eine Reizung kann ein Bandscheibenvorfall sein. Auch Verschleißerscheinungen der Wirbel oder eine Verengung im Wirbel- (Spinalstenose) oder Nervenaustrittskanal (Foraminalstenose), Entzündungen oder Verletzungen können ursächlich sein. Akuter Auslöser ist, wie beim Hexenschuss auch, oft eine ruckartige, ungewohnt belastende Bewegung. Manchmal genügt als Auslöser aber auch eine vollkommen alltägliche Bewegung.

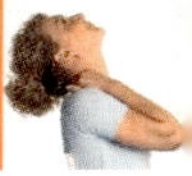

### Wie macht sich Ischias bemerkbar?

Viele Betroffene beschreiben einen stechenden oder schneidenden Schmerz, der von der Lende aus seitlich oder nach hinten in das Gesäß ausstrahlt. Unter Umständen kann er an der Hinter- oder Außenseite der Beine entlang bis zu den Zehen reichen. Die Region ist sehr schmerzempfindlich, manchmal kommt es auch zu Empfindungsstörungen. Typische Beschwerden sind Kribbeln, Taubheitsgefühle sowie Kraftverlust bis hin zu Lähmungserscheinungen in den betroffenen Bereichen. Das Strecken des Beines, Heben des Fußes oder Husten verschlimmert das Übel meist noch. Um den Schmerz zu umgehen, nehmen viele automatisch eine Schonhaltung ein, die den geplagten Nerv vom Druck entlastet, sodass die Schmerzen vorübergehend etwas nachlassen. Das betroffene Bein wird im Stehen abgewinkelt und nach außen gedreht, der Oberkörper schief gehalten.

Manchmal bilden sich die Rückenschmerzen nach einigen Tagen von allein zurück. Die Beschwerden können jedoch stärker werden, wenn die Bandscheibe weiter seitlich aus ihrem Wirbelbett rutscht. Der plötzliche Schmerz beunruhigt viele, was die Beschwerden aber noch verstärken kann.

**Wichtig:** Auch wenn Ihr Rücken tausendmal geröntgt würde – diese Methode eignet sich nicht zur Darstellung von Weichteilen, also auch nicht bei der Bandscheibe. Leider hat sich diese Erkenntnis noch nicht bei allen Ärzten durchgesetzt. Sinnvoll wäre hier eine Kernspinaufnahme.

### Wann zum Arzt?

Akute Empfindungsstörungen und Lähmungserscheinungen sowie starke Kreuz- oder Beinschmerzen, die länger als drei Tage andauern, sollten in jedem Fall ärztlich untersucht werden.

### Was können Sie selbst tun?

Betroffene sollten möglichst versuchen, Ruhe zu bewahren. Auch der heftige Ischiasschmerz ist nicht unbedingt ein Anzeichen für eine schwerwiegende Erkrankung. Wichtig ist, sich zu bewegen und sich zwischendurch zur Entlastung hinzulegen: Entspannen Sie also immer mal die Muskulatur, indem Sie sich in Rückenlage ein zusammengefaltetes Handtuch unter die Knie legen (siehe Seite 170). Wärme und schmerzstillende Medikamente können im akuten Fall eine Linderung verschaffen (siehe Seite 172).

## 4. Bandscheibenvorfall

### Wie entsteht ein Bandscheibenvorfall?

Wenn eine Bandscheibe nicht genügend mit Nährstoffen versorgt wird und zudem unter starker Belastung steht, kann der äußere Faserring ermüden, er wird spröde und rissig. Als Folge davon kann die Flüssigkeit aus dem In-

## Bandscheibenvorfall: Gefahr für die Nerven

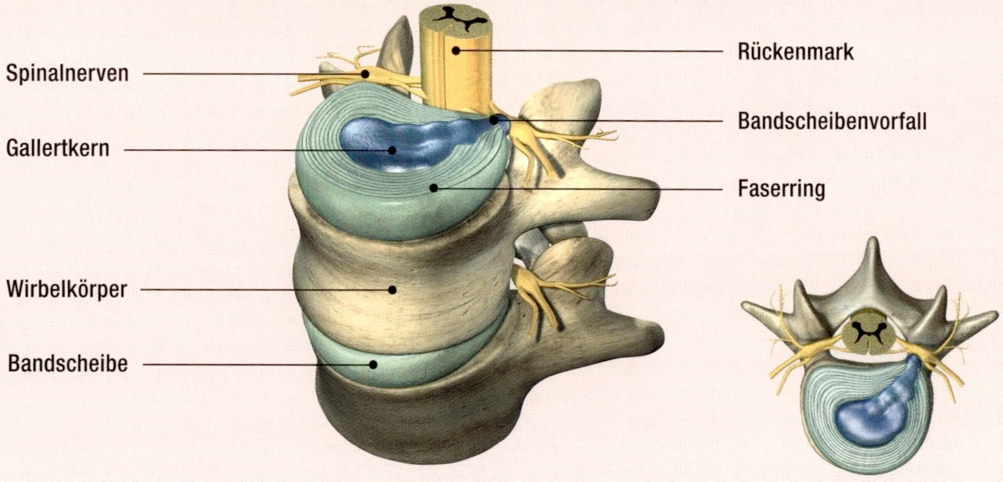


Mit den Jahren verliert die Bandscheibe an Elastizität, dann kann ihr äußerer Faserring reißen. Bei so einem Bandscheibenvorfall fließt das gallertartige Material aus und verengt entweder den Spinalkanal oder es drückt auf einen Nerv. Die Folgen sind Schmerzen oder sogar Lähmungen.

neren des Gallertkerns ihn ausbeulen. Diese Vorwölbung wird medizinisch »Protrusion« genannt. Man kann sie auf vielen Kernspinaufnahmen von Wirbelsäulen erkennen. Die meisten dieser Verformungen verursachen keine Beschwerden, werden deshalb oft nur durch Zufall entdeckt und bilden sich von allein wieder zurück. Schmerzhafte Vorfälle (»Prolaps«) scheinen eher dann aufzutreten, wenn die Bandscheibe sich plötzlich ausdehnt und auf den Nerv drückt. Wo genau allerdings eine normale Vorwölbung aufhört und eine krankhafte Läsion beginnt, ist selbst unter Fachleuten noch umstritten. Ich verstehe unter einem Vorfall, wenn der äußere Faserring der Bandscheibe reißt und die weiche Innenmasse austritt. Meistens wird diese direkt vor oder zwischen die Zwischenwirbellöcher und/oder den Spinalkanal gepresst und reizt dort den Nerv, was Schmerzen hervorrufen kann.

Ein Bandscheibenvorfall tritt nur selten auf: Etwa 60 Prozent der Bevölkerung leiden hierzulande jährlich mindestens einmal unter Rückenbeschwerden. Doch nur 5 Prozent der Männer und 3,5 Prozent der Frauen haben tatsächlich einmal in ihrem Leben einen Bandscheibenvorfall.

In den meisten Fällen führt eine unglückliche Verknüpfung von alltäglichen Dreh- und Beugebewegungen dazu, dass eine Bandscheibe heraus-

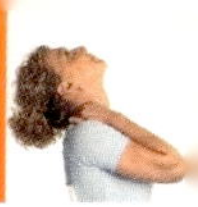

gepresst und eingeklemmt wird. Eine typische Situation ist beispielsweise die abrupte Drehung und Beugung des Oberkörpers beim Aussteigen aus einem Auto. Die untere Lendenwirbelsäule trägt neben dem Becken die ganze Last des Oberkörpers. Daher ist es nicht weiter verwunderlich, dass 70 Prozent aller Rückenschmerzen in diesem Bereich auftreten.

Vor allem Menschen zwischen 30 und 50 Jahren, deren Bandscheiben noch über mehr Gallertmasse verfügen, sind häufiger von einem Bandscheibenvorfall betroffen. Mit zunehmendem Alter werden die Bandscheiben zwischen den Wirbelknochen durch die zahlreichen Belastungen im Lauf des Lebens immer mehr zusammengepresst. Dadurch verlieren sie an Wasser und Höhe (Osteochondrose, siehe Bild Seite 158) und wölben sich nicht mehr so leicht vor.

### Wie macht sich ein Bandscheibenvorfall bemerkbar?

Wenn Gewebe aus dem Faserring oder dem Gallertkern austritt und auf die Nervenwurzel drückt, die neben dem Wirbel seitlich entspringt, verursacht dies häufig nicht nur ein akutes Stechen in der betroffenen Region. Daneben können auch dumpfe Begleitschmerzen auftreten, die in andere Körperregionen ausstrahlen: zum Beispiel starke Schmerzen in den Armen oder Händen (Brachialgie) beziehungsweise in den Beinen oder Füßen (Ischialgie). In manchen Fällen reagieren auch die Muskeln, welche die Wirbelsäule umgeben, durch eine plötzliche Verspannung. Man spricht dann von einer Abwehrspannung, da der Körper auf diese Weise versucht, den betroffenen Bereich der Wirbelsäule ruhig zu stellen und damit zu schonen.

Bei Kernspinaufnahmen der Wirbelsäulen vor allem von älteren Patienten findet man oft Vorwölbungen. Häufig rufen sie keinerlei Symptome hervor.

Doch es gibt auch zahlreiche Fälle, die ganz anders verlaufen: Wenn man die Kernspinaufnahmen der Wirbelsäulen vor allem von älteren Patienten betrachtet, findet man oft Vorwölbungen. Die Ursache hierfür sind kleine Faserrisse. Häufig rufen sie keinerlei Symptome hervor, die Patienten leiden nur selten unter Rückenbeschwerden infolge der Protrusion.

Wer jedoch Rückenschmerzen hat und deshalb einen Arzt aufsucht, bekommt leider nicht selten eine falsche Therapie verschrieben. Der Arzt ordnet eine Kernspintomografie an, um die Wirbelsäule genau zu betrachten. Die sichtbaren Vorwölbungen lassen einen scheinbar eindeutigen Befund zu: Viel zu häufig wird dem Betroffenen dann aber unbedingt zu einer Operation geraten, obwohl die Schmerzen gar nicht auf den Bandscheibenvorfall zurückgehen. Nicht Bilder, nicht der sogenannte Befund, sondern die Befindlichkeit der Betroffenen sind entscheidend. Daraus ergibt sich die Behandlung – und das bedeutet oft keine Operation.

## Osteochondrose

Durch die zahlreichen Belastungen im Lauf des Lebens werden die Bandscheiben zwischen den Wirbelknochen immer mehr geschrumpft. Sie verlieren an Wasser und Höhe und sind weniger elastisch (Osteochondrose): Sie bauen Knochen an den Rändern zwischen Wirbel und Bandscheibe an (Osteo). »Chondrose« bezeichnet die Höhenminderung der Bandscheibe.

Durch das Zusammensacken verschieben sich auch die Gelenkflächen, die Gelenkkapsel wird gereizt, und schließlich treten Schmerzen und knöcherne Umbauprozesse auf (Versteifung).

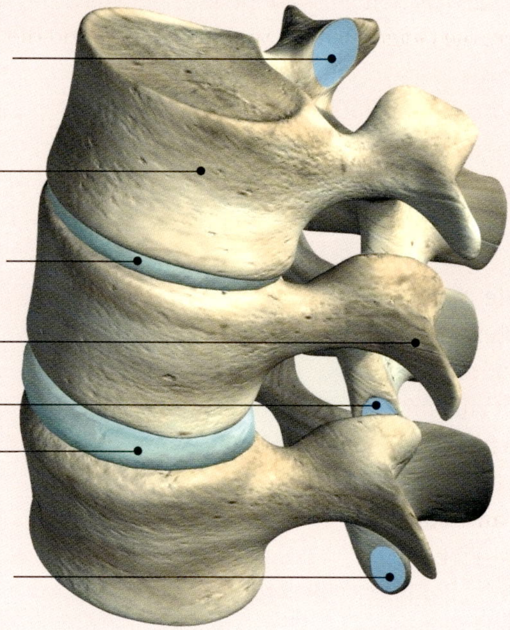


### Wann zum Arzt?

Gehen Sie zum Arzt, wenn Sie ein heftiges Stechen oder eine Lähmung in der betroffenen Region spüren oder wenn dumpfe Begleitschmerzen auftreten, die in andere Körperregionen ausstrahlen können. Eine gründliche körperliche Untersuchung und ein Befund sind außerordentlich wichtig.

### Was können Sie selbst tun?

Wärme (siehe Seite 172), eine Stufenlagerung (siehe Seite 171), die die Wirbelsäule entlastet, und schmerzstillende Medikamente (siehe Seite 173) können im akuten Fall eine Linderung der Beschwerden verschaffen.

## 5. Arthrose der Wirbelgelenke

### Wie entsteht Arthrose?

Wie beweglich ein Gelenk ist, hängt vor allem von seiner Flüssigkeit ab. Jede Bewegung presst die Nährlösung unter Druck in den Knorpel. Bei Entlastung fließt sie wieder in das Gelenk zurück. Mit zunehmendem Alter aber verliert die Gelenkflüssigkeit an Wasser. Die bis dahin glatte Knorpelober-

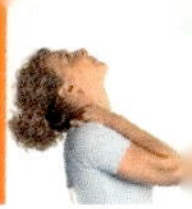

fläche wird rau und dünner, weil immer mehr Zellen absterben. Belastungen werden nicht mehr genügend abgefedert. Das führt zu chronischen Reizungen, die Gelenkflächen werden kleiner, und die Gelenkkapseln lockern sich. Um das Gelenk zu stabilisieren, transportiert der Organismus neues Kalzium zu den Entzündungsherden, er bildet seinen eigenen »Gipsverband« zur Stabilisation. Dabei können sich die Knochen verformen, sie bilden bizarre Auswüchse. Enzyme werden freigesetzt, die den Knorpel weiter angreifen. Er wird abgebaut, das Gelenk verknöchert und wird später unbeweglich.

### Wie macht sich Arthrose bemerkbar?

Schmerzhafte Muskelverspannungen am Rücken können die Folge einer Arthrose durch eine Gelenkblockade und Reizung der Wirbelgelenke sein. Mit zunehmender Steifheit und Andauer der Schmerzen wird diese oft erst im fortgeschrittenen Stadium im radiologischen Bild sichtbar.

### Wann zum Arzt?

Anhand verschiedener Faktoren können Sie abschätzen, ob Sie ein erhöhtes Risiko haben, daran zu erkranken. Dazu zählen unter anderem Übergewicht, Morgensteifheit der Gelenke, schon bekannte Arthrosefälle in der Familie, eine bekannte Gelenkfehlstellung oder Entwicklungsstörung (Hüftdysplasie), eine Stoffwechselstörung, eine Gelenkverletzung oder ein Fehlwachstum nach Knochenbrüchen, aber auch gelenkbelastende Sportarten. Dann sollten Sie Ihren Arzt auf das Thema Arthrose ansprechen.

Sollten Sie unter chronischen Rückenschmerzen und geschwollenen Gelenken in anderen Körperregionen leiden, ist ein Arztbesuch auf jeden Fall erforderlich, um einen gesicherten Befund zu erstellen.

### Was können Sie selbst tun?

Wer unter Übergewicht leidet, kann seine Gelenke schon durch eine Gewichtsreduktion enorm entlasten. Insgesamt wirkt sich eine vollwertige Ernährung mit reichlich Antioxidanzien wie Vitamin C und E sowie hochwertigen Ölen wie Fisch- oder Avocadoöl positiv auf Gelenkschäden aus. Durch die Antioxidanzien werden freie Radikale, die bei Entzündungsprozessen eine große Rolle spielen, besser abgefangen. Die speziellen Fettsäuren aus Fisch- und Avocadoöl werden für das Knorpelwachstum sowie für Reparaturprozesse benötigt. Ganz wichtig ist auch, die Gelenke durch regelmäßige Bewegung aktiv zu halten und zur Entlastung der Gelenke die Muskulatur zu stärken (siehe Seite 42).

## Spondylarthrose

Werden die Wirbelgelenke stark belastet oder beginnen sie, sich abzunutzen, verkanten sie sich. Ärzte sprechen dann von einer »Spondylarthrose« oder einem »Facettensyndrom« (siehe Seite 164). Die Wirbelgelenke werden dabei durch angelagertes Knochenmaterial viel plumper als die gesunden. Drücken sie auch noch auf die Nerven, können plötzliche starke Schmerzen ähnlich wie bei einem Bandscheibenvorfall auftreten.

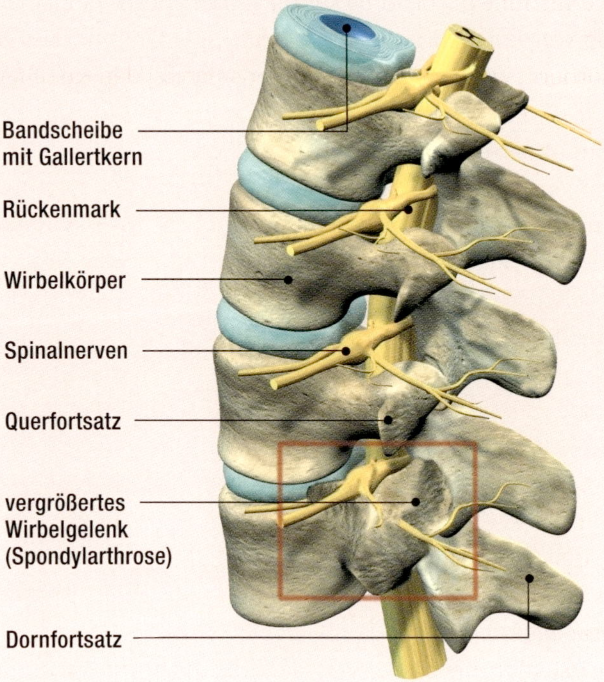


## 6. Osteoporose

### Wie entsteht Osteoporose?

Unser Knochengewebe befindet sich in einem ständigen Zustand des Auf- und Abbaus, Kalzium und Phosphat werden eingelagert und wieder abgebaut. Ab dem 20. Lebensjahr verlieren wir jährlich 0,4 Prozent unserer Skelettmasse. Im Fall der Osteoporose läuft dieser Prozess jedoch zehnmal so schnell ab. Die Stabilität der Knochen nimmt stark ab, sie verlieren an Gewicht und brechen leichter.

Schätzungen, wie viele Menschen unter Osteoporose leiden, variieren: Zwischen drei und sieben Millionen Betroffene soll es allein in Deutschland geben, ein Großteil davon sind Frauen nach den Wechseljahren. Der Abfall von Geschlechtshormonen bei Frauen nach den Wechseljahren beschleunigt den Knochenabbau. Bis zu 40 Prozent dieser Gruppe erkranken deshalb an Osteoporose. Jedoch spielen auch andere Faktoren eine Rolle, weswegen auch Männer an Knochenschwund leiden. Mangel- und Fehlernährung (ein Übermaß an Fast Food, Zucker, Limonaden) können die Entwicklung von Osteoporose beeinflussen, ebenso übermäßiger Genuss von Koffein, Alkohol

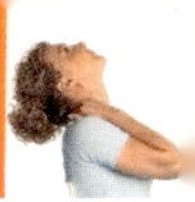

und Nikotin. Eine große Rolle spielt auch der Bewegungsmangel: Durch Bewegung werden die Knochen gestärkt, da Druck und Zug die Knochenbildung fördern, während der Bewegungsmangel den Knochenabbau fördert.

**Wie macht sich Osteoporose bemerkbar?**
Manchmal wird die Osteoporose von Schmerzen begleitet, typisch ist auch eine stark erhöhte Neigung zu Knochenbrüchen. Häufen sich die Wirbelbrüche, kann sich die Statik der gesamten Wirbelsäule verändern. Die Beweglichkeit ist eingeschränkt, die Betroffenen werden kleiner und entwickeln unter Umständen einen Rundrücken, den der Volksmund »Witwenbuckel« nennt. Durch die Verformung werden Bänder und Gelenke überbeansprucht, es kommt zu Reizungen und Verspannungen.

**Wann zum Arzt?**
Schmerzen oder ein Knochenbruch erfordern auf jeden Fall eine sichere Diagnose durch einen Arzt. Wird Osteoporose diagnostiziert, können Medikamente ein Voranschreiten der Krankheit zumindest verzögern. Eine moderne Therapiemöglichkeit sieht vor, die Brüche durch Zement zu stabilisieren, dessen Injektion über bildgebende Verfahren gesteuert wird. Vorbeugen können vor allem Frauen in den Wechseljahren: Durch eine Knochendichtemessung können sie ihr Risiko, an einer Osteoporose zu erkranken, schon frühzeitig einschätzen lassen und gezielt präventive Maßnahmen ergreifen.

**Was können Sie selbst tun?**
Eine Ernährung, die reich an Kalzium (Milchprodukte, grüne Gemüse, kalziumreiches Mineralwasser) und Vitamin D (Seefisch, Milch, Eier) ist, liefert die Hauptbausteine für ein stabiles Knochengerüst. Regelmäßige Bewegung – wegen der Bildung von Vitamin D durch Sonnenlicht vor allem im Freien – vermindert den Abbau von Muskel- und Knochenmasse.

## 7. Akute Verletzungen

### Prellungen und Zerrungen

**Wie kommt es zu Prellungen und Zerrungen?**
Das Steißbein, das verknöcherte untere Ende der Wirbelsäule, ist besonders anfällig für Prellungen. Zerrungen entstehen meist, wenn Muskeln, Bänder oder Sehnen durch eine plötzliche, heftige Bewegung, einen Sturz oder eine ungewohnte Belastung überdehnt werden.

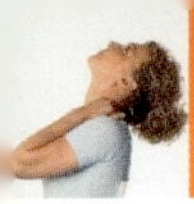



### Wie machen sich Prellungen und Zerrungen bemerkbar?

Eine Steißbeinprellung, etwa nach einem Sturz, ist äußerst schmerzhaft und häufig mit einer Schwellung und einem Bluterguss verbunden. Wie bei Prellungen im Rückenbereich auch helfen am besten Kältepackungen die Schmerzen zu lindern und das Gewebe wieder abschwellen zu lassen.

Schmerzen, die bei Zerrungen auftreten, werden durch den starken Zug an den Sehnenansatzpunkten, durch Schwellungen oder feine Risse in Bändern der Gelenkkapseln oder Muskelfasern hervorgerufen.

### Wann zum Arzt?

Bei einer starken Prellung oder Zerrung sollten Sie von einem Arzt abklären lassen, ob nicht eine schwerere Verletzung vorliegt (z. B. Knochenbruch).

### Was können Sie selbst tun?

Ein guter Schutz vor Zerrungen sind trainierte Muskeln und das sorgfältige Aufwärmen der Muskulatur vor jeder sportlichen Tätigkeit. Zerrungen suchen besonders jene Sportler heim, die unvorbereitet zu schnell loslegen.

## Schleudertrauma

### Wie kommt es zu einem Schleudertrauma?

Zu den sich erst spät auswirkenden Verletzungen zählt das Peitschenhieb-Syndrom, auch Schleudertrauma genannt. Es entsteht durch heftige, kurz aufeinanderfolgende Gegenbewegungen, zum Beispiel bei einem Auffahrunfall. Dabei kommt es zu einer Überdehnung der Hals- und Schultermuskeln sowie der Bänder, Sehnen und Gelenkkapseln.

### Wie macht sich ein Schleudertrauma bemerkbar?

Die Symptome eines Schleudertraumas reichen von einer leichten Bänderzerrung bis hin zu Kopfschmerzen, Übelkeit und Konzentrationsstörungen. Bei einem Aufprall wird die Wirbelsäule großen Kräften ausgesetzt, was sich noch Jahre später durch Funktionsstörungen bemerkbar machen kann. Oft entwickeln die Patienten auch scheinbar unerklärliche Beschwerden. In meiner Praxis habe ich Facettengelenkarthrosen von erheblichem Ausmaß auch noch nach Jahrzehnten beobachten können. Dies ist für die individuelle Schadensvergütung problematisch, da ein unmittelbarer Zusammenhang mit dem Unfall schwer nachzuweisen ist. Lassen Sie deshalb nach einem Unfall immer eine Röntgen- *und* eine Kernspinaufnahme machen. Im Kernspintomogramm werden nämlich auch kleinere Verletzungen sichtbar.

**Wann zum Arzt?**
Eine halbe Milliarde Euro Schaden entstehen den Krankenkassen durch diese Verletzung jährlich, ein Fünftel davon könnte vermieden werden, wenn frühzeitig eine Kernspintomografie zum Ausschluss von Blutungen oder sonstigen Verletzungen ausgeführt und mit einer krankengymnastischen Behandlung begonnen würde. Damit könnte nach wenigen Wochen eine Linderung der Schmerzen erreicht werden. Die Folgeschäden, die oft erst Jahrzehnte später auftreten, sind bis heute nicht beziffert.

Wichtige Faktoren bei Behandlung und Heilung sind Osteopathie und Krankengymnastik sowie Zuwendung, die der Patient erfährt. Ein Unfall kann seelische Traumata hinterlassen, die zu einer emotionalen Verspannung der Muskulatur führen kann. In der Folge kommt es zu Schonhaltungen und langfristig zu Arthrose, die auch Gutachter bis heute kaum berücksichtigen. Wichtig ist deshalb auch psychologische Betreuunng.

**Was können Sie selbst tun?**
Indem man seine gewohnten Alltagsaktivitäten wieder frühzeitig aufnimmt, kann man sich von den Schmerzen ablenken und so chronischen Beschwerden und der Ausbildung eines Schmerzgedächtnisses vorbeugen.

# 8. Gelenkschäden

## Iliosakralsyndrom

**Wie entsteht ein Iliosakralsyndrom?**
In der Kindheit ist das Iliosakralgelenk (Kreuzdarmbeingelenk) noch beweglich und flexibel, die Gelenkflächen sind glatt und gut geschmiert. Wenn ein Gelenk durch eine heftige Bewegung gedehnt wird, geht es nach einiger Zeit in die Normalstellung zurück. Während des Lebens bilden sich jedoch in den Gelenken immer mehr zum Teil schmerzhafte Verkalkungen. Erschütterungen oder Verschleiß können dazu führen, dass sich die Gelenkflächen stärker gegeneinander verschieben. Solche Verkantungen machen sich nicht immer bemerkbar, können aber zu einem Schiefstand des Beckens oder einer Arthrose führen. Häufig verbirgt sich hinter Schmerzen im unteren Rücken eine Verkantung des Iliosakralgelenks. Besonders oft betroffen sind Frauen nach einer Geburt, wenn sich die Bänder im Unterleib für den Geburtsvorgang lockern. Auch ein Unfall, eine unterschiedliche Beinlänge, eine Fehlhaltung der Wirbelsäule oder eine entzündlich-rheumatische Erkrankung kann die Ursache einer solchen Blockade sein.

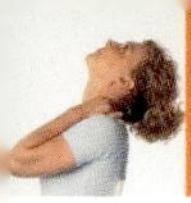



### Wie macht sich ein Iliosakralsyndrom bemerkbar?

Tief sitzende Schmerzen im Bereich des Kreuzbeins und der Leiste, beim Anheben des Beines oder nach längerem Sitzen, können auf ein Iliosakralsyndrom hinweisen. Typisch ist auch der Anlaufschmerz. Der meist einseitige Schmerz zieht sich vom Gesäß bis seitlich zum Unterschenkel, manchmal tritt er auch nur in der Wade auf.

### Wann zum Arzt?

Sollten Sie den Verdacht auf ein Iliosakralsyndrom haben, müssen Sie einen Arzt aufsuchen. Durch eine körperliche Untersuchung, gegebenenfalls durch Röntgen oder eine Kernspintomografie, kann der Befund abgesichert und eine andere Ursache für Rückenschmerzen ausgeschlossen werden.

### Was können Sie selbst tun?

Wenn Ihr Arzt ein Iliosakralsyndrom diagnostiziert hat, ist es zusätzlich zur Therapie wichtig, dass der Betroffene lernt, übermäßige Belastungen der Wirbelsäule durch eine richtige Körperhaltung und rückenschonende Bewegungen im Alltag zu vermeiden. Wichtig ist aber, dass Sie sich dennoch möglichst viel bewegen: Dehnen Sie das Gelenk und laufen Sie in den Schmerz hinein. Nach einiger Zeit wird er sich so bessern.

Im Laufe eines Lebens werden die Facettengelenke stark beansprucht: Auf ihnen ruht ein Viertel des Körpergewichts; mit dem Alter kann sich diese Last auf bis zu 70 Prozent erhöhen.

## Facettensyndrom (Spondylarthrose)

### Wie entsteht ein Facettensyndrom?

Im Laufe eines Lebens werden die Facettengelenke stark beansprucht: Auf ihnen ruht ein Viertel des Körpergewichts, und wenn die Bandscheiben dünner werden und die Muskulatur schrumpft, kann diese Last sich auf bis zu 70 Prozent erhöhen. Werden die Wirbelgelenke stark belastet oder beginnen sie, sich abzunutzen, verkanten sie sich. Ärzte sprechen dann vom »Facettensyndrom«. Es kommt zu Schmerzen. Die Muskeln reagieren, indem sie sich verspannen. Die häufigsten Ursachen für das Syndrom sind Verschleiß, Überlastung der Wirbelgelenke, ein Wirbelgleiten, Bewegungsmangel, Osteoporose, Osteochondrose und Übergewicht.

### Wie macht sich ein Facettensyndrom bemerkbar?

Plötzliche Blockaden, Muskelverspannungen und Rückenschmerzen können Symptome für ein Facettensyndrom sein. Eine genauere Untersuchung zeigt dann, dass die Nervenwurzeln – anders als beim Bandscheibenvorfall – nicht beteiligt sind, und auch die Schmerzausstrahlung ist anders.

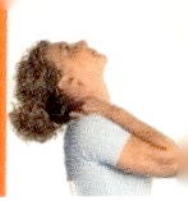

Am häufigsten tritt das Facettensyndrom im Bereich der Lendenwirbelsäule auf. Typisch sind diffus flächige Schmerzen lokal im Rücken, Gesäß oder Hals, die durch Druck ausgelöst oder verstärkt werden.

Wesentlich seltener ist ein Facettensyndrom im Bereich der Brustwirbelsäule oder der Halswirbelsäule mit Ausstrahlung der Schmerzen in die dort angrenzenden Bereiche Brustkorb beziehungsweise Arme und Schultern.

**Wann zum Arzt?**

Sollten Sie den Verdacht auf ein Facettensyndrom haben, müssen Sie einen Arzt aufsuchen, um den Befund abzusichern und andere Schmerzursachen auszuschließen. Dieser wird den Betroffenen auf jeden Fall zu regelmäßiger Bewegung ermutigen. Neben lokalen Injektionen mit Betäubungsmitteln, krankengymnastischen Übungen und Medikamenten können Wärmereize, Akupunktur, Entspannungsübungen oder auch die Mikrotherapie das Schmerzempfinden herabsetzen.

**Was können Sie selbst tun?**

Wenn Ihr Arzt ein Facettensyndrom diagnostiziert hat, ist es zusätzlich zur Therapie wichtig, dass der Betroffene in Bewegung bleibt. Schwerere Belastungen wie beispielsweise Gartenarbeit sollten Sie jedoch vermeiden. Hat der Patient kaum Schmerzen, kann er mit Physiotherapie und Rückenschule (ab Seite 148) beginnen, um die Muskulatur zu kräftigen.

Wenn der Rücken Probleme bereitet, sind oft auch angeborene Schäden die Ursache: Bei 10 Prozent der Deutschen weisen die Beine einen Längenunterschied von etwa einem Zentimeter auf.

## 9. Entwicklungsstörungen

Wenn der Rücken Probleme bereitet, sind immer wieder auch angeborene Schäden die Ursache. So haben zum Beispiel viele Menschen unterschiedlich lange Beine. Bei 10 Prozent der Deutschen weisen sie einen Längenunterschied von etwa einem Zentimeter auf. Die Wirbelsäule versucht, diese Schräglage durch eine entgegengesetzte Krümmung auszugleichen. In der Folge werden Wirbel, Gelenke, Muskeln, Bänder, Kapseln und Sehnen überdehnt, verkürzt, verspannt oder überbelastet oder sie verkümmern.

### Skoliose

**Wie entsteht eine Skoliose?**

Die genauen Mechanismen der Entstehung einer Wirbelsäulenfehlkrümmung sind nicht bekannt. Nur in etwa 15 Prozent aller Fälle kann eine konkrete Ursache ausgemacht werden. Zu diesen zählen zum Beispiel Rachitis

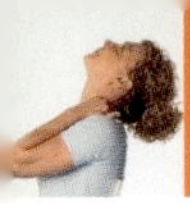



(Skelettveränderungen, die auf einem gestörten Vitamin-D-Stoffwechsel beruhen), Muskel- oder Bindegewebsschwächen, Lähmungen, Verletzungen oder Entzündungen. Vor allem während des Wirbelsäulenwachstums verschlechtert sich eine meist schon vorhandene skoliotische Fehlhaltung, und es bildet sich eine Skoliose heraus. Sind die Ursachen dafür nicht bekannt, sprechen Mediziner von einer idiopathischen Skoliose. Kann die Ursache ausgemacht werden und lässt sich dabei die Skoliose auf eine andere Erkrankung zurückführen, wird sie als sekundäre Skoliose bezeichnet.

### Wie macht sich eine Skoliose bemerkbar?

Diese Wachstumsstörung der Wirbelsäule tritt meist im Kindesalter auf und endet mit Abschluss der Pubertät. Etwa 2 bis 4 Prozent aller Jugendlichen sind betroffen, Mädchen viermal häufiger als Jungen. Kennzeichnend ist eine seitliche Verkrümmung der Wirbelsäule, wobei sich auch einzelne Wirbel verdrehen. Die betroffenen Bereiche der Wirbelsäule versteifen mit der Zeit. Eine Skoliose verursacht selten Schmerzen. Leichte Skoliosen werden erst entdeckt, wenn Abnutzungserscheinungen Rückenprobleme bereiten. Zunehmende Schmerzen rufen lediglich extreme Verkrümmungen hervor. Äußere Zeichen für eine Skoliose können sein:

- ungleich hohe Schultern oder Hüften
- seitlicher Rumpfüberhang
- herausstehendes Schulterblatt
- schräge Kopfhaltung
- ungerader Verlauf der Dornfortsatzreihe

### Wann zum Arzt?

Da eine leichte Form der Skoliose keine Beschwerden bereitet, wird sie meist nur zufällig entdeckt, etwa bei einer der Kinder- und Jugendvorsorgeuntersuchungen. Sollte in Ihrer Familie schon ein Fall von Skoliose bekannt sein, sollten Sie Ihren Kinderarzt darauf hinweisen, da die Erkrankung oftmals familiär gehäuft auftritt.

### Was können Sie selbst tun?

Bei leichten Formen genügt ein Training der Rückenmuskulatur: Ich empfehle tägliches Schwimmen oder Rudern (auf richtige Haltung achten) oder das Üben mit einem Fitnessgerät und natürlich meine vorbeugenden Rückenübungen (siehe ab Seite 42). In schwereren Fällen ist unter Umständen ein speziell angepasstes Korsett nötig oder sogar eine Operation angesagt.

Da eine leichte Form der Skoliose keine Beschwerden bereitet, wird sie meist nur zufällig entdeckt, etwa bei einer der Kinder- und Jugendvorsorgeuntersuchungen.

## Wirbelgleiten

Ob durch Verschleiß oder als angeborene Entwicklung: Meist ist es die Lendenwirbelsäule, die vom Wirbelgleiten betroffen ist.

Dann verschieben sich zwei Wirbel gegeneinander, hier hat sich der obere Wirbelkörper gegenüber dem unteren um ein Viertel vorgeneigt. Nur etwa die Hälfte der Betroffenen merkt überhaupt etwas von ihrem Leiden. Schmerzen entstehen erst, wenn dabei ein Nerv gereizt wird.

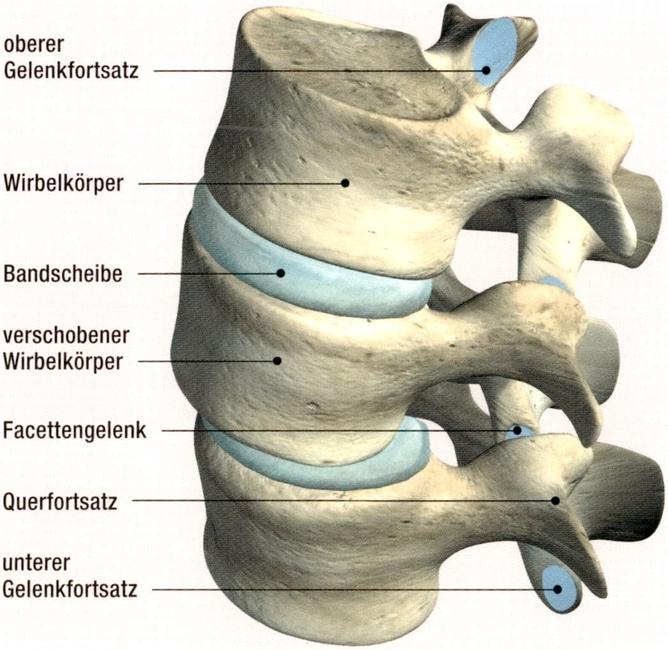


Wirbelgleiten

### Wie entsteht ein Wirbelgleiten?

Meist sind die unteren Lendenwirbel vom Wirbelgleiten (Listhesis) betroffen. Dabei verschieben sich zwei Wirbel gegeneinander, häufig rutscht der obere nach vorn über den unteren. Die betroffenen Wirbelgelenke sowie die Bandscheiben werden dadurch stark belastet. Bei der angeborenen Form, der sogenannten Spondylolisthesis, verwachsen Wirbelkörper und -bogen nicht richtig miteinander und werden nur durch Bänder und Sehnen zusammengehalten. Die »Pseudospondylolisthesis« entsteht hingegen durch Verschleiß. Dabei bilden sich durch wiederholte starke Belastungen Risse zwischen Wirbelkörper und -bogen. Aber auch überdehnte Bänder sowie ein extremes Hohlkreuz können die Entstehung von Gleitwirbeln fördern.

### Wie macht sich ein Wirbelgleiten bemerkbar?

Es kann zu Verspannungen und, wenn der verschobene Wirbel einen Nerv dehnt oder einengt, zu Nervenreizungen oder -ausfallerscheinungen kommen. Eine starke, gut trainierte Muskulatur kann die Gleitwirbel stabil halten, und es müssen keinerlei Beschwerden auftreten.

**Wann zum Arzt?**

Bei länger andauernden Rückenschmerzen werden Sie einen Arzt aufsuchen, der versuchen wird, die Ursache für die Beschwerden zu finden. Sollte er ein Wirbelgleiten bei Ihnen feststellen, wird er entsprechende Behandlungsempfehlungen geben (zum Beispiel Muskeltraining an speziellen Kraftgeräten, Mikrotherapie). Nur in sehr schweren Fällen, wenn der Wirbel auf Nerven drückt, muss eventuell operiert werden.

**Was können Sie selbst tun?**

In den meisten Fällen genügt es, die Rückenmuskulatur durch gezieltes, tägliches Training zu stärken (z.B. mit dem vorbeugenden Rückenprogramm, siehe Seite 42), um die gleitenden Wirbel an ihrem Platz zu halten.

## Morbus Scheuermann

**Wie entsteht Morbus Scheuermann?**

Die Scheuermann-Krankheit tritt vornehmlich in der Pubertät auf, Jungen erkranken häufiger daran als Mädchen. Bei dieser Erkrankung ist die Entwicklung der bandscheibennahen Oberflächen der Wirbelkörper, meist der Brustwirbel, gestört. Ein kleiner Teil des Knochens stirbt ab, die Endplatten der Wirbel verändern sich und brechen ein. Die Bandscheiben drücken nach oben oder unten in das Gewebe, sodass die Wirbel dauerhaft ihre Form verändern. Es können sich sogenannte Keilwirbel entwickeln, die vorn flacher sind als hinten.

Die genauen Ursachen der Krankheit sind noch nicht erforscht. Es wird jedoch vermutet, dass eine angeborene Veranlagung bei der Entwicklung des Morbus Scheuermann eine Rolle spielt. Eine schlechte Körperhaltung, zum Beispiel das lange Sitzen mit nach vorn gebeugtem Oberkörper, kann dann die Erkrankung akut auslösen.

**Wie macht sich Morbus Scheuermann bemerkbar?**

Durch die Veränderung der Wirbel verstärkt sich die natürliche Krümmung der Brustwirbelsäule nach hinten (Kyphose), und die Betroffenen können im Laufe der Zeit einen Rundrücken entwickeln. In seltenen Fällen kann es sogar zur Ausbildung eines »Buckels« kommen. Auch wenn die Erkrankung meist mit Ende der Wachstumsphase von allein zum Stillstand kommt, bleibt die Brustwirbelsäule immer wieder einmal druck- und schmerzempfindlich.

Morbus Scheuermann kann auch im Lendenwirbelbereich auftreten, ruft dort aber meist keine Symptome hervor und bleibt deshalb unentdeckt.

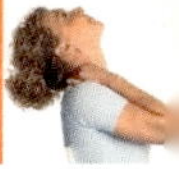

**Wann zum Arzt?**
Beschwerden treten auch in schwereren Fällen nicht unbedingt auf, weshalb die Krankheit oft zufällig beim Röntgen des Brustkorbs entdeckt wird. Falls die Erkrankung schon bekannt ist, kann man Spätschäden im Erwachsenenalter durch muskelkräftigendes Rückentraining vorbeugen.

**Was können Sie selbst tun?**
Mithilfe von Krankengymnastik und Übungen zur Stärkung der Rumpfmuskulatur kann der starken Krümmung der Brustwirbelsäule entgegengewirkt werden. Entscheidend ist es außerdem, Fehlbelastungen wie stundenlanges gebeugtes Sitzen zu vermeiden. Als Sportarten eignen sich zum Beispiel Schwimmen, Gymnastik oder Walking. Verzichten sollten Sie hingegen auf alle Sportarten, bei denen die Wirbelsäule starkem Druck ausgesetzt ist, zum Beispiel Kraft- und Kampfsport, Turnen, Rennradfahren oder Ballsport.

## 10. Infektionen

**Wie kommt es zu einer Infektion?**
In seltenen Fällen können Bakterien oder Viren eine Entzündung der Wirbel oder Bandscheiben hervorrufen und so auch Auslöser von Rückenschmerzen sein. Ein Beispiel ist die von Zecken übertragene Lyme-Borreliose, aber auch unsaubere oder fehlerhaft ausgeführte Injektionen können Ursache einer Infektion sein. Leider sehen wir Radiologen wieder öfter Abszesse an Knochen und Gelenken, die durch die weltweit zunehmende Tuberkulose hervorgerufen werden. Äußerst selten kann auch bei einer Wirbelsäulenoperation oder durch lokale Injektionsbehandlung eine Infektion entstehen.

**Wie machen sich Infektionen bemerkbar?**
Die Entzündung kann zum Teil starke Schmerzen verursachen.

**Wann zum Arzt?**
Unerklärliche Schmerzen erfordern einen ärztlichen Befund. Bildet sich um die Stelle eines Zeckenbisses eine Rötung, sollten Sie von einem Arzt eine Borreliose-Infektion ausschließen oder gegebenenfalls antibiotisch behandeln lassen. Dadurch können Sie Spätschäden vermeiden.

**Was können Sie selbst tun?**
Hier hilft nur eines: Ruhe bewahren und den ärztlichen Anweisungen folgen.

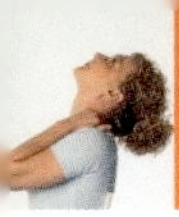



# Akut-Hilfe für zu Hause

Plötzlich ist er da, wie ein Blitz schießt der Schmerz in den Rücken; schon die geringste Bewegung scheint den Körper zu lähmen, nichts zählt mehr außer dem Wunsch, die Pein zu beenden. Das Wissen, dass 90 Prozent aller akuten Rückenschmerzen innerhalb von vier bis sechs Wochen heilen, hilft in solchen Momenten wenig. Die meisten denken gleich an Querschnittslähmung oder Operation. Doch 95 Prozent der Rückenschmerzen werden nicht durch einen Bandscheibenvorfall ausgelöst. Das ist immerhin beruhigend.

Ich möchte Ihnen auf den nachfolgenden Seiten einige Methoden zur Selbsthilfe für den Akutfall vorstellen, die sich besonders für die Anwendung zu Hause eignen. Ziel aller Soforthilfemaßnahmen ist es, dass Sie beweglich bleiben oder es möglichst rasch wieder werden.

### Liegen

Wenn Sie sehr starke Schmerzen haben und bewegungsunfähig sind, versuchen Sie, in einer schmerzfreien Position zur Ruhe zu kommen. Die vorgeschlagenen Lagerungsarten haben alle denselben Zweck: Sie mindern den Druck auf die Bandscheiben und entlasten Nerven und Knorpel in den Wirbelgelenken. Doch vergessen Sie nicht: Liegen ist keine Dauerlösung!

Ziel aller Soforthilfemaßnahmen ist es, dass Sie beweglich bleiben oder es möglichst rasch wieder werden.

- **Stufenlagerung:** Legen Sie sich mit dem Rücken auf eine feste Unterlage, lagern Sie Ihre Unterschenkel je nach den Beschwerden auf eine Knierolle, einen Koffer, einen Schaumstoffwürfel (aus dem Sanitätshandel) oder alternativ auf die Sitzfläche eines Stuhls. Besonders gut entspannen können sich die Rückenmuskeln in der erhöhten Lagerung der Beine mit einem 90-Grad-Winkel in Hüft- und Kniegelenken. Der Bandscheibendruck wird dann minimiert und gleichmäßig verteilt.
- **Rückenlage:** Legen Sie sich auf den Rücken, unterstützen Sie Kopf und Halswirbelsäule mit einem zusammengerollten Handtuch. Die Knie werden mit einem zusammengerollten Kissen oder einer Knierolle unterlagert – so bildet sich kein Hohlkreuz, und die Lendenwirbelsäule mit ihren angrenzenden Strukturen (Nerven, Muskeln) wird entlastet.
- **Seitenlage:** Diese Position empfiehlt sich insbesondere, wenn Sie einseitige Rückenschmerzen haben. Legen Sie sich seitlich auf den Boden oder das Bett, die schmerzfreie Seite ist unten. Winkeln Sie Ihre Beine nun in Knie und Hüfte leicht an. Der Kopf ruht auf dem Unterarm oder auf

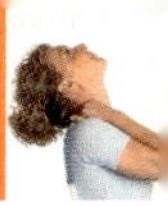

einem flachen Kissen. Damit das obere Knie nicht nach innen fällt und es zu Verdrehungen der Wirbelsäule kommt, können Sie zur Unterstützung ein Kissen zwischen die Knie klemmen.

### Richtiges Atmen

Versuchen Sie, den Schmerz »wegzuhecheln« oder stockt Ihnen der Atem? Dadurch verspannt sich Ihr Körper noch mehr. Denn schnelles Atmen mithilfe der Brustmuskeln, wobei die Schultern nach oben gezogen werden, führt zu weiterer Anspannung und zu noch mehr Stress. Alle gängigen asiatischen Bewegungslehren – Qigong, Tai-Chi und Yoga – arbeiten mit Atemtechniken, die darauf beruhen, dass beim Atmen der Brustkorb möglichst ruhig bleibt und sich die Bauchdecke hebt und senkt. Die folgenden Atemübungen können Sie ganz einfach zwischendurch ausführen:

- Nehmen Sie eine möglichst bequeme Haltung ein.
- Legen Sie Ihre Hände übereinander auf den Bauchnabel. Stellen Sie sich vor, dass sich ein großer Schwamm in Ihrem Unterbauch befindet.
- Atmen Sie tief und regelmäßig ein – Sauerstoff strömt in den Schwamm.
- Spüren Sie, wie sich beim Ausatmen der Schwamm leert. Stellen Sie sich vor, wie beim Ausatmen die Verspannung Ihren Körper verlässt.

Oder versuchen Sie, gezielt in die schmerzende Region hineinzuatmen: Lassen Sie dazu Ihre Gedanken in den Schmerz wandern und atmen Sie ganz bewusst und langsam dort hinein.

### Kälte

Akute Rückenschmerzen sprechen oft gut auf Kälte an, da Kälte die Stoffwechselaktivität verringert und ab einem Temperaturbereich von etwa minus 20 °C auch die Schmerzweiterleitung blockiert. Nicht geeignet ist Kälte allerdings bei Durchblutungs- und Stoffwechselstörungen im Gewebe sowie bei Kälteallergien!

- **Gel- oder Eispackung:** Zerstoßenes Eis im Gefrierbeutel eignet sich ebenso wie irgendein Tiefkühlprodukt oder gelhaltige Packungen aus der Apotheke. Alle Packungen werden in ein trockenes, dickes Tuch gewickelt. Um Entzündungen zu lindern, ist ein Temperaturbereich von 10 bis 15 °C ideal. Wärmen Sie die Packung vor dem Auflegen dann etwas bei Raumtemperatur an; die optimale Temperatur liegt vor, wenn die Packung als angenehm empfunden wird. Sollen Entzündungen abklingen, kann die Anwendung 20 bis 30 Minuten dauern. Zur reinen Schmerzlinderung sind kältere Auflagen von 1 bis 3 Minuten mehrmals täglich sinnvoll.

- **Geeistes Kirschkernkissen:** Das Kissen (aus dem Sanitätshandel) wird etwa 2 Stunden bei etwa minus 20 °C ins Eisfach gelegt. Bis zu 45 Minuten gibt es nach dem Herausnehmen Kälte ab. Die trockene Kälte ist den meisten angenehmer als nasses Eis.

### Wärme

Wenn Kälte bei akutem Schmerz nicht hilft, so können Sie es mit Wärme versuchen: Denn Wärme entspannt, fördert die Durchblutung und lindert Schmerzen, schmerzverursachende Ablagerungen können leichter abtransportiert werden. Sie hilft meist bei chronischem Schmerz.

**Vorsicht:** Bei Entzündungen durch Erreger ist Wärme nicht angesagt!

- **Wärmflasche:** Füllen Sie eine Wärmflasche halb, die noch enthaltene Luft streichen Sie Richtung Flaschenhals aus – so kann sich die Wärmflasche optimal Ihrer Körperform anpassen. Legen Sie sie in ein Handtuch gewickelt auf die Schmerzzone.
- **Infrarotlampe:** Bestrahlen Sie die schmerzende Stelle aus 30 Zentimeter Entfernung, dabei stellt ein Gerät ab 150 Watt eine effektive Wärmequelle dar. Lassen Sie die Wärme etwa 20 Minuten auf sich wirken.
- **Kirschkernsack:** Im Backofen erwärmen Sie ein Kirschkernsäckchen auf etwa 120 °C – mit dieser Temperatur kann es direkt auf die Haut gelegt werden. Mögen Sie es gerne wärmer (nicht mehr als 160 °C), muss ein dünnes Tuch als Puffer zwischen Haut und Kissen liegen. Nach etwa 40 Minuten ist die Wärme abgegeben.
- **Wärmende Salben**, Cremes oder Pflaster: Sie regen die Durchblutung an und wirken schmerzlindernd. Vielfach genutzt wird hier vor allem das ABC-Pflaster, das Cayennepfeffer-Extrakte enthält. Wenden Sie es nicht auf Schleimhäuten, offenen Wunden, erkrankten Hautstellen oder bei Allergien gegen den Wirkstoff Capsaicin an! Reinigen Sie sich nach dem Auftragen gründlich die Hände, denn die Wirkstoffe dürfen nicht ins Auge gelangen. Das ABC-Pflaster schneidet man auf die passende Größe zu und klebt es auf die schmerzende Stelle. Es sollte täglich gewechselt werden. Wer nach der Pflasterentfernung duschen möchte, sollte die Wassertemperatur nicht zu heiß stellen, weil sich die verbleibenden Wirkstoffe erhitzen und Hautschädigungen auftreten können.

### Muskelentspannende Bäder

Warme Bäder fördern die Muskelentspannung, Badezusätze (wie Rosmarin-Extrakt) verstärken die Wirkung noch, da sie die Durchblutung fördern und

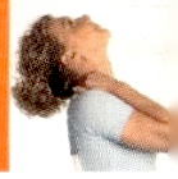

Schmerzen lindern. Wenn Sie unter Hautverletzungen, akuten Hautkrankheiten, schweren fieberhaften und infektiösen Erkrankungen sowie Herz-Kreislauf-Beschwerden leiden, sind Bäder nicht empfehlenswert.

### Massage und Einreibung

Eine Massage des Schmerzpunktes mit Fingerkuppen oder Daumenballen wirkt krampflösend. Am besten massiert der Partner langsam kreisend oder sanft knetend die betroffene Stelle. Bei zunehmendem Schmerz muss allerdings der Druck reduziert oder die Massage abgebrochen werden. Halten Sie nach der Behandlung die betroffene Stelle warm. Körperöle oder Salben verstärken die Wirkung der Massage und beruhigen die Nerven.

Ganz anders funktioniert die Triggerpunktmassage. Sie setzt in der Regel nicht an den Schmerzpunkten, sondern an den mit ihnen in Verbindung stehenden Triggerpunkten an (siehe Seite 174).

### Schmerzstillende Salben

Capsaicin-, Campher-, Diclofenac-, Ibuprofen-, Piroxicam- und Salicylsäure-haltige Verbindungen werden als Salbe, Gel, Creme, Lösung oder Spray direkt auf die betroffene Stelle aufgetragen. Die Einreibungen erfolgen drei- bis viermal täglich, allerdings nie auf offenen Wunden, entzündeten Hautstellen oder Schleimhäuten. Achten Sie darauf, dass nichts ins Auge gelangt!

### Schmerzmittel

Nehmen Sie nur leichte Schmerzmedikamente ein, die rezeptfrei in der Apotheke erhältlich sind. Diese Selbstmedikation ist etwa drei Tage vertretbar. Bessern sich dann die Schmerzen nicht, sollten Sie einen Arzt zu Rate ziehen.

- **Teufelskrallen-Extrakte:** Die Wurzeln dieser Pflanze (Harpagophytum procumbens) wirken entzündungslindernd und schmerzsenkend. Nicht in der Schwangerschaft oder bei Blutungsneigungen einnehmen.
- **Acetylsalicylsäure (ASS):** Dieser Klassiker unter den Schmerzmitteln wirkt entzündungshemmend, schmerzlindernd, fiebersenkend und blutverdünnend. Die Tabletten sollen mit Wasser getrunken oder zu einer Mahlzeit eingenommen werden; so sind sie besser magenverträglich. Nicht bei ASS-Allergie und für Kinder unter 14 Jahren.
- **Ibuprofen:** Dieser Wirkstoff hat eine ähnliche Wirkung wie ASS.
- **Paracetamol** ist bei nicht entzündungsbedingten Schmerzen das Mittel der Wahl. Es wirkt sich zwar nicht wie ASS negativ auf den Magen aus, kann auf Dauer aber Leber und Nieren schädigen.

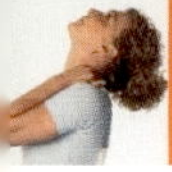



# Die Triggerpunktmassage mit einem Tennis- oder Golfball

Diese Form einer sanften Massage hilft, bestimmte lokale schmerzhafte Muskelverhärtungen, sogenannte Triggerpunkte (siehe Seite 19), auf einfache Weise zu beseitigen. Anders als bei Myogelosen (siehe Seite 152) strahlt der Schmerz hier typischerweise in die Umgebung oder sogar in weiter entfernte Körperbereiche aus. Von allein lösen sich Muskelverspannungen in der Regel nicht, sie müssen also behandelt werden. Die Therapeuten üben für den Spannungsausgleich im Muskel einen Druck mit der Hand aus oder mit einem Stab, sie wenden Akupunkturnadeln oder Spritzen (Neuraltherapie) an: Gegen diejenigen Triggerpunkte, die besonders häufig auftreten und die zudem an der Körperoberfläche liegen, hilft jedoch schon die nachfolgend geschilderte Massage mit einem Tennis- oder Golfball. Alle weiteren Triggerpunkte, die ich hier nicht aufführe, erfordern allerdings professionelle Hilfe.

**Wann ist eine Triggerpunktmassage angesagt?**

Triggerpunktmassagen sind sinnvoll, wenn Sie anhaltende, dumpfe und ziehende Schmerzen im Rücken und den angrenzenden Muskelpartien haben, die in ein größeres Gewebegebiet ausstrahlen. Keinesfalls anwenden sollten Sie eine Triggerpunktmassage bei akuten Nerven- oder Hautreizungen, einem Übermaß an Schmerzempfinden oder einem Ischiasleiden. Wer Blutverdünnungsmittel (z.B. Marcumar) einnimmt oder zu Blutergüssen oder Krampfadern neigt, sollte die Anwendung zuvor mit seinem Arzt absprechen.

**So führen Sie die Triggerpunktmassage durch**

Suchen Sie sich auf den Abbildungen (auf Seite 176 und 177) diejenigen Schmerzgebiete heraus, die Ihren Beschwerden am ehesten entsprechen. Das heißt: Probieren Sie aus, in welcher Position sich die Schmerzen am meisten verringern. Gehen Sie dann in die angegebene Ausgangsposition und platzieren Sie einen Tennis- oder Golfball am jeweiligen Triggerpunkt. Bleiben Sie 20 bis 30 Sekunden in dieser Position, Ihr Körpergewicht drückt Sie dabei auf den Ball. Sie können den Druck nun verstärken, indem Sie die betroffene Muskulatur anspannen, das heißt den Körper aktiv gegen den Ball drücken. Hat sich die Schmerzsituation schon verbessert? Spüren

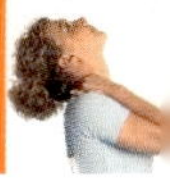

### Die Triggerpunkte unseres Rückens

Die Triggerpunkte sitzen meist an sensiblen Stellen, wo Muskeln, Nerven und Gefäße zusammenlaufen. Wie viele andere Rückenschmerzen sind auch Triggerpunkte die Folge eines muskulären Ungleichgewichts oder auch einer gestörten Gelenkmechanik (z. B. bei Gelenkblockaden oder -verschleiß).

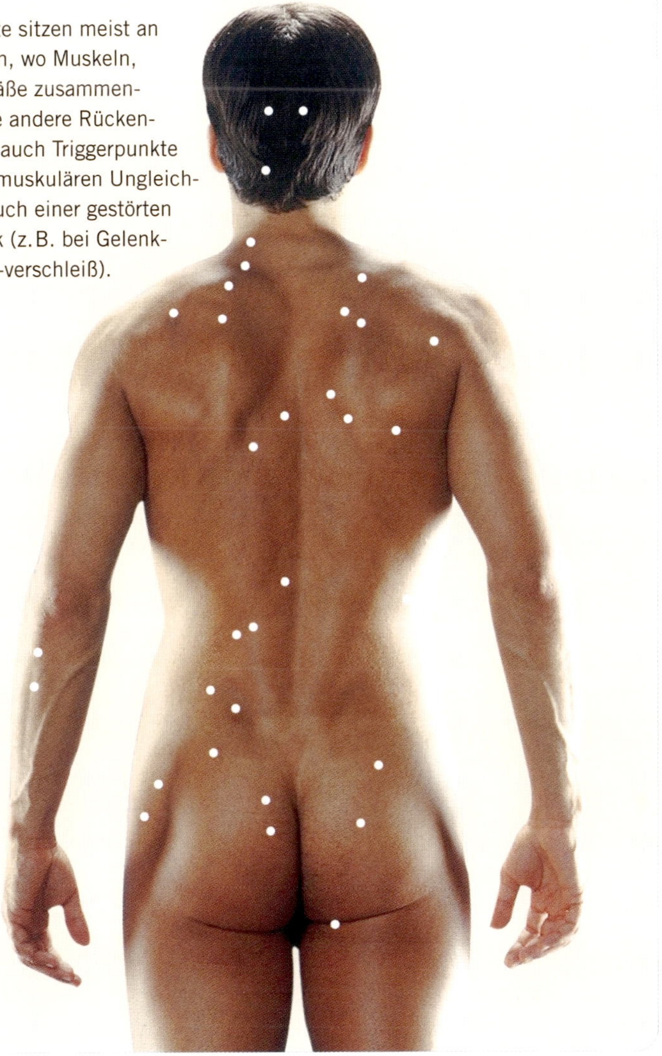

Sie in Ihren Körper hinein und wiederholen Sie den Vorgang mehrmals, bis sich der ausstrahlende Schmerz verringert oder eventuell sogar aufhört. **Wichtig:** Brechen Sie die Triggerpunktmassage sofort ab, wenn sich die bisherigen Schmerzen verstärken. Ein Arzt oder Therapeut sollte in diesem Fall die Schmerzursachen abklären, um festzustellen, ob hinter den Schmerzen ein entzündeter oder gereizter Nerv steckt.

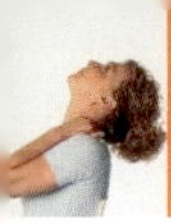



## Triggerpunkte des großen Gesäßmuskels

Dieser zu den Hüftmuskeln gehörende Skelettmuskel stabilisiert und streckt den Oberschenkel und verhindert ein Kippen des Beckens nach vorn. Schmerzen in den Triggerpunkten dieses Muskels strahlen weit ins Gesäß bis hinten in den Oberschenkel aus.

Für die Triggerpunktmassage legen Sie sich auf den Rücken, beide Beine sind etwa eineinhalb Fußlängen vom Gesäß entfernt aufgestellt. Die Kniegelenke sollten dann etwa rechtwinklig gebeugt sein. Die Fußspitzen zeigen nach vorn, beide Fußflächen berühren vollständig den Boden.

Platzieren Sie nun den Tennis- oder Golfball so auf den Triggerpunkten des Gesäßes, wie in den Abbildungen rechts angegeben. Bleiben Sie 20 bis 30 Sekunden in dieser Position, Ihr Körpergewicht drückt Sie dabei auf den Ball. Wiederholen Sie den Vorgang so oft, bis sich der ausstrahlende Schmerz verringert oder sogar ganz aufhört.

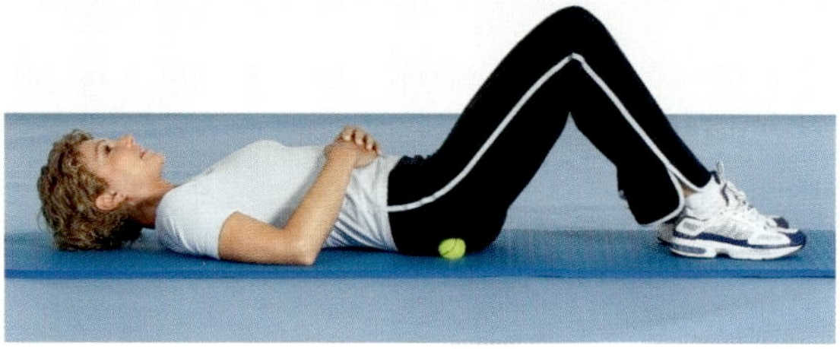

**Das Schmerzgebiet der Triggerpunkte**

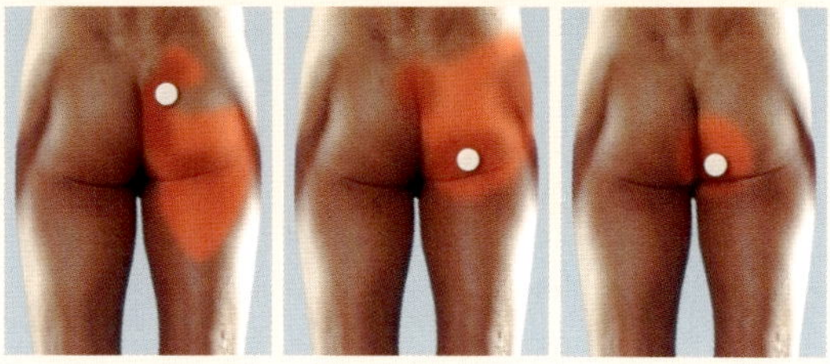

## Triggerpunkte des mittleren Gesäßmuskels

Der mittlere Gesäßmuskel, der fast vollständig unter dem großen Gesäßmuskel liegt, ist besonders wichtig beim Gehen, wo er das Abkippen des Beckens verhindert. Schmerzen auf seinen Triggerpunkten können weit in das Gesäß bis in den unteren Rückenbereich ausstrahlen.

Für die Triggerpunktmassage legen Sie sich wieder auf den Rücken, Ihre Füße sind so aufgestellt, dass die Kniegelenke rechtwinklig gebeugt sind.

Platzieren Sie nun den Tennis- oder Golfball so auf den Triggerpunkten des Gesäßes, wie in den Abbildungen rechts angegeben. Bleiben Sie auch hier 20 bis 30 Sekunden in dieser Position, Ihr Körpergewicht drückt Sie dabei auf den Ball. Wiederholen Sie den Vorgang so oft, bis sich der ausstrahlende Schmerz verringert oder sogar ganz aufhört.

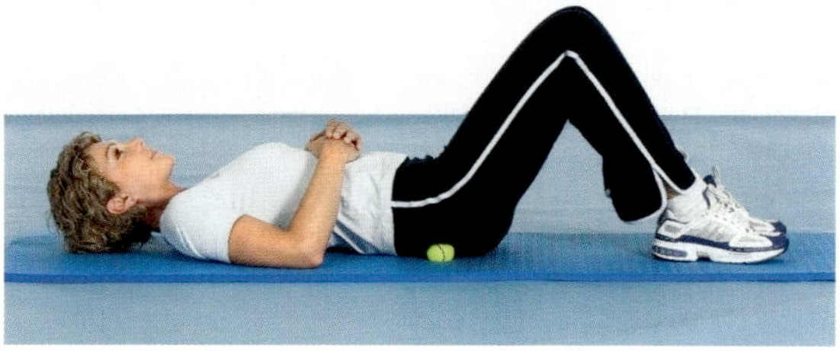

**Das Schmerzgebiet der Triggerpunkte**

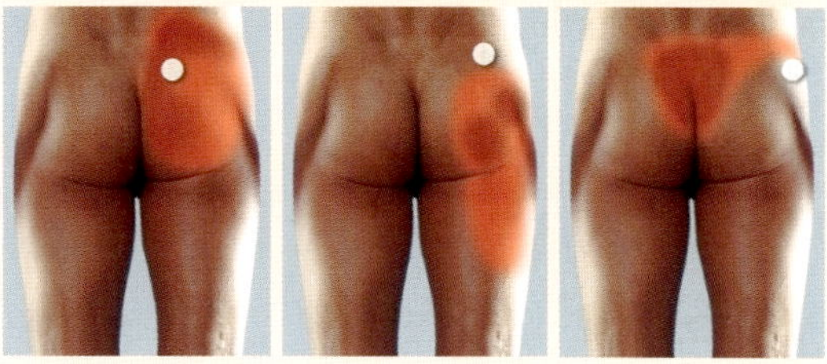

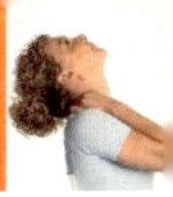

# Triggerpunkte des kleinen Gesäßmuskels

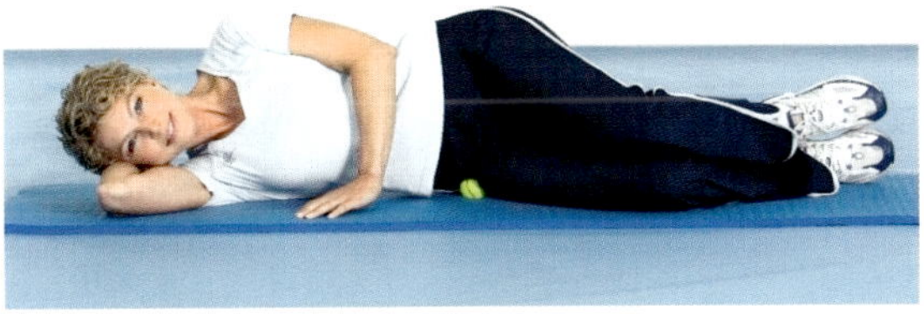

Das Schmerzgebiet der Triggerpunkte

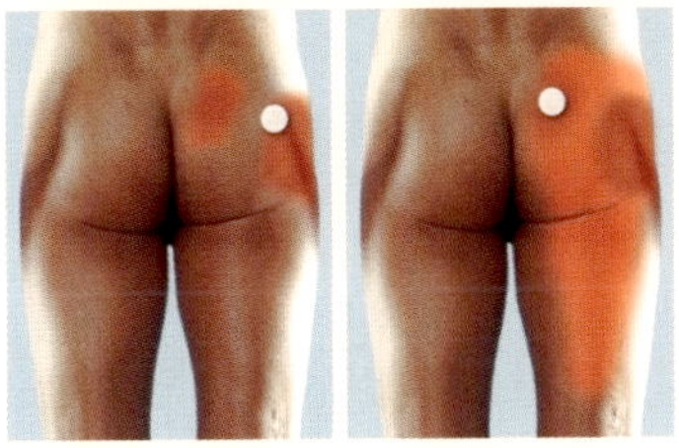

Der kleine Gesäßmuskel, der unter dem mittleren Gesäßmuskel liegt, ist ein weiterer Beckenstabilisator. An der Innenseite des Beckens bis zum Ansatz des Oberschenkels verläuft zudem der birnenförmige Muskel. Schmerzen an diesen Triggerpunkten strahlen weit ins Gesäß bis hinten am Oberschenkel aus.

Um die Triggerpunkte dieser beiden Muskeln anzusprechen, begeben Sie sich in die Seitenlage. Der Kopf liegt auf dem unteren Arm. Beugen Sie die Kniegelenke. Mit dem oberen Arm stabilisieren Sie diese Position. Wenn es Ihnen angenehmer ist, können Sie in der Hüfte leicht gebeugt liegen. Wichtig ist jedoch, dass Ihr Becken senkrecht zum Boden liegt.

Platzieren Sie nun den Tennis- oder Golfball so auf den Triggerpunkten, wie in den Abbildungen links angegeben. Bleiben Sie 20 bis 30 Sekunden in dieser Position. Wiederholen Sie dies so oft, bis sich der ausstrahlende Schmerz verringert oder ganz aufhört.

# Triggerpunkte der Multifidi

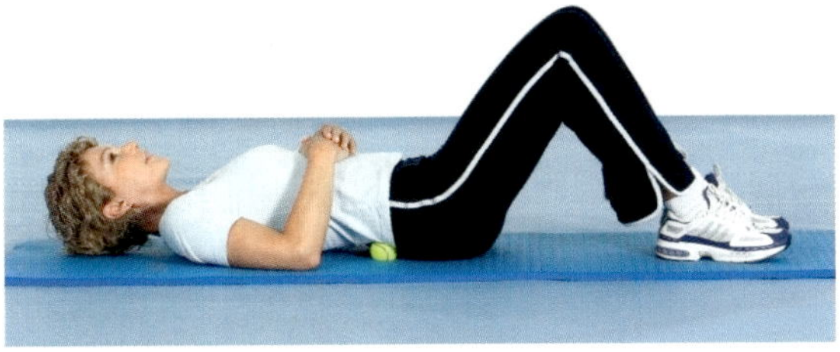

Das Schmerzgebiet der Triggerpunkte

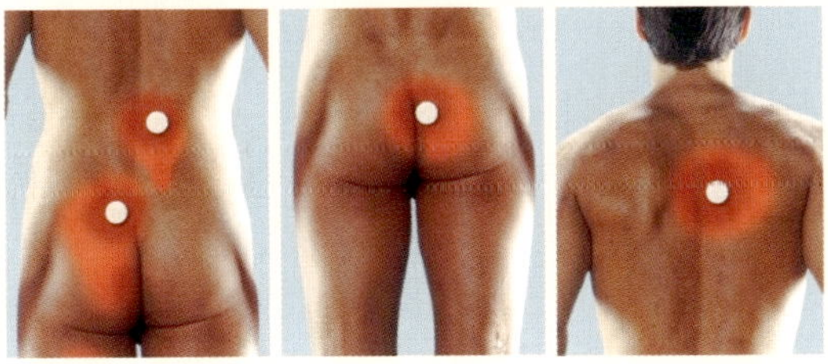

Sowohl für die Drehung als auch für die Seitneigung und Streckung der Wirbelsäule ist die Muskelgruppe der Multifidi wichtig. Hier geht es darum, lediglich die wichtigsten Ihrer Triggerpunkte zu aktivieren:

Diese Triggerpunkte sprechen Sie an, indem Sie sich auf den Rücken legen und beide Beine etwa eineinhalb Fußlängen vom Gesäß entfernt aufstellen. Die Fußspitzen zeigen nach vorn, beide Fußflächen berühren vollständig den Boden.

Platzieren Sie nun den Tennis- oder Golfball so auf den Triggerpunkt, wie in den Abbildungen links angegeben: im Bereich der Brustwirbelsäule, in der Kreuzdarmbeingegend und im Bereich der oberen Lendenwirbel (Lendenwirbel 2, siehe Seite 13). Bleiben Sie 20 bis 30 Sekunden in dieser Position. Wiederholen Sie den Vorgang so oft, bis sich der ausstrahlende Schmerz verringert oder ganz aufhört.

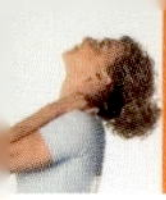



# Die Halswirbelsäulen-therapie unterstützen

Sie benötigen:

- Stuhl
- Gymnastikmatte
- Tisch
- Theraband

Das Programm zur Begleitung von Halswirbelsäulentherapien beginnt mit einer **Aufwärmübung**, die die gesamte Wirbelsäule zunächst aus einer gesicherten Sitzposition heraus beugen und strecken soll und somit auf die folgenden Übungen vorbereiten soll. Dabei wirkt die Übung nicht nur auf Gelenke und Muskeln, sondern stimmt auch geistig auf das Training ein.

Die **Kräftigungsübungen** berücksichtigen alle alltagsrelevanten Hauptbewegungsrichtungen. Da die Halswirbelsäule von der Brust- und Lendenwirbelsäule getragen wird, resultieren Probleme im Bereich der Halswirbelsäule häufig aus Fehlfunktionen an der Basis – also an der Brust- und Lendenwirbelsäule. Bei den Übungen für die Halswirbelsäule wird deshalb ganz besonders auf eine gesicherte Ausgangsposition geachtet, sodass Defizite der Brust- und/oder Lendwirbelsäulenstrukturen die trainierte Muskulatur nicht weiter belasten. **Vorsicht:** Bei den Übungen beziehungsweise Levels, bei denen sich der Kopf sichtbar bewegt (also nicht die isometrischen Varianten) ist darauf zu achten, den Bewegungsspielraum nicht maximal auszuschöpfen (keinesfalls weiter, als bei den Übungen angegeben). Dies gilt insbesondere bei den **Mobilisationsübungen**, denn die größeren Bewegungen des Kopfes hierbei können sich auch auf das Gleichgewichtsorgan auswirken, das sich im Innenohr befindet. Wird dessen Funktion beeinträchtigt, können Schwindel und Gleichgewichtsstörungen die Folge sein.

## Der Trainingsablauf auf einen Blick

| Übungsart | Übung im Trainingszirkel | Wie lange oder wie häufig? | Anzahl Zirkelrunden |
|---|---|---|---|
| 1. Aufwärmen | Einrollen im Sitzen | 9-mal zu Beginn des Trainings | |
| 2. Kräftigung | Streckung der Halswirbelsäule | 12-mal pro Zirkel | Senioren: 2 Runden |
| | Beugung gegen Widerstand | 12-mal pro Zirkel | |
| | Seitneigung der Halswirbelsäule | 12-mal je Seite pro Zirkel | Untrainierte: 3 Runden |
| | Rotation des Kopfes | 12-mal je Seite pro Zirkel | |
| 3. Mobilisation | Dehnung nach hinten | 10-mal am Ende des Trainings | Trainierte: 3 Runden |
| | Beugung im Sitzen | 10-mal am Ende des Trainings | |
| | Seitliche Dehnung | 4-mal am Ende des Trainings | |

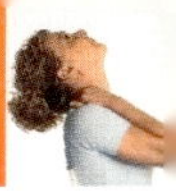

# Einrollen im Sitzen

## Aufwärmen

Diese Übung verbessert die Beweglichkeit Ihrer Wirbelsäule und Ihres gesamten Rückens, besonders bei Beugebewegungen. Das langsame und gleichmäßige Einrollen des Oberkörpers nach vorn dehnt alle geraden Muskeln Ihrer Körperrückseite. Gleichzeitig werden durch das langsame Aufrichten des Oberkörpers die geraden Rückenmuskeln gekräftigt.

**9-mal zu Beginn des Zirkeltrainings**

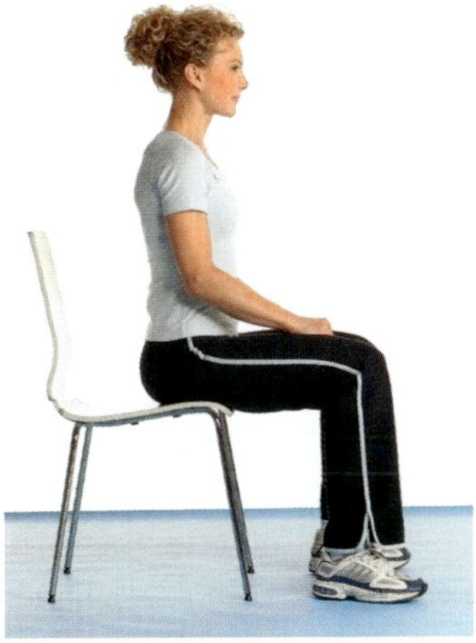

**Ausgangsposition:** Setzen Sie sich aufrecht auf das vordere Drittel eines Stuhls. Die Beine sind hüftbreit auseinander. Die Füße stehen flach auf dem Boden, die Fußspitzen zeigen leicht nach außen. Der Kopf ist gerade in Verlängerung der Wirbelsäule mit Blick nach vorn. Die Hände liegen auf den Oberschenkeln.

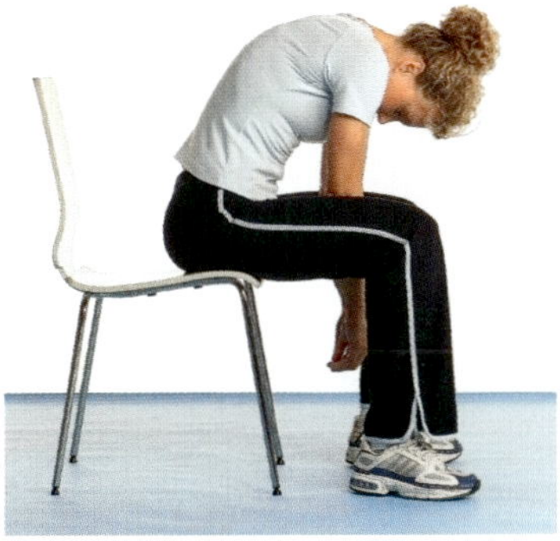

**Bewegung:** Rollen Sie zuerst Ihren Kopf und dann Ihre Halswirbelsäule ein, ziehen Sie dazu Ihr Kinn auf die Brust. Führen Sie die Bewegung langsam und gleichmäßig aus. Nach dem Kopf rollen Sie Ihren Oberkörper Segment für Segment ein. Lassen Sie die Arme nun locker zwischen den Beinen herunterhängen.

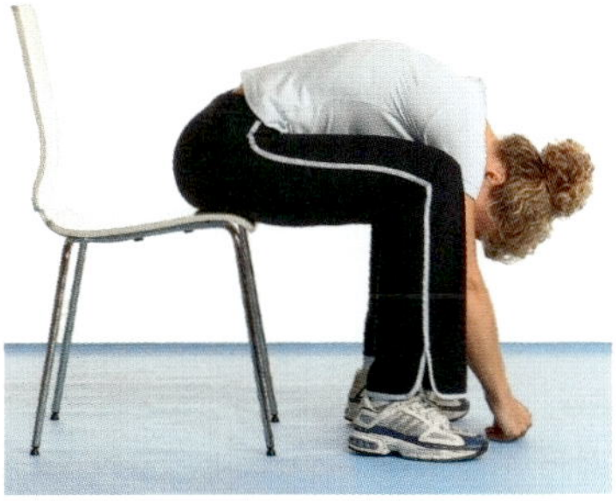

**Endposition:** Rollen Sie Ihren Oberkörper so weit wie möglich weiter ein. Er ruht jetzt auf Ihren Oberschenkeln, der Kopf und die Arme hängen locker zwischen den Beinen herab. Halten Sie diese Position 3 bis 5 Sekunden und richten Sie den Oberkörper dann langsam wieder auf. Wiederholen Sie die gesamte Bewegung achtmal.

# Streckung der Halswirbelsäule

## Kräftigung

Mit der Übung kräftigen Sie in unterschiedlichen Intensitätsgraden die Muskulatur, die die Halswirbelsäule streckt. Gleichzeitig stärken Sie die gesamte hintere Muskelkette und stabilisieren so die Wirbelsäule. Die Übung ist besonders geeignet, wenn Sie unter einem Rundrücken leiden.

### Level 1

**12-mal pro Zirkel**

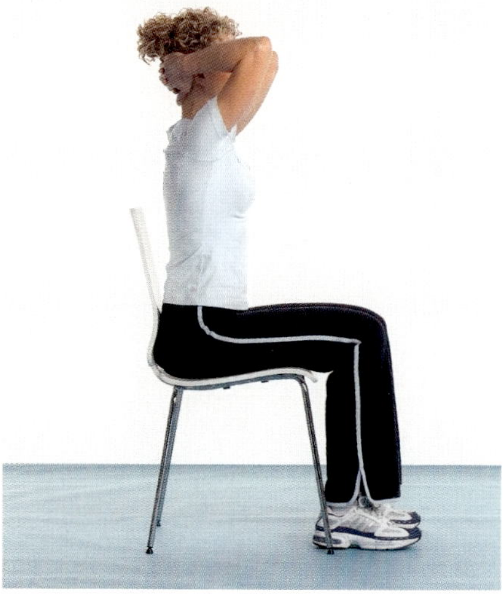

**Ausgangsposition:** Sie sitzen auf einem Stuhl oder Hocker, die Beine sind hüftbreit auseinander. Die Füße stehen flach auf dem Boden, die Fußspitzen zeigen leicht nach außen. Der Oberkörper ist aufrecht, der Kopf gerade in Verlängerung der Wirbelsäule mit nach vorn gerichtetem Blick. Die Hände sind hinter dem Kopf verschränkt, die Ellbogen zeigen nach vorn.

**Endposition:** Drücken Sie den Kopf ohne deutliche Bewegung gegen den Widerstand der Hände nach hinten. Halten Sie die Anspannung 5 Sekunden. Lösen Sie die Spannung dann langsam wieder. Wiederholen Sie die Bewegung elfmal, machen Sie nach jedem vierten Mal eine kurze Pause.

**Wichtig!**

Wer unter Schwindelproblemen oder akuten Migränebeschwerden leidet, sollte die Übung nur auf Level 1 durchführen. Achten Sie bei Level 2 und 3 außerdem darauf, die Halswirbelsäule nicht zu überstrecken.

**Das bewirkt die Übung**

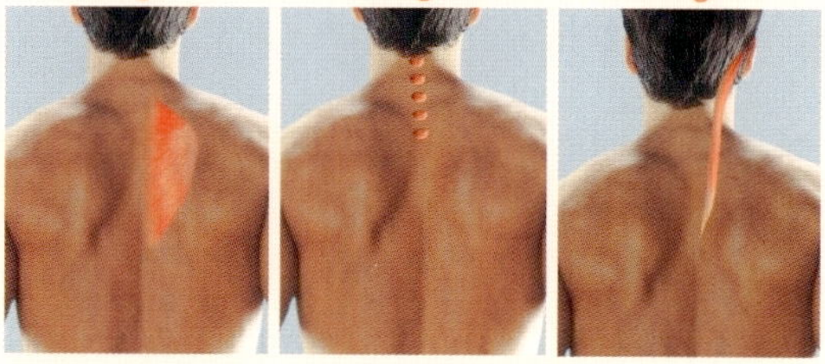

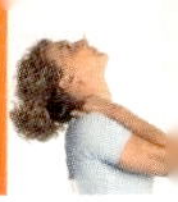

## Level 2

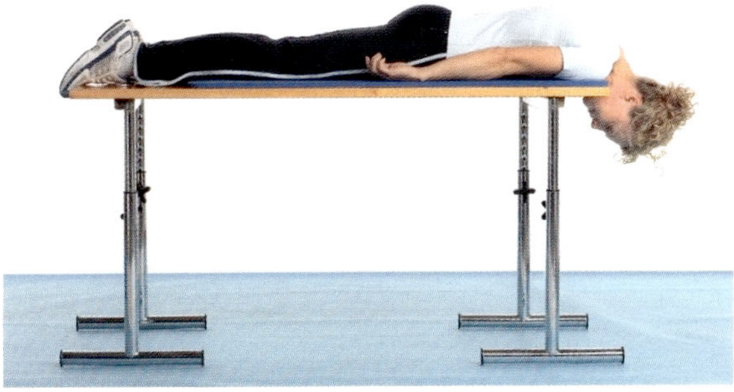

**Ausgangsposition:** Sie liegen mit dem Oberkörper und den Beinen bäuchlings auf einem Tisch oder einer Liege, der Kopf hängt locker mit Blick auf den Boden über die Kante. Die Arme liegen seitlich des Körpers auf dem Tisch oder der Liege, die Handflächen zeigen nach oben.

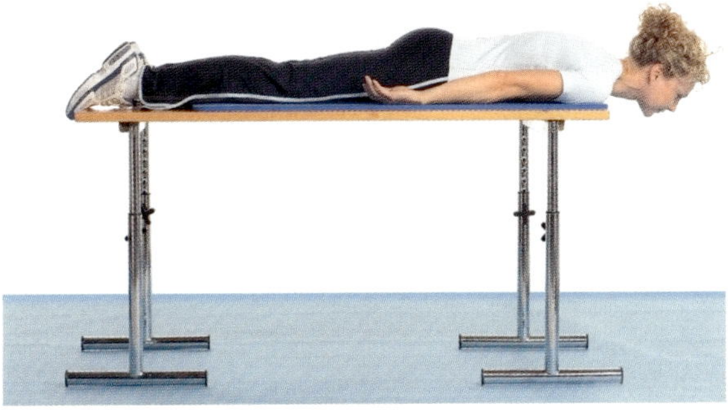

**Endposition:** Heben Sie nun den Kopf gegen die Schwerkraft nach oben an, der Blick ist weiterhin auf den Boden gerichtet. Körper und Kopf bilden jetzt etwa eine Linie. Halten Sie die Spannung 5 Sekunden und lösen Sie sie dann langsam wieder. Wiederholen Sie die Bewegung elfmal, machen Sie dabei nach jedem vierten Mal eine kurze Pause.

## Level 3

**Ausgangsposition:** Sie sitzen aufrecht auf einem Stuhl. Die Füße stehen flach auf dem Boden, die Fußspitzen zeigen leicht nach außen, die Hände ruhen auf den Oberschenkeln. Ein Theraband ist vor Ihnen in Kopfhöhe befestigt (s. S. 38) und ohne Zug um den Hinterkopf geführt. Der Kopf ist leicht nach vorn geneigt.

**Endposition:** Drücken Sie den Kopf gegen den Widerstand des Bands nach hinten. Oberkörper und Kopf bilden eine Linie, der Blick geht schräg nach vorn oben. Lösen Sie die Spannung nach 5 Sekunden. Wiederholen Sie die Bewegung elfmal, machen Sie nach jedem vierten Mal eine kurze Pause.

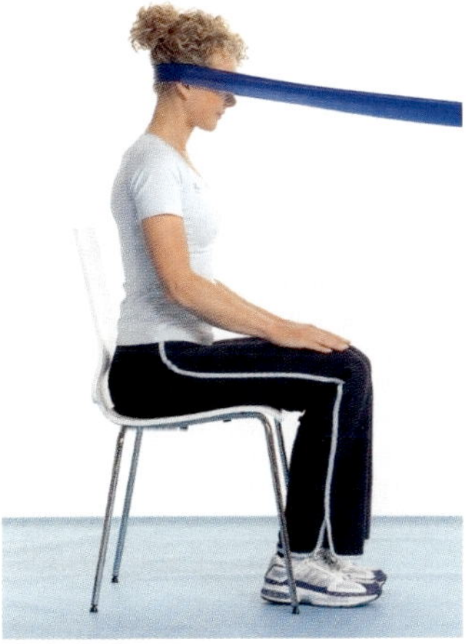

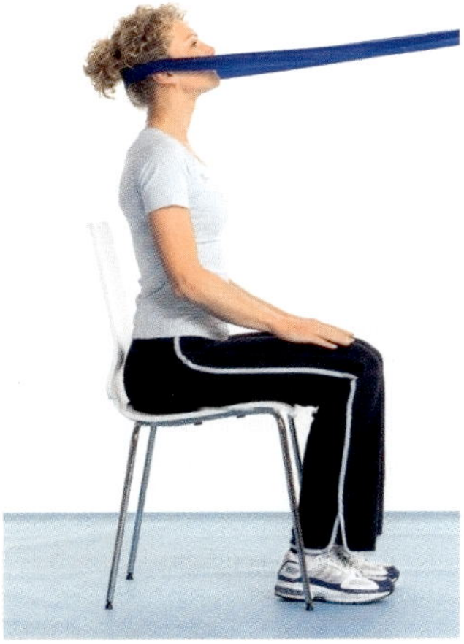

# Beugung gegen Widerstand

## Kräftigung

Auch hier wird die Muskulatur gekräftigt, die für die Aufrichtung und Streckung der Halswirbelsäule zuständig ist. Anfänger, die auf Level 1 üben, sollten darauf achten, dass die Halswirbelsäule während der Übung aufgerichtet ist. So vermeiden Sie eine Fehlbelastung der Bandscheiben.

### Level 1

**12-mal pro Zirkel**

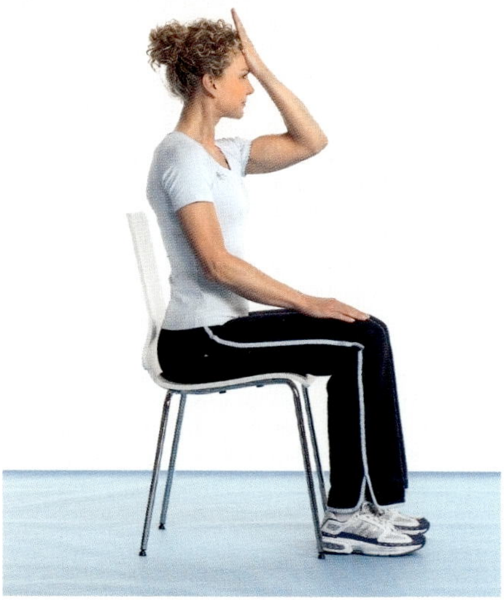

**Ausgangsposition:** Sie sitzen mit aufrechtem Oberkörper auf einem Stuhl, die Fußspitzen zeigen leicht nach außen. Der Kopf ist gerade in Verlängerung der Wirbelsäule mit nach vorn gerichtetem Blick. Die rechte Hand ruht locker auf dem rechten Oberschenkel. Die linke Hand berührt mit dem Handballen die Stirnmitte, die Fingerspitzen zeigen nach oben.

**Endposition:** Drücken Sie den Kopf gegen den Widerstand der Hand ohne deutliche Bewegung nach vorn. Halten Sie die Anspannung 5 Sekunden. Lösen Sie dann die Spannung langsam wieder und wiederholen Sie die Übung elfmal, machen Sie dabei nach jedem vierten Mal eine kurze Pause.

**Das bewirkt die Übung**

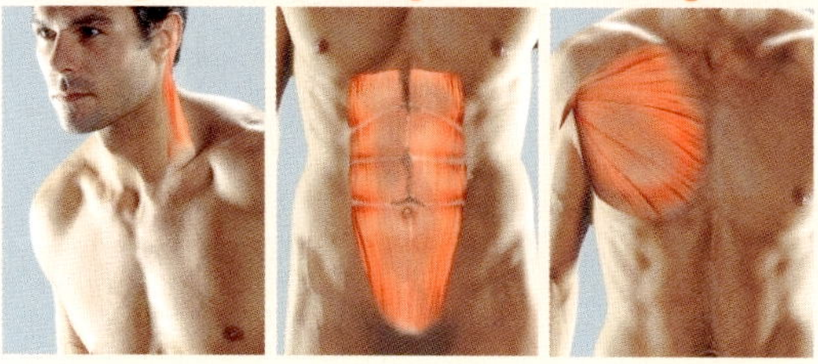

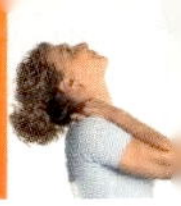

## Level 2

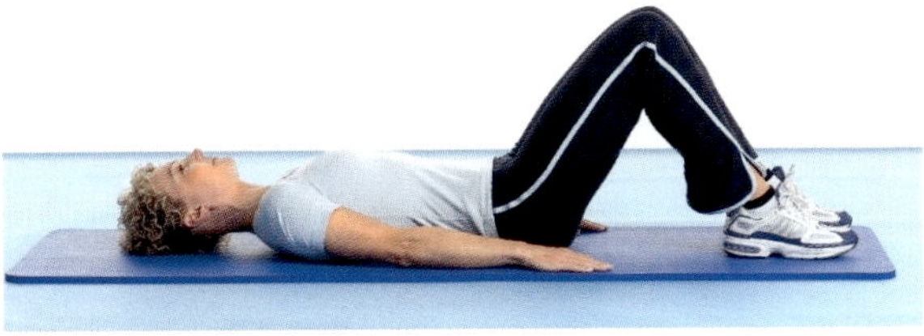

**Ausgangsposition:** Sie liegen mit dem Rücken auf dem Boden, die Arme hängen seitlich entspannt neben dem Körper. Die Handflächen zeigen nach unten. Die Beine sind angewinkelt, die Füße stehen flach auf dem Boden.

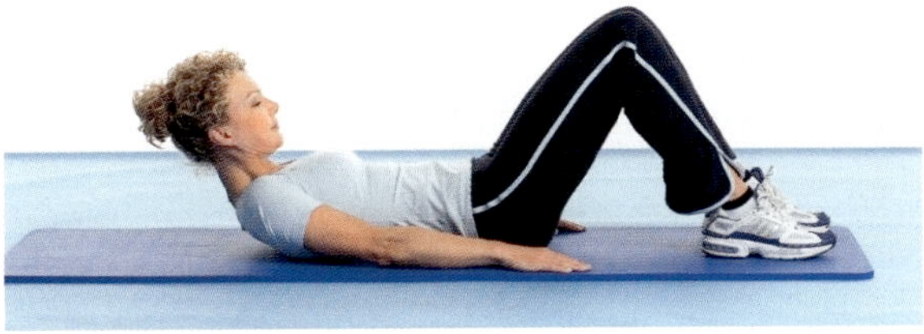

**Endposition:** Heben Sie den Kopf gegen die Schwerkraft nach oben, halten Sie dabei die Spannung im Oberkörper. Oberkörper und Füße bleiben auf dem Boden, nur der Kopf wird angehoben. Halten Sie die Position 5 Sekunden. Lösen Sie dann die Spannung langsam wieder und wiederholen Sie die Bewegung elfmal, machen Sie nach jedem vierten Mal eine kurze Pause.

## Level 3

**Ausgangsposition:** Sie sitzen aufrecht auf einem Stuhl, die Fußspitzen zeigen leicht nach außen. Die Arme liegen locker auf den Oberschenkeln. Hinter Ihnen ist in Kopfhöhe ein Theraband befestigt (siehe Seite 38), die entstandene Schlinge ist um Ihre Stirn gelegt. Der Kopf ist gerade mit nach vorn gerichtetem Blick.

**Endposition:** Drücken Sie den Kopf gegen den Widerstand des Therabands nach vorn. Halten Sie die Anspannung 5 Sekunden. Lösen Sie die Spannung langsam wieder und wiederholen Sie die Übung elfmal, machen Sie dabei nach jedem vierten Mal eine kurze Pause.

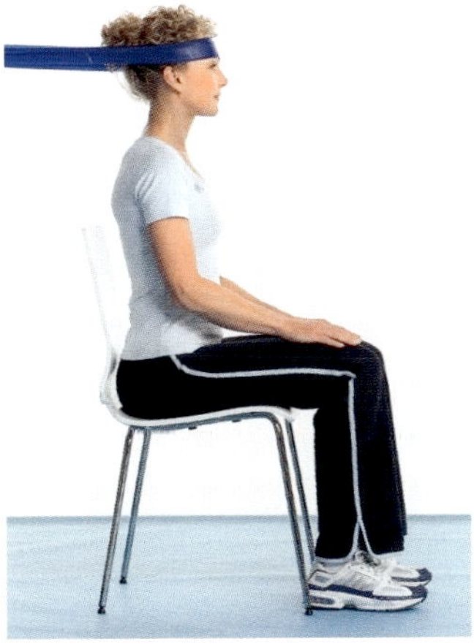

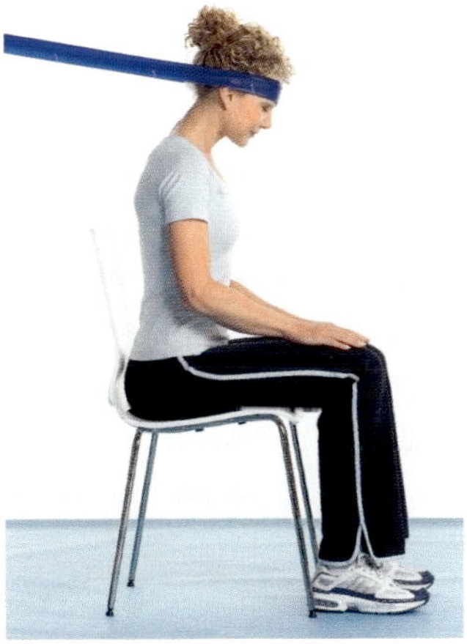

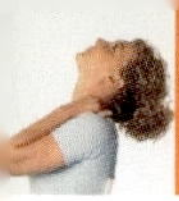



# Seitneigung der Halswirbelsäule

## Kräftigung

Durch die Seitneigung kräftigen Sie hier die Halswirbelsäulen- und Rückenmuskulatur. Bei regelmäßigem Training wirken Sie so Fehlhaltungen entgegen. Setzen Sie sich dabei vor einen Spiegel, damit Sie die Haltung des Kopfes kontrollieren und hohen Muskelspannungen vorbeugen können.

### Level 1

**12-mal pro Zirkel**

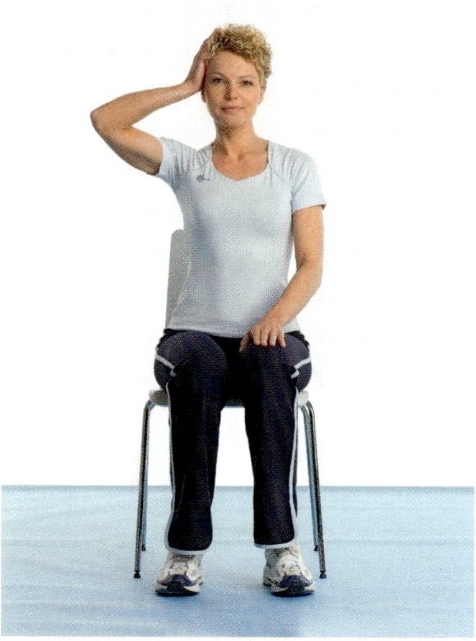

**Ausgangsposition:** Sie sitzen mit aufrechtem Oberkörper auf einem Stuhl, die Füße stehen flach auf dem Boden, die Fußspitzen zeigen leicht nach außen. Der Kopf ist gerade in Verlängerung der Wirbelsäule mit nach vorn gerichtetem Blick. Die rechte Hand ist mit der Handinnenfläche seitlich am Kopf platziert, der Ellbogen zeigt seitlich nach außen. Die linke Hand ruht auf dem linken Oberschenkel.

**Endposition:** Drücken Sie nun den Kopf ohne merkliche Bewegung gegen den Widerstand der Hand nach rechts zur Seite. Halten Sie die Anspannung 5 Sekunden. Lösen Sie dann die Spannung langsam und wiederholen Sie die Bewegung elfmal, machen Sie nach jedem vierten Mal eine kurze Pause. Wechseln Sie dann die Hand und führen Sie die Bewegung zur linken Seite hin ebenfalls zwölfmal aus.

**Wichtig!**

Achten Sie während der Übung auf einen geraden Rücken. Vor allem im Sitzen sollten Sie nicht nach vorn geneigt sein, um die Bandscheiben nicht zu belasten.

**Das bewirkt die Übung**

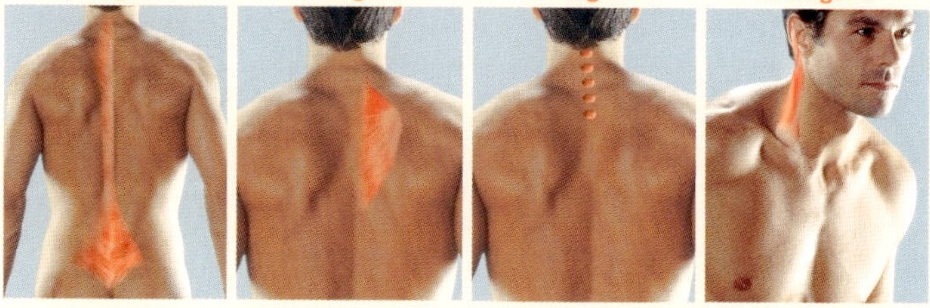

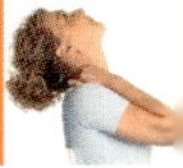

## Level 2

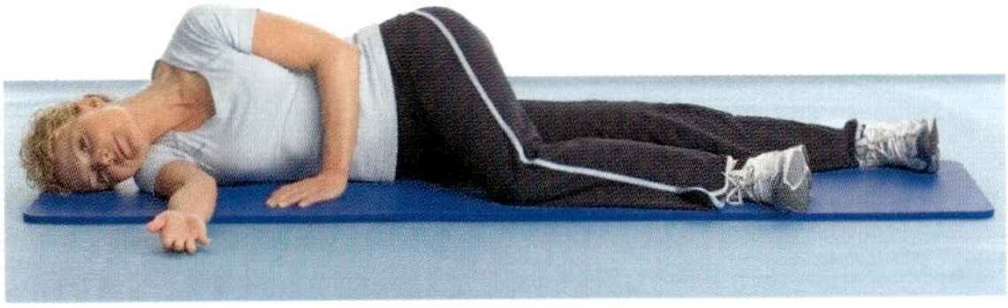

**Ausgangsposition:** Sie liegen seitlich auf einer Gymnastikmatte, der untere Arm zeigt gestreckt vom Körper weg, der obere Arm ist angewinkelt und stützt sich mit der Handinnenfläche leicht auf der Matte ab. Das untere Bein ist gestreckt, das obere Bein liegt angewinkelt davor auf der Matte. Die Fußspitzen sind nach oben angezogen. Unteres Bein, Oberkörper und Kopf bilden in Verlängerung eine gerade Linie.

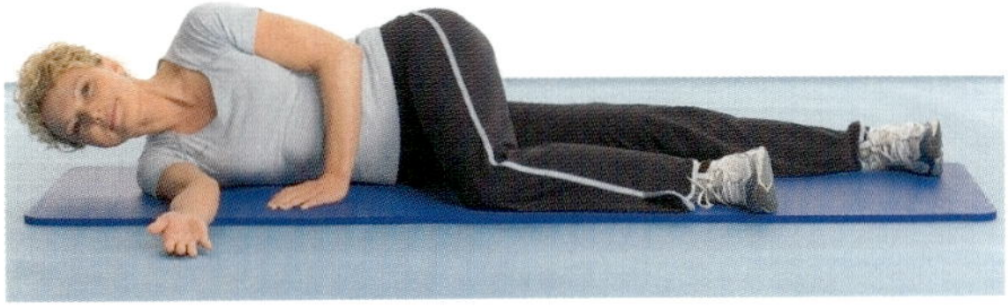

**Endposition:** Heben Sie den Kopf gegen die Schwerkraft seitlich nach oben, Oberkörper, Arme und Beine behalten die Ausgangsposition bei. Halten Sie die Anspannung 5 Sekunden. Lösen Sie dann die Spannung langsam und wiederholen Sie die Bewegung elfmal, machen Sie dabei nach jedem vierten Mal eine kurze Pause. Wechseln Sie dann die Hand und führen Sie die Bewegung zur linken Seite hin ebenfalls zwölfmal aus.

## Level 3

**Ausgangsposition:** Sie sitzen aufrecht auf einem Stuhl, die Fußspitzen zeigen leicht nach außen. Seitlich links von Ihnen ist in Kopfhöhe ein Theraband befestigt (s. S. 38), die entstandene Schlinge liegt locker über den Ohren um den nach links geneigten Kopf. Die Hände liegen entspannt auf den Oberschenkeln.

**Endposition:** Ziehen Sie den Kopf gegen den Widerstand des Bandes nach rechts. Nach 5 Sekunden lösen Sie die Spannung wieder. Wiederholen Sie die Bewegung elfmal, machen Sie nach jedem vierten Mal eine kurze Pause. Wechseln Sie die Sitzrichtung und führen Sie die Übung zur linken Seite hin zwölfmal aus.

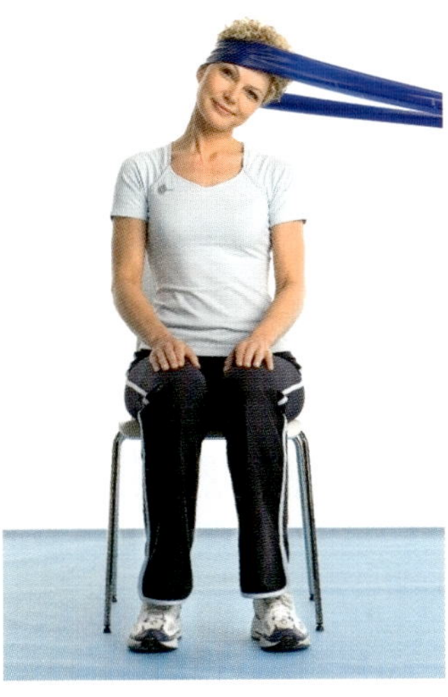

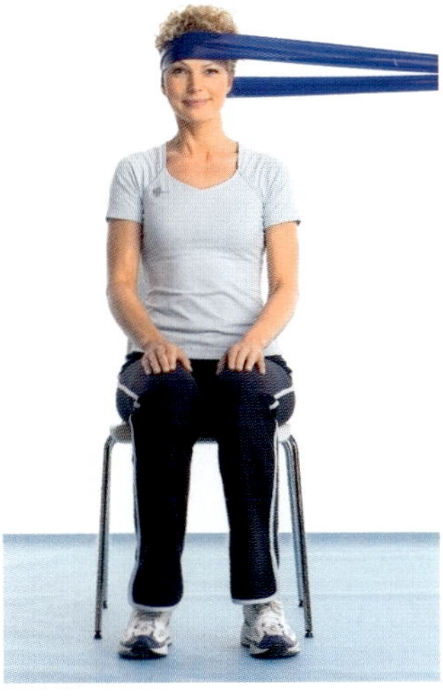

# Rotation des Kopfes

## Kräftigung

Da die Bandscheiben besonders empfindlich auf Drehbewegungen reagieren, gibt es bei dieser Übung für die Halswirbelsäule keine unterschiedlichen Levels. Zum selbstständigen Üben empfehle ich deshalb nur die rein isometrische Variante, bei der eine Bewegung äußerlich nicht sichtbar ist. Üben Sie am besten vor einem Spiegel.

**12-mal pro Zirkel**

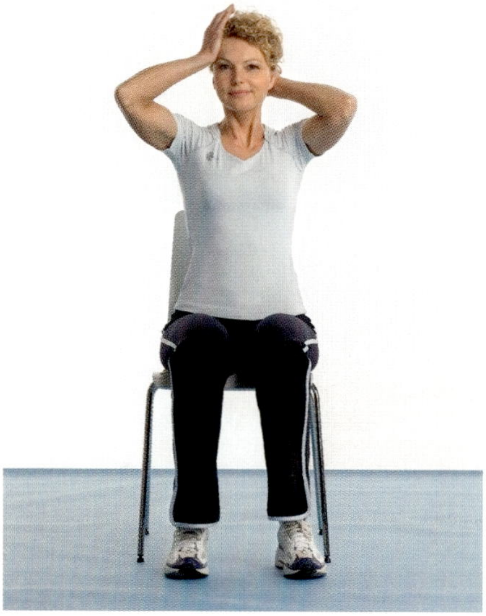

**Ausgangsposition:** Sie sitzen aufrecht auf einem Stuhl. Die Fußspitzen zeigen leicht nach außen. Der Kopf ist gerade in Verlängerung der Wirbelsäule, der Blick nach vorn gerichtet. Die rechte Hand ist mit der Innenfläche seitlich am rechten Stirnansatz platziert, die Finger zeigen nach oben. Die linke Hand ist mit dem Handballen hinter dem Ohr auf der linken Kopfseite platziert. Die Ellbogen zeigen jeweils seitlich nach außen.

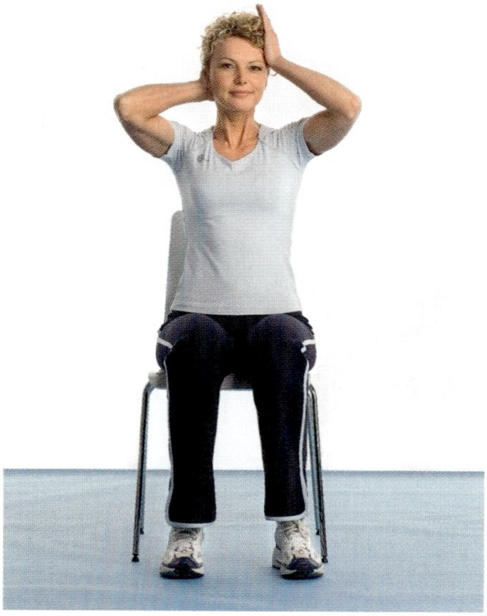

**Bewegung:** Gegen den Widerstand der Hände lassen Sie den Kopf ohne deutliche Bewegung rotieren. Lösen Sie nach 5 Sekunden die Spannung. Wiederholen Sie die Bewegung zu jeder Seite elfmal, nach jedem vierten Mal eine Pause machen.

**Das bewirkt die Übung**

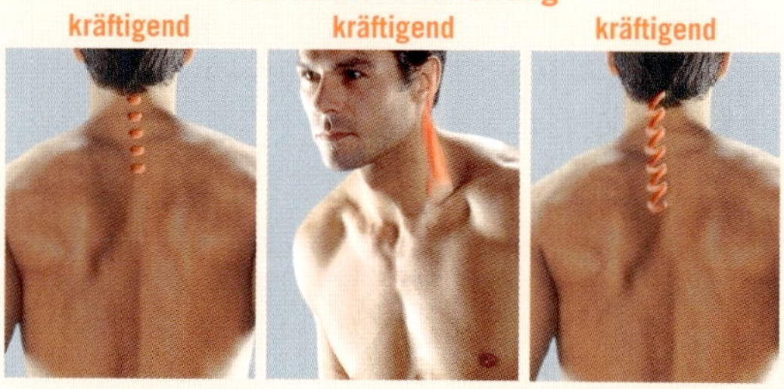

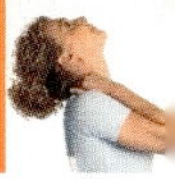

# Dehnung nach hinten

## Mobilisation

Diese Übung dehnt die verspannten und verkürzten Muskeln, die die Bewegung nach hinten in der Übergangszone zwischen Hals- und Brustwirbelsäule einschränken und ab einem gewissen Grad unmöglich machen. Die leichte Krümmung der Halswirbelsäule nach vorn und ihre Beweglichkeit werden bei regelmäßiger Übung wiederhergestellt.

**10-mal pro Zirkel**

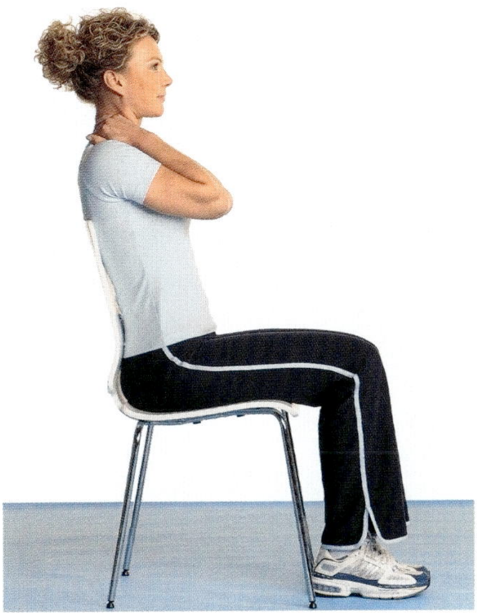

**Ausgangsposition:** Sie sitzen mit aufrechtem Oberkörper auf einem Stuhl, der Kopf ist gerade mit nach vorn gerichtetem Blick. Die Hände sind im Nacken verschränkt, sodass sich die Fingerspitzen berühren.

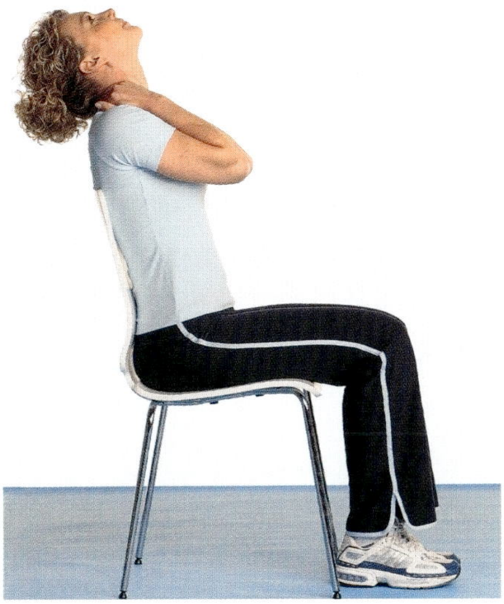

**Endposition:** Neigen Sie den Kopf so weit wie möglich nach hinten, die Hände unterstützen den Nacken. Gehen Sie nach 2 Sekunden zurück in die Ausgangsposition, wiederholen Sie die Bewegung neunmal.

**Das bewirkt die Übung**

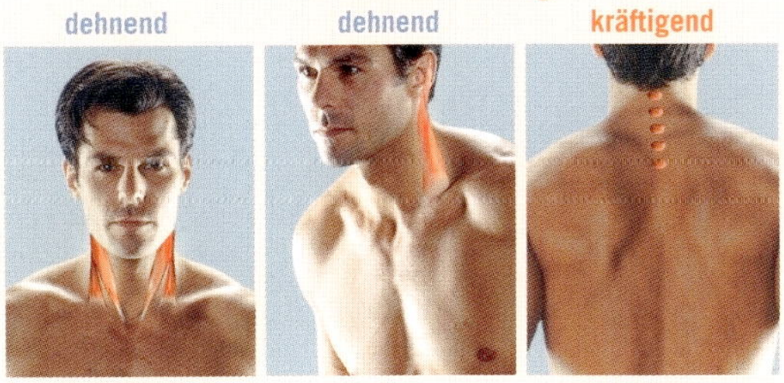

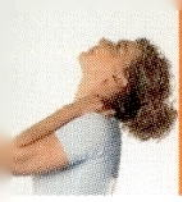



# Beugung im Sitzen

## Mobilisation

Um die Halswirbelsäule in den wichtigsten Bewegungsrichtungen gleichmäßig zu dehnen, schließen Sie diese Übung an: Mit der Übung kräftigen Sie auch geringfügig die vordere Halsmuskulatur. Wenn Sie die Arme bei der Bewegung zudem in Richtung Boden ziehen, kommen die Schultern nach vorn, und auch die Brustwirbelsäule wird gebeugt und gedehnt.

**10-mal am Ende des Zirkeltrainings**

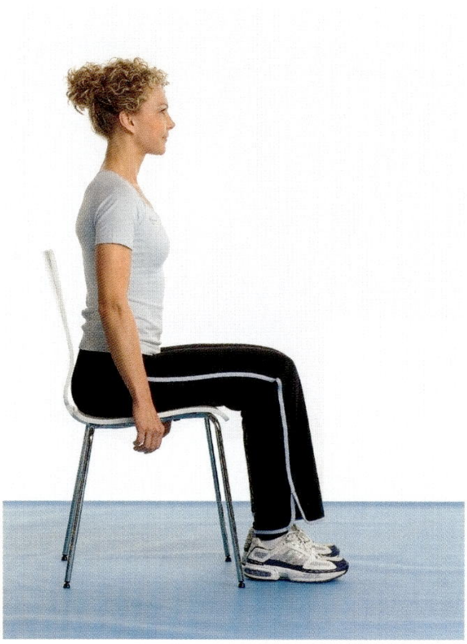

**Ausgangsposition:** Sie sitzen mit aufrechtem Oberkörper und Blick nach vorn auf einem Stuhl. Die Füße stehen flach auf dem Boden, die Arme hängen locker neben dem Körper herab.

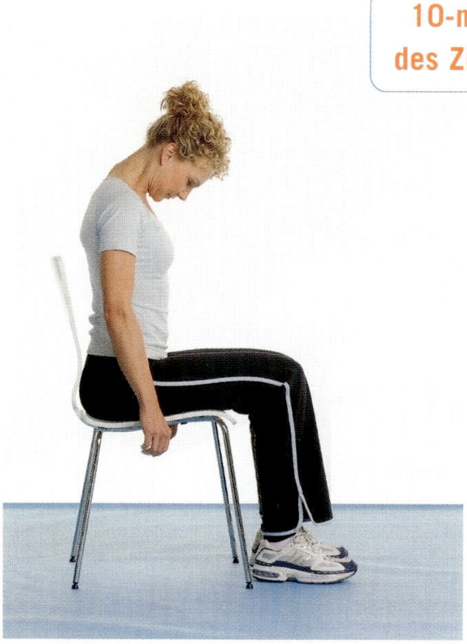

**Bewegung:** Rollen Sie den Kopf langsam nach vorn ein, das Kinn bewegt sich dabei Richtung Brust. Gehen Sie nach 2 Sekunden zurück in die Ausgangsposition und wiederholen Sie die Bewegung neunmal.

**Das bewirkt die Übung**

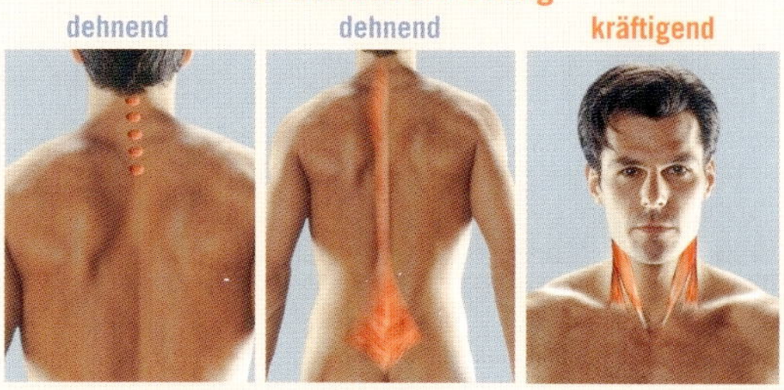

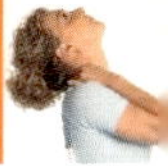

# Seitliche Dehnung

## Mobilisation

Mithilfe dieser Übung verbessern Sie nach den Kräftigungsübungen die Beweglichkeit Ihrer Hals- und Nackenregion. Die seitliche Nackenmuskulatur wird durch das Neigen des Kopfes gedehnt, zugleich wird die Nackenmuskulatur der Gegenseite gekräftigt. Durch ruhiges und langsames Atmen können Sie den entspannenden Effekt der Übung verstärken.

**4-mal am Ende des Zirkeltrainings**

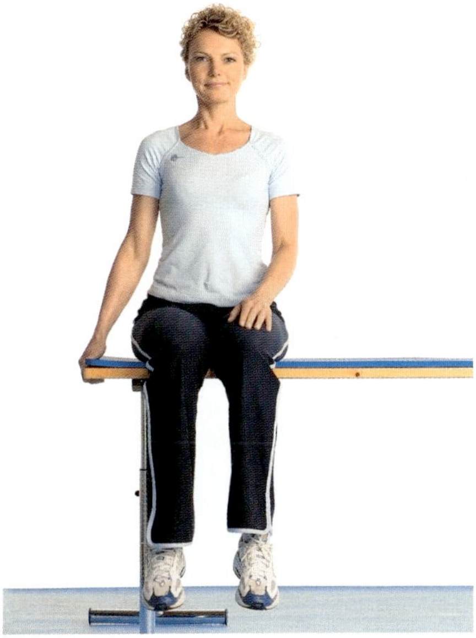

**Ausgangsposition:** Sie sitzen auf einem Tisch, die Unterschenkel hängen locker herab. Mit der rechten Hand halten Sie sich an der Tischkante fest. Die linke Hand liegt locker auf dem linken Oberschenkel.

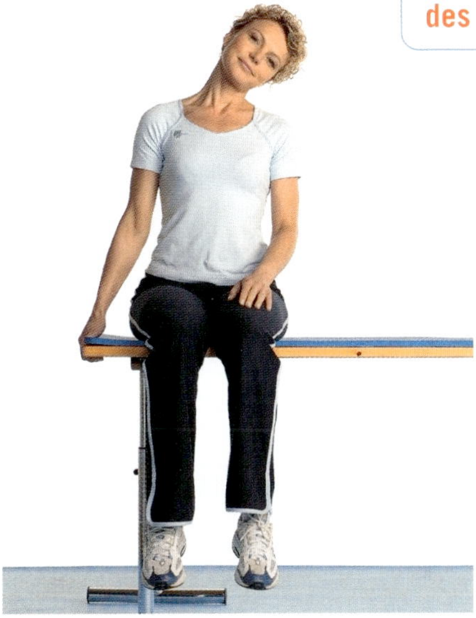

**Endposition:** Neigen Sie den Kopf langsam nach links. Gehen Sie nach 5 bis 7 Sekunden langsam in die Ausgangsposition zurück. Wiederholen Sie die Bewegung dreimal, nach dem zweiten Mal machen Sie dabei eine kurze Pause. Wechseln Sie die Seite und führen Sie die Bewegung nach rechts ebenfalls viermal aus.

**Das bewirkt die Übung**

dehnend | kräftigend

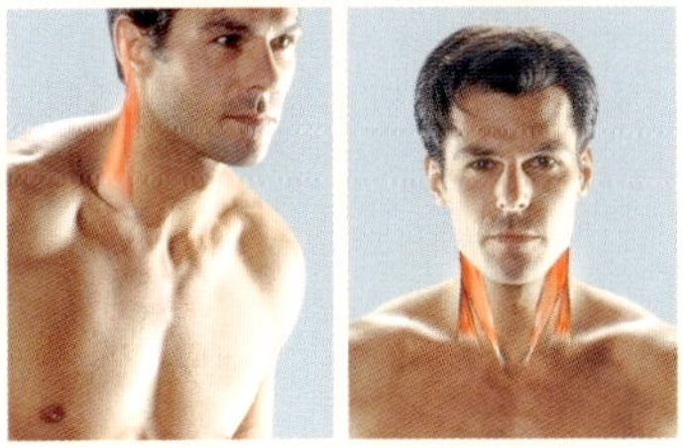

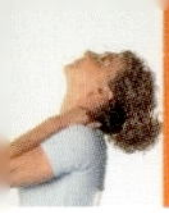



# Die Brustwirbelsäulen-therapie unterstützen

Sie benötigen:
- Theraband
- Pezziball
- Gymnastikmatte
- 1-Liter-Flasche (gefüllt)
- Stuhl
- Zeitschriften
- Kissen
- Handtuch
- Besenstiel
- Hocker

Ohne aufwändige Hilfsmaterialen können Sie mit diesem Trainingsprogramm eine Therapie der Brustwirbelsäule ergänzen. Das Zirkeltraining beginnt mit einer **Aufwärmübung** für den ganzen Körper. Dadurch stimmen Sie die gesamte Muskulatur sowie Gelenke und Bänder auf das Training ein und aktiveren das Herz-Kreislauf-System.

Mit den anschließenden **Kräftigungsübungen** stärken Sie die Muskeln, die für die Aufrichtung und Beweglichkeit der Brustwirbelsäule zuständig sind. Zugleich verbessern Sie das Zusammenspiel mit den Antagonisten, also den Gegenspielern der vorher trainierten Muskeln. Bei diesen therapiebegleitenden Übungen liegt das Augenmerk ganz besonders auf einer gut stabilisierten Körperhaltung. Die Ausgangsposition ist deshalb so gewählt, dass Sie stabil sitzen oder liegen. Alle Kräftigungsübungen werden auf jeweils drei unterschiedlichen Levels angeboten. Gemeinsam mit Ihrem Arzt oder Therapeuten sollten Sie daraus Ihr persönliches Level für die einzelnen Übungen auswählen – je nach individueller therapeutischer Notwendigkeit und Zielsetzung.

Den Abschluss des Trainings bilden eine **Mobilisations-** und eine **Entspannungsübung**, die dafür sorgen, dass sich die während des Trainings aufgebauten Muskelspannungen wieder normalisieren.

## Der Trainingsablauf auf einen Blick

| Übungsart | Übung im Trainingszirkel | Wie lange oder wie häufig? | Anzahl Zirkelrunden |
|---|---|---|---|
| **1. Aufwärmen** | Schrittrudern einarmig im Wechsel | 3-mal zu Beginn des Trainings | |
| **2. Kräftigung** | Seitbeugung auf dem Pezziball | 6-mal je Seite pro Zirkel | Senioren: 2 bis 3 Runden |
| | Streckung der Brustwirbelsäule | 12-mal pro Zirkel | |
| | Drehung der Brustwirbelsäule | 10-mal je Seite pro Zirkel | Untrainierte: 3 bis 4 Runden |
| | Seitneigung der Brustwirbelsäule | 8-mal je Seite pro Zirkel | |
| **3. Mobilisation** | Dehnen zur Seite | 15-mal am Ende des Trainings | Trainierte: 4 bis 6 Runden |
| **4. Entspannung** | Armziehen nach unten | 15-mal am Ende des Trainings | |

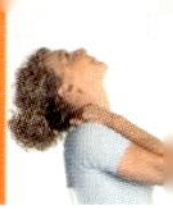

# Schrittrudern einarmig im Wechsel

## Aufwärmen

Die verschiedenen Rumpfpositionen bei dieser Übung setzen voraus, dass Sie die gesamte Beinachse stabil halten. Dadurch regen Sie nicht nur den Stoffwechsel an, sondern erhöhen auch das Bewusstsein für Körperspannung. Diese Kombination an Anforderungen ist die ideale Trainingsvorbereitung!

**3-mal zu Beginn des Zirkeltrainings**

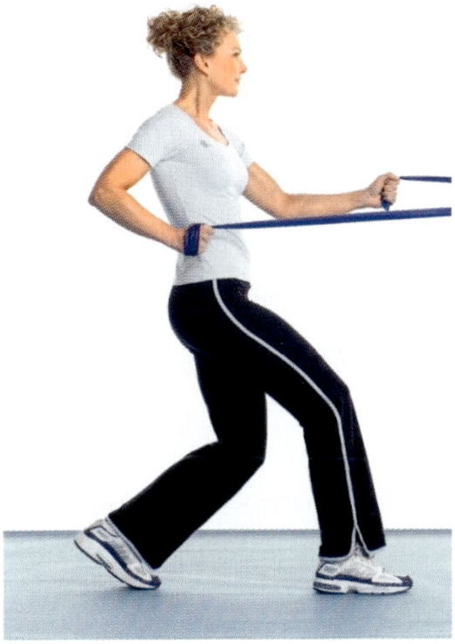

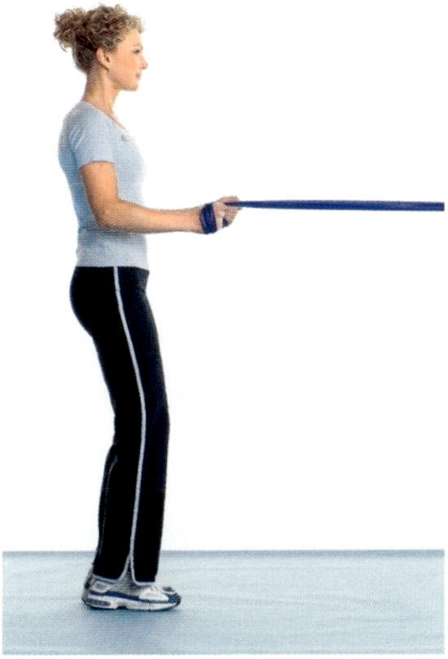

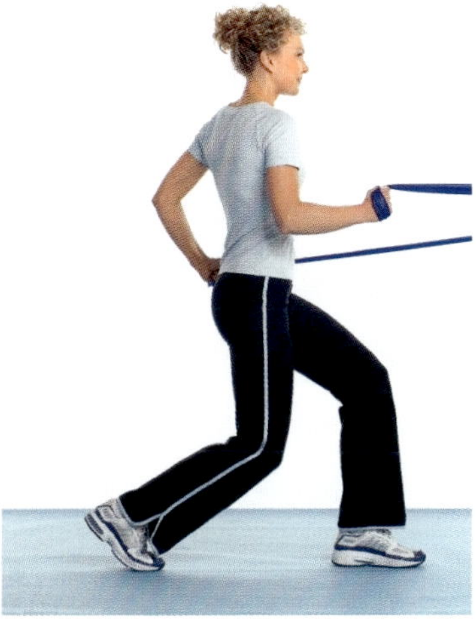

**Ausgangsposition:** Sie stehen in Schrittstellung, das rechte Bein ist vorn. Das linke Bein steht auf Zehenspitzen. Der Oberkörper ist aufrecht, der Kopf gerade mit nach vorn gerichtetem Blick. Mit den Händen halten Sie die Enden eines Therabands, das vor Ihnen in Hüfthöhe befestigt ist (siehe Seite 38). Dabei ist der linke Arm vorn, der rechte mit angewinkeltem Ellbogen hinten.

**Bewegung:** Führen Sie nun langsam beide Arme mit angewinkelten Ellbogen neben den Rumpf und heben Sie dabei gleichzeitig die Schrittstellung auf, indem Sie das vordere rechte Bein neben das hintere linke Bein stellen. Der Oberkörper ist weiterhin aufrecht mit nach vorn gerichtetem Blick, die Beine sind in den Knien nur leicht gebeugt. Die Ellbogen sind jetzt rechtwinklig gebeugt.

**Endposition:** Nehmen Sie nun das linke Bein und den rechten Arm nach vorn, das rechte Bein und den linken Arm nach hinten. Führen Sie ebenfalls beide Arme neben den Rumpf und heben Sie die Schrittstellung auf, indem Sie das vordere linke neben das hintere rechte Bein stellen. Führen Sie die Bewegung 1 bis 2 Minuten durch. Machen Sie eine kurze Pause und wiederholen Sie die Bewegung noch zweimal.

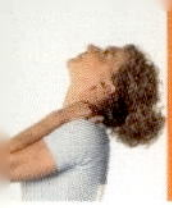


# Seitbeugung auf dem Pezziball

## › Kräftigung

Mit dieser Übung trainieren Sie die Muskulatur, die für das Beugen der Brustwirbelsäule zuständig ist. Durch die Lage auf dem Pezziball unterstützen Sie zum einen die Beugung im Bereich der Brustwirbelsäule. Zum anderen verbessern Sie die Koordination zwischen Bauch- und Rückenmuskulatur, da Sie die Instabilität des Balls ständig ausgleichen müssen.

### Level 1

**6-mal pro Zirkel**

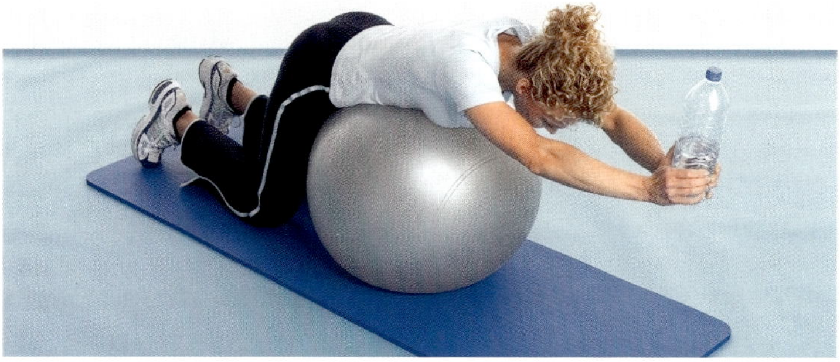

**Ausgangsposition:** Sie knien hinter einem Pezziball, der Oberkörper liegt mit dem Bauch auf dem Ball, der Kopf ist gerade mit Blick auf den Boden. Die nach vorn gestreckten Arme bilden mit Oberkörper und Kopf in Verlängerung eine gerade Linie. Mit den Händen halten Sie eine gefüllte 1-Liter-Flasche.

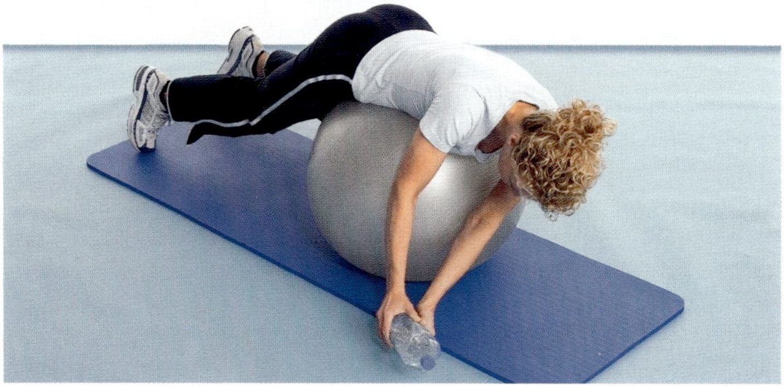

**Endposition:** Bewegen Sie den Oberkörper und die gestreckten Arme langsam nach vorn unten rechts. Der Kopf folgt der Bewegung. Die fast gestreckten Beine bleiben mit den Fußspitzen fixiert, die Lendenwirbelsäule bleibt stabil. Gehen Sie zurück in die Ausgangsposition. Führen Sie die Bewegung je sechsmal zu beiden Seiten aus.

**Das bewirkt die Übung**

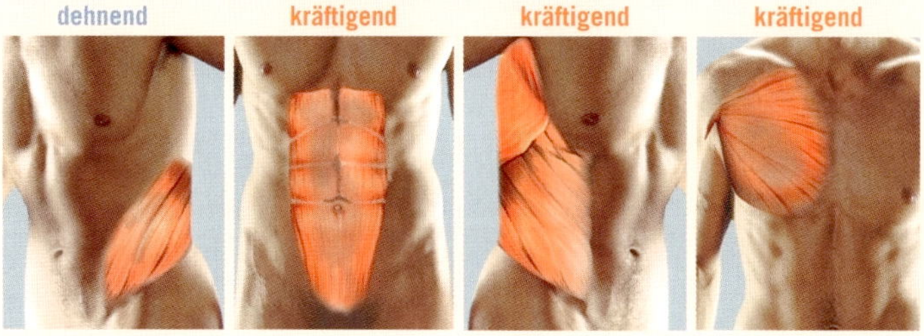


**Mein Motivations-tipp!** Je nachdem, wie trainiert Sie sind oder wie Sie sich fühlen, können Sie die Flasche natürlich auch nur zur Häfte oder zu drei Vierteln füllen.

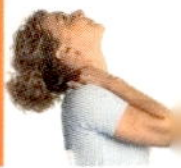

## Level 2

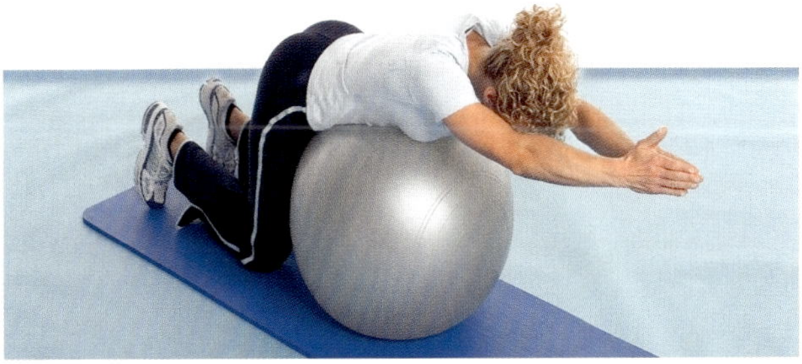

**Ausgangsposition:** Sie knien hinter einem Pezziball, der Oberkörper liegt mit dem Bauch auf dem Ball, der Kopf ist gerade mit Blick auf den Boden. Die Arme sind nach vorn ausgestreckt, die Handinnenflächen berühren sich.

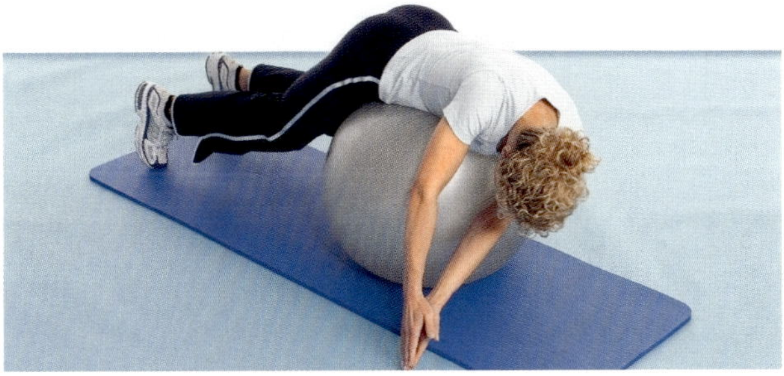

**Endposition:** Bewegen Sie den Oberkörper und die gestreckten Arme nach vorn unten rechts, bis die Fingerspitzen den Boden berühren. Der Kopf folgt der Bewegung. Die fast gestreckten Beine bleiben mit den Fußspitzen fixiert, die Lendenwirbelsäule bleibt stabil. Gehen Sie zurück in die Ausgangsposition. Führen Sie die Bewegung je sechsmal zu beiden Seiten aus.

## Level 3

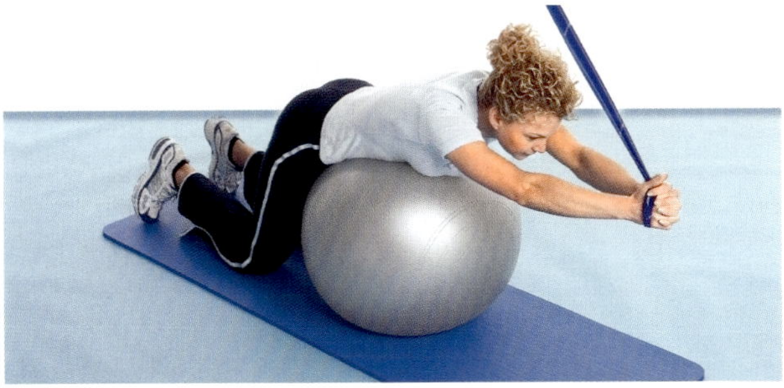

**Ausgangsposition:** Über Ihnen ist in 2 Meter Höhe ein Theraband befestigt (s. S. 38). Fassen Sie mit den Händen das Band und knien Sie sich so hinter einen Pezziball, dass das Band von hinten oben kommt. Der Oberkörper liegt mit dem Bauch auf dem Ball, der Kopf ist gerade in Verlängerung der Wirbelsäule, die Arme sind nach vorn ausgestreckt.

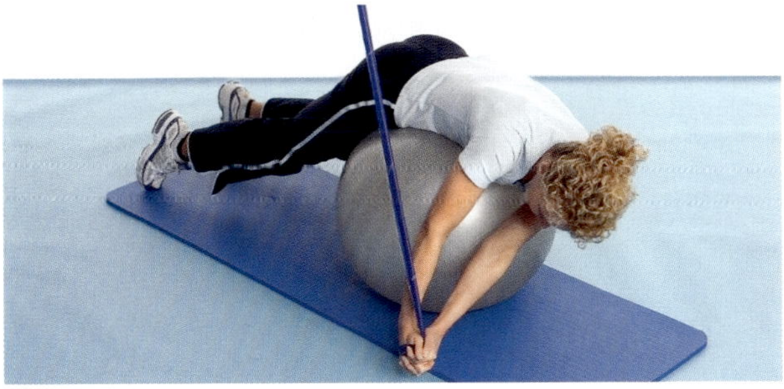

**Endposition:** Bewegen Sie den Rumpf und die gestreckten Arme langsam nach vorn unten rechts. Der Kopf folgt der Bewegung. Die fast gestreckten Beine bleiben mit den Fußspitzen fixiert, die Lendenwirbelsäule ist stabil. Gehen Sie zurück in die Ausgangsposition. Führen Sie die Bewegung je sechsmal zu beiden Seiten aus.

# Streckung der Brustwirbelsäule

## Kräftigung

Mit dieser Übung, für die Sie einen Stuhl mit hoher Lehne benötigen, unterstützen Sie die Aufrichtung Ihres Oberkörpers. Durch das Strecken nach hinten verbessern Sie die Beweglichkeit sowie Streckfähigkeit der Brustwirbelsäule. Gleichzeitig dehnen Sie damit die oft verkürzten Brustmuskeln.

## Level 1

**12-mal pro Zirkel**

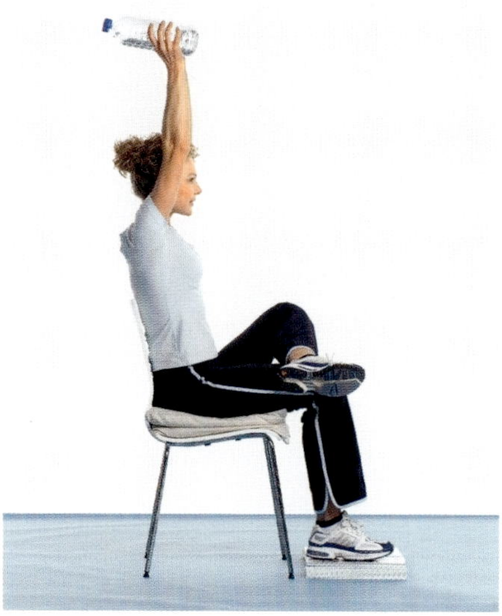

**Ausgangsposition:** Sie sitzen auf einem Stuhl. Die Füße stehen auf dem Boden, sodass Oberschenkel und Knie einen rechten Winkel bilden. Ein Bein ist locker über das andere geschlagen. Mit den Händen fassen Sie eine gefüllte 1-Liter-Flasche, die Arme sind senkrecht nach oben gestreckt.

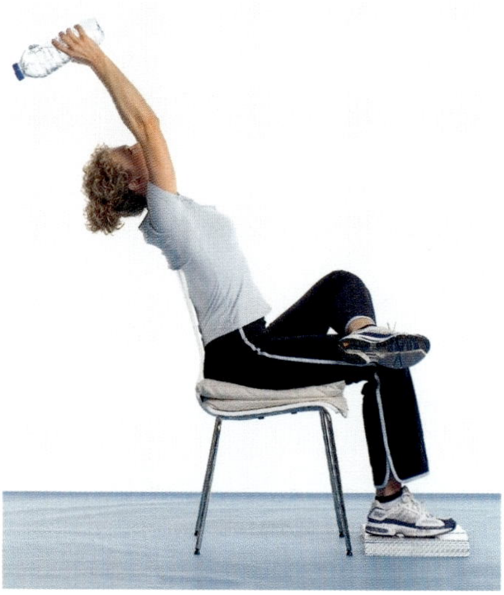

**Endposition:** Führen Sie die Arme nach oben hinten, der Kopf folgt der Bewegung. Gehen Sie nach 2 bis 3 Sekunden zurück in die Ausgangsposition. Wiederholen Sie die Bewegung elfmal.

### Wichtig!

Achten Sie darauf, den Kopf nicht zu überstrecken: Der Blick sollte maximal nach schräg vorn oben gehen!

**Das bewirkt die Übung**

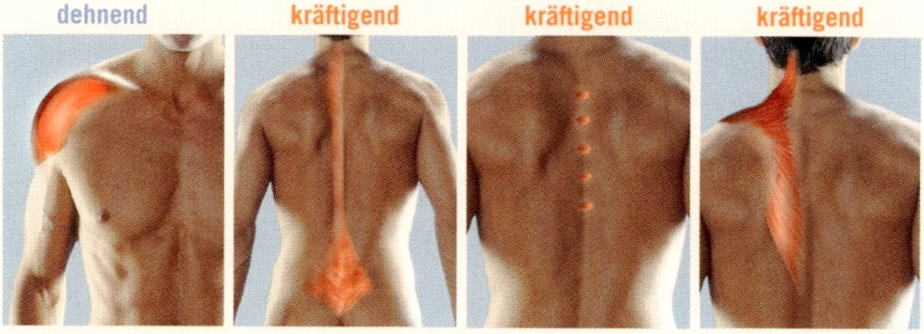

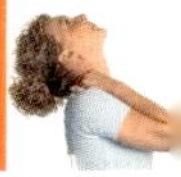

## Level 2

**Ausgangsposition:** Sie sitzen auf einem Stuhl. Die Füße stehen auf dem Boden oder einem Stapel Zeitschriften, sodass Oberschenkel und Knie einen rechten Winkel bilden. Ein Bein ist locker über das andere geschlagen, die Arme sind senkrecht nach oben gestreckt, die Hände berühren sich.

**Endposition:** Führen Sie die gestreckten Arme nach oben hinten, der Kopf folgt der Bewegung. Gehen Sie nach 2 bis 3 Sekunden zurück in die Ausgangsposition und wiederholen Sie die Bewegung elfmal.

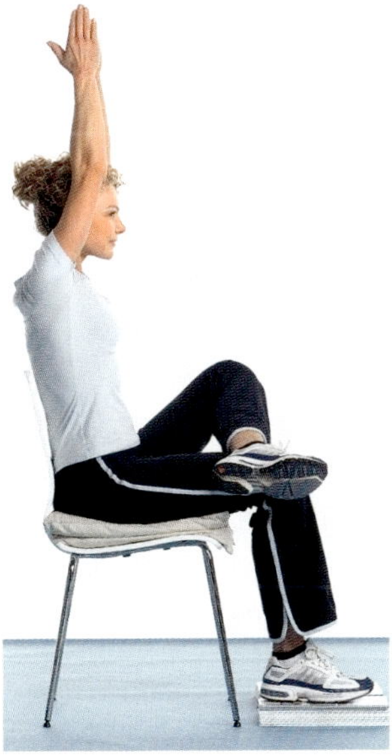

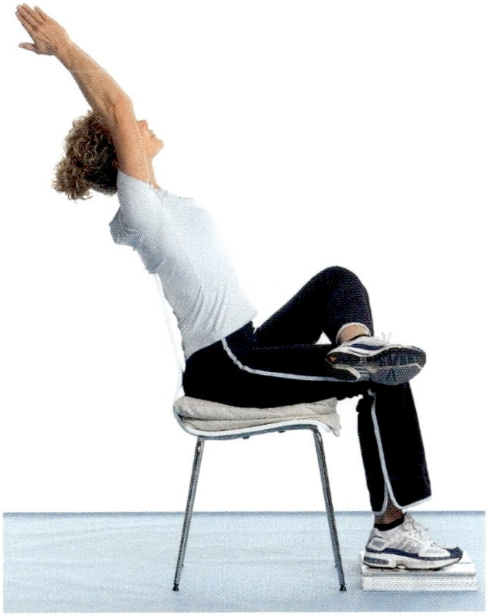

## Level 3

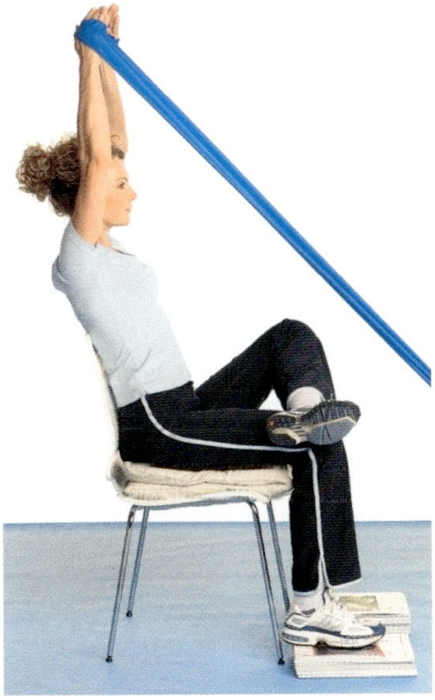

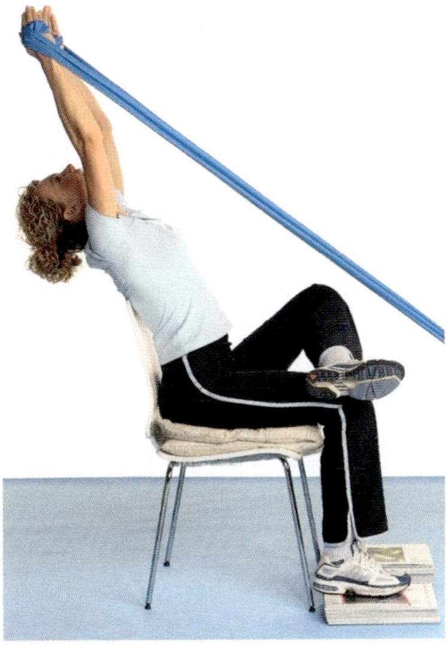

**Ausgangsposition:** Vor Ihnen ist in Bodenhöhe ein Theraband befestigt (s. S. 38). Sie sitzen auf einem Stuhl. Die Füße stehen auf dem Boden oder einem Stapel Zeitschriften, sodass Oberschenkel und Knie einen rechten Winkel bilden. Ein Bein ist locker über das andere geschlagen. Fassen Sie das Band, die Arme sind senkrecht nach oben gestreckt.

**Endposition:** Führen Sie die gestreckten Arme nach oben hinten, der Kopf folgt der Bewegung. Halten Sie diese Position 2 bis 3 Sekunden. Gehen Sie dann zurück in die Ausgangsposition. Wiederholen Sie die Bewegung elfmal.

# Drehung der Brustwirbelsäule

## › Kräftigung

Diese Übung wird auf der Seite liegend durchgeführt und verbessert die Rotationsfähigkeit Ihrer Brustwirbelsäule. Folgen Sie dabei den Armbewegungen mit Ihrem Kopf, der Blick ist zur Hand gerichtet. Drehen Sie sich aber nur so weit, wie es Ihnen schmerzfrei möglich ist.

## Level 1

**10-mal pro Zirkel**

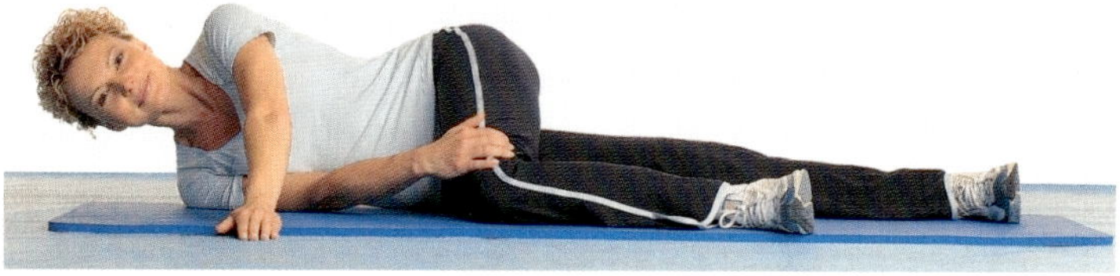

**Ausgangsposition:** Sie liegen auf der Seite. Das untere Bein ist gestreckt, das obere Bein in Hüfte und Knie rechtwinklig gebeugt. Der obere Arm ist vom Körper weggestreckt mit der Handfläche nach unten abgelegt, die untere Hand stabilisiert das Knie. Der Kopf ist gerade in Verlängerung der Wirbelsäule.

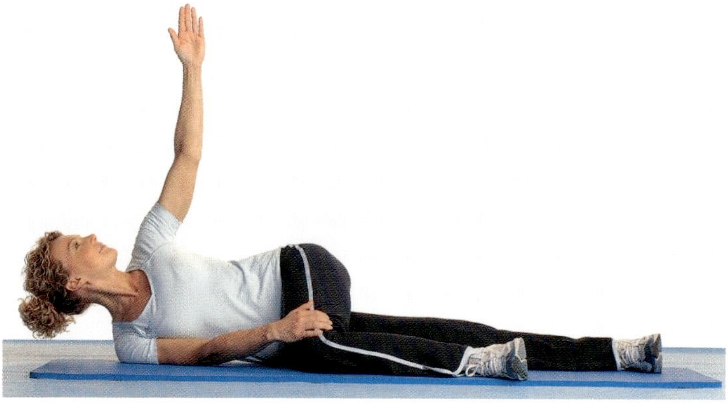

**Endposition:** Führen Sie Ihren gestreckten Arm senkrecht nach oben, der Kopf folgt der Bewegung, sodass der Blick Richtung Decke geht. Gehen Sie dann langsam zurück in die Ausgangsposition und wiederholen Sie die Bewegung neunmal. Führen Sie die Übung zur anderen Seite ebenfalls zehnmal aus.

**Mein Motivationstipp!** Wenn Sie bei der Übung den Nacken zu stark verspannen, können Sie den Kopf auch stützen, indem Sie ihn auf ein Kissen oder ein gefaltetes Handtuch legen.

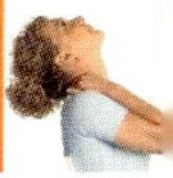

## Level 2

**Endposition:** Sie liegen in der Ausgangsposition wie in Level 1 beschrieben. Führen Sie den gestreckten Arm so weit wie möglich nach oben hinten, der Kopf folgt der Bewegung. Gehen Sie langsam zurück in die Ausgangsposition und wiederholen Sie die Bewegung neunmal. Führen Sie die Übung zur anderen Seite ebenfalls zehnmal aus.

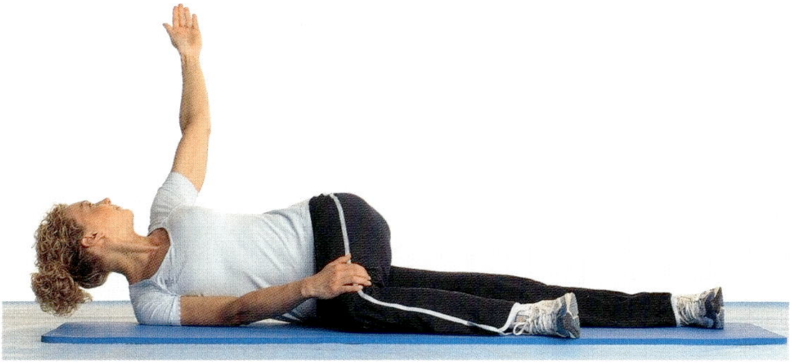

## Level 3

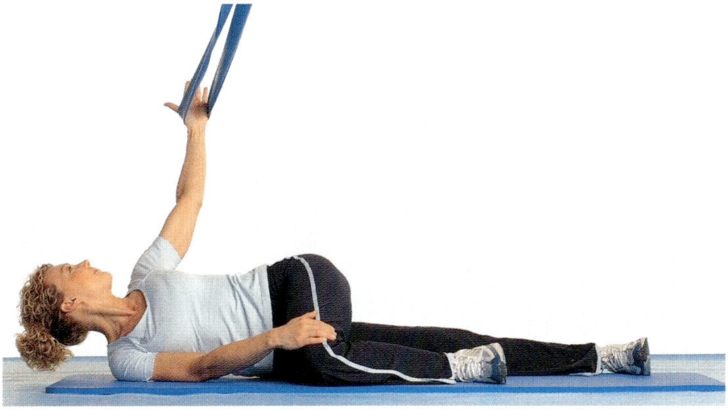

**Endposition:** Sie liegen in der Ausgangsposition wie in Level 1 beschrieben. Über Ihnen ist in 2 Meter Höhe ein Theraband befestigt (siehe Seite 38). In die Schlaufe stecken Sie die Hand des gestreckten Arms. Führen Sie den Arm so weit wie möglich nach oben hinten, der Kopf folgt der Bewegung. Gehen Sie zurück in die Ausgangsposition und wiederholen Sie die Bewegung neunmal. Führen Sie die Übung zur anderen Seite ebenso zehnmal aus.

**Das bewirkt die Übung**

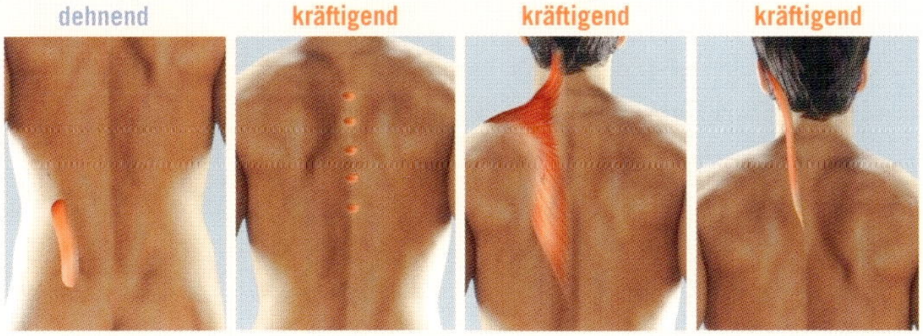

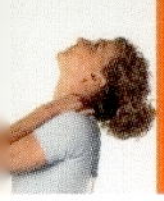



# Seitneigung der Brustwirbelsäule

## › Kräftigung

Ein starke Rumpfmuskulatur sorgt dafür, dass Sie beweglich bleiben und so auch fit für den Alltag werden. Schwerpunkt der Übung ist die Kräftigung der Brust- und Bauchmuskeln, die für die seitliche Drehung des Oberkörpers zuständig sind.

### Level 1

**8-mal pro Zirkel**

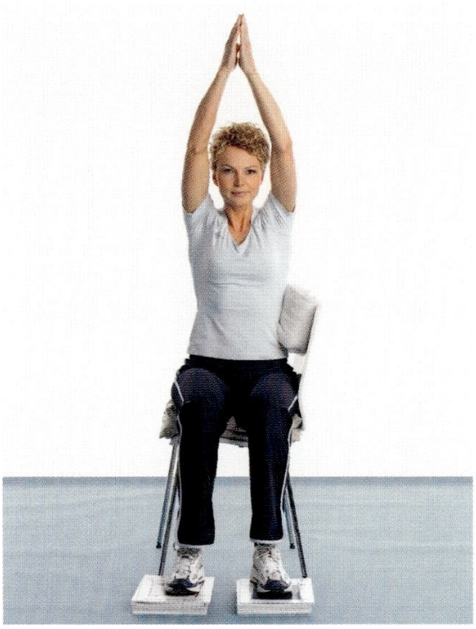

**Ausgangsposition:** Sie sitzen aufrecht auf einem Stuhl. Zwischen Lehne und Oberkörper ist ein gefaltetes Handtuch. Die Füße stehen flach auf, sodass die Knie rechtwinklig gebeugt sind. Die Arme sind nach oben gestreckt, die Hände berühren sich.

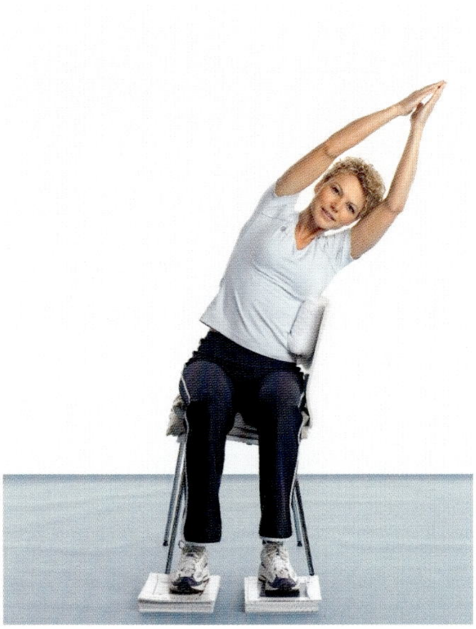

**Endposition:** Führen Sie den Oberkörper langsam nach links unten. Der Kopf folgt der Bewegung. Gehen Sie nach 3 bis 4 Sekunden zurück in die Ausgangsposition. Führen Sie die Bewegung je achtmal nach links und rechts aus.

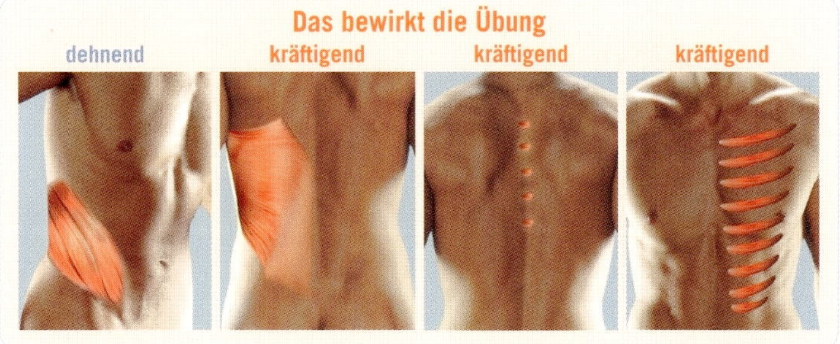

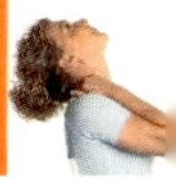

## Level 2

**Ausgangsposition:** Sie sitzen aufrecht auf einem Stuhl. Zwischen Lehne und Oberkörper befindet sich ein gefaltetes Handtuch. Die Füße stehen auf dem Boden oder einem Stapel Zeitschriften, sodass die Knie rechtwinklig gebeugt sind. Die Arme sind nach oben gestreckt. Die Hände stecken in der Schlaufe eines Therabands, das rechts in 1 Meter Höhe befestigt ist (s. S. 38).

**Endposition:** Beugen Sie sich nach links unten, der Kopf folgt der Bewegung. Gehen Sie nach 3 bis 4 Sekunden in die Ausgangsposition. Führen Sie die Bewegung je achtmal nach links und rechts aus.

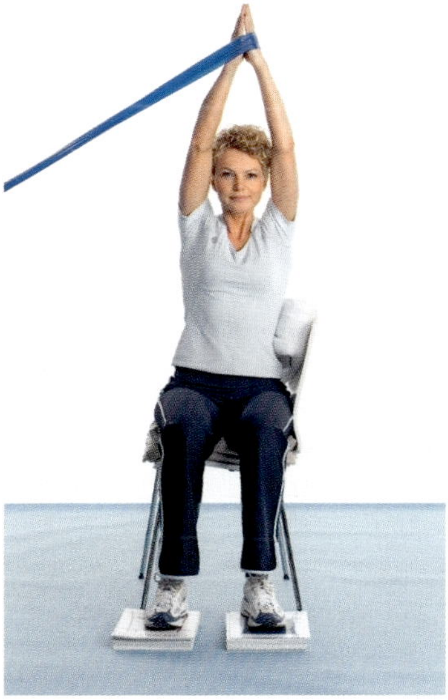

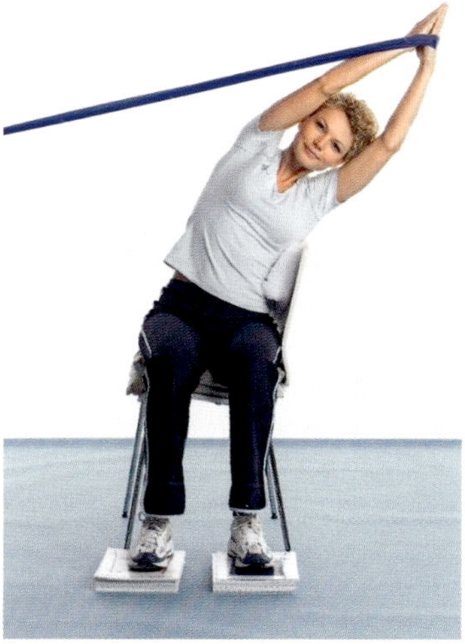

## Level 3

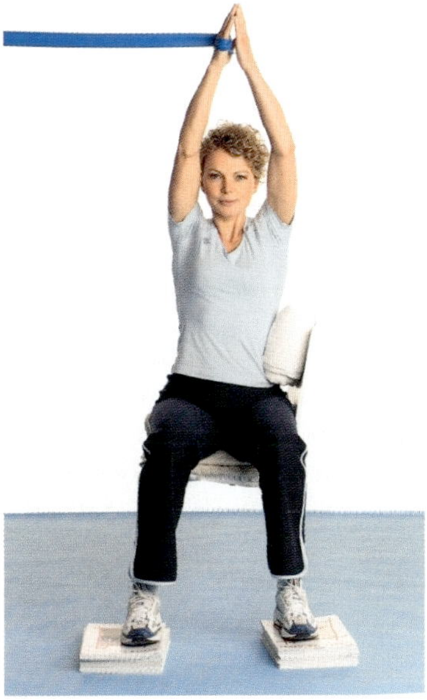

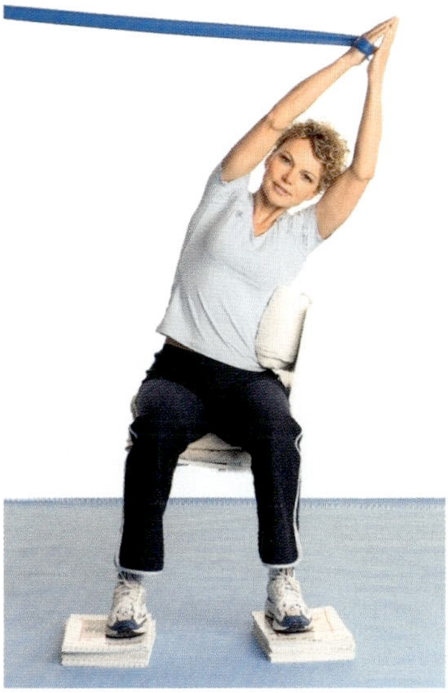

**Ausgangsposition:** Sie sitzen aufrecht auf einem Stuhl. Zwischen Lehne und Oberkörper befindet sich ein Handtuch. Die Füße stehen auf dem Boden oder einem Stapel Zeitschriften, sodass die Knie rechtwinklig gebeugt sind. Die Arme sind nach oben gestreckt. Die Hände stecken in der Schlaufe eines Therabands, das rechts in 1,50 Meter Höhe befestigt ist (siehe Seite 38).

**Endposition:** Beugen Sie sich nach links unten, der Kopf folgt der Bewegung. Gehen Sie nach 3 bis 4 Sekunden in die Ausgangsposition. Führen Sie die Bewegung je achtmal nach links und rechts aus.

# Dehnung zur Seite

## Mobilisation

Mit dieser Übung verbessern Sie die Fähigkeit, Ihre Wirbelsäule zu strecken und Ihren gesamten Oberkörper zu drehen und zu neigen. Durch die Bewegung werden die verkürzten und angespannten Muskeln des Oberkörpers gedehnt. Außerdem werden die geschwächten Rückenmuskeln gekräftigt, die Ihren Oberkörper strecken, drehen und zur Seite neigen.

**15-mal am Ende des Zirkeltrainings**

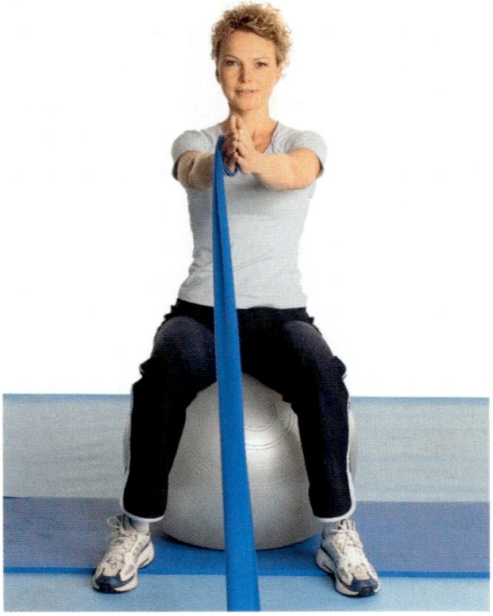

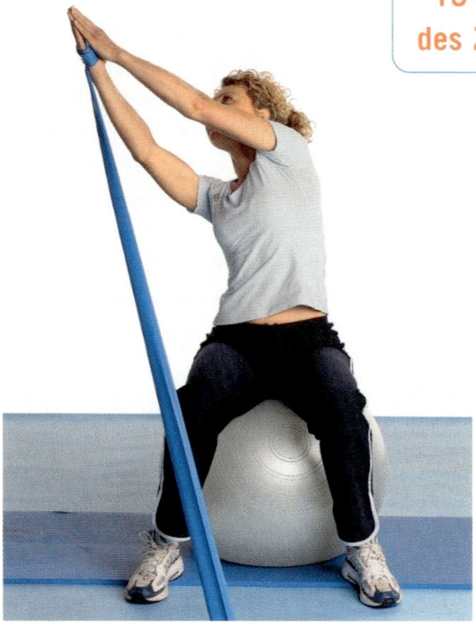

**Ausgangsposition:** Sie sitzen aufrecht mit geöffneten Beinen auf einem Pezziball. Halten Sie mit beiden Händen das Ende eines Therabands, das vor Ihnen in Bodenhöhe befestigt ist, auf Schulterhöhe vor sich.

**Endposition:** Führen Sie die gestreckten Arme nach rechts oben, neigen Sie dabei den Oberkörper nach rechts. Gehen Sie nach 3 Sekunden zurück in die Ausgangsposition. 15-mal auf jeder Seite ausführen.

**Das bewirkt die Übung**

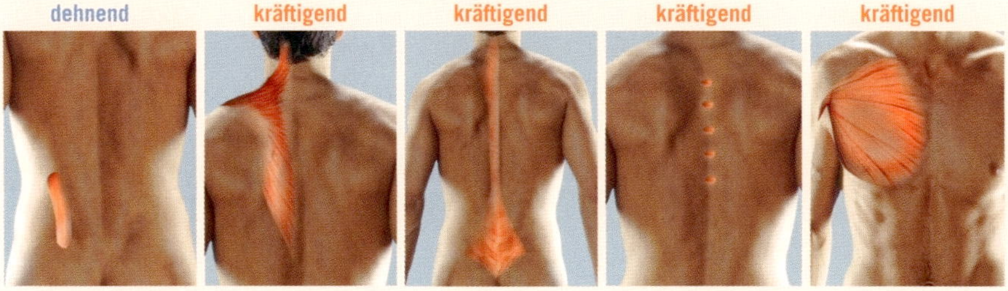

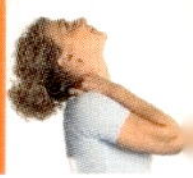

# Armziehen nach unten

## Entspannung

Mit der Übung entlasten Sie die an den Kräftigungsübungen beteiligten Wirbelsegmente, indem Sie den Druck von Bandscheiben und Gelenken nehmen. Dadurch entspannt sich auch die Rumpfmuskulatur. Durch die Zugbewegung der Arme nach unten lösen Sie außerdem die Muskelspannung in der Schulter und im Nacken.

**15-mal am Ende des Zirkeltrainings**

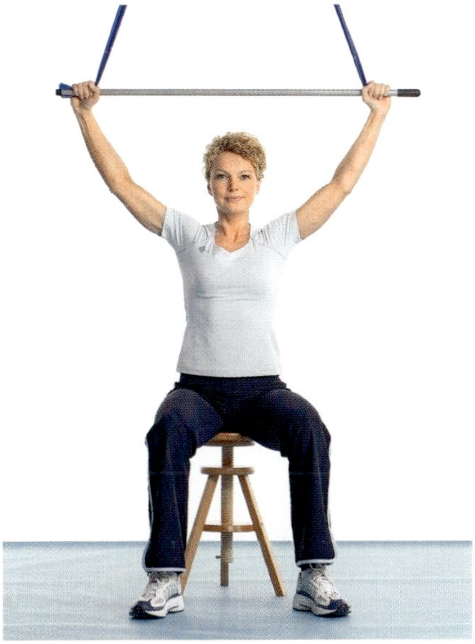

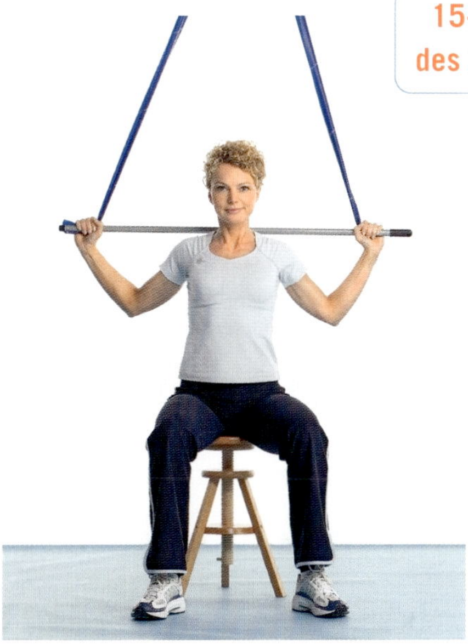

**Ausgangsposition:** Befestigen Sie an jedem Ende eines Besenstiels je ein Ende eines Therabands. Die Bandmitte befestigen Sie über Ihrem Kopf an einem Haken oder Türrahmen (siehe Seite 38). Setzen Sie sich auf einen Hocker unter das Theraband und fassen Sie mit den Händen die Enden des Besenstiels. Die Beine sind hüftbreit auseinander, die Füße stehen flach auf dem Boden, die Fußspitzen zeigen leicht nach außen. Der Oberkörper ist aufrecht, der Kopf gerade in Verlängerung der Wirbelsäule mit nach vorn gerichtetem Blick.

**Endposition:** Beugen Sie langsam beide Arme und ziehen Sie den Besenstiel hinter Ihrem Kopf mit den Händen gleichmäßig und parallel zum Boden nach unten, bis sich die Hände in Schulterhöhe befinden. Halten Sie die Position 2 bis 3 Sekunden. Gehen Sie anschließend langsam zurück in die Ausgangsposition und entspannen Sie bewusst die Muskulatur der Schulter-Nacken-Region. Führen Sie die Bewegung 15-mal aus.

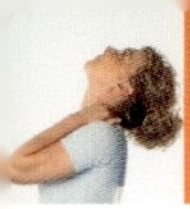



# Die Lendenwirbelsäulen-therapie unterstützen

Sie benötigen:

- stabilen Stuhl
- Gymnastikmatte
- Tisch
- kleines Podest oder Koffer
- Theraband
- Hocker
- 2 gefüllte 1-Liter-Flaschen

Da die Mehrzahl der Rückenprobleme im Bereich der Lendenwirbelsäule auftritt, liegt das Augenmerk bei dem nachfolgenden Trainingszirkel darauf, alle Hauptbewegungsrichtungen dieses Bereichs zu stärken und eine Therapie bei Problemen der Lendenwirbelsäule zu unterstützen.

Mit der **Aufwärmübung** sollen zunächst die Muskeln, Bänder und Gelenke der Lendenwirbelsäule auf die nachfolgenden Kräftigungsübungen vorbereitet werden. Daneben stimulieren Sie kurz die Rezeptoren, die dem Gehirn die Position und den Zustand der beteiligten Muskeln signalisieren.

Die nachfolgenden **Kräftigungsübungen** erlauben ein gezieltes Training der Agonisten (Spieler) und Antagonisten (Gegenspieler) in den Hauptbewegungsrichtungen Streckung, Beugung, Seitneigung und Drehung.

Durch die **Mobilisations**- und **Entspannungsübung** nach den Kräftigungsübungen bringen Sie die während des Trainings aufgebauten Muskelspannungen wieder auf ein normales Niveau.

In Absprache mit den betreuenden Ärtzen und Therapeuten kann somit ein therapiebegleitendes Training durchgeführt werden, das – neben der aktuell eventuell schmerzhaften Bewegungsrichtung – dazu beitragen kann, wieder eine Balance zwischen einzelnen Muskeln und Muskelgruppen herzustellen.

## Der Trainingsablauf auf einen Blick

| Übungsart | Übung im Trainingszirkel | Wie lange oder wie häufig? | Anzahl Zirkelrunden |
|---|---|---|---|
| 1. Aufwärmen | Heuschrecke mit Podest | 12-mal zu Beginn des Trainings | |
| 2. Kräftigung | Gesäß und Becken beugen | 12-mal pro Zirkel | Senioren: 3 bis 4 Runden |
| | Streckung gegen Widerstand | 12-mal pro Zirkel | |
| | Drehung aus der Rückenlage | 8-mal je Seite pro Zirkel | Untrainierte: 4 bis 5 Runden |
| | Seitneigung aus der Rückenlage | 8-mal je Seite pro Zirkel | |
| 3. Mobilisation | Hüftdehnung | 10-mal am Ende des Trainings | Trainierte: 4 bis 6 Runden |
| 4. Entspannung | Dehnung des Hüftbeugers | 4-mal am Ende des Trainings | |

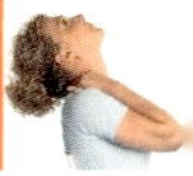

# Heuschrecke mit Podest

## Aufwärmen

Sie mobilisieren hier die einzelnen Segmente der Lendenwirbelsäule und bereiten diese auf die nachfolgende Kräftigung vor. Gleichzeitig aktiveren Sie die Muskeln, die für die Bewegungen der Lendenwirbelsäule zuständig sind. Die Ausgangsposition ermöglicht auch Patienten mit Problemen der Lendenwirbelsäule eine sichere Durchführung der Übung.

**12-mal zu Beginn des Zirkeltrainings**

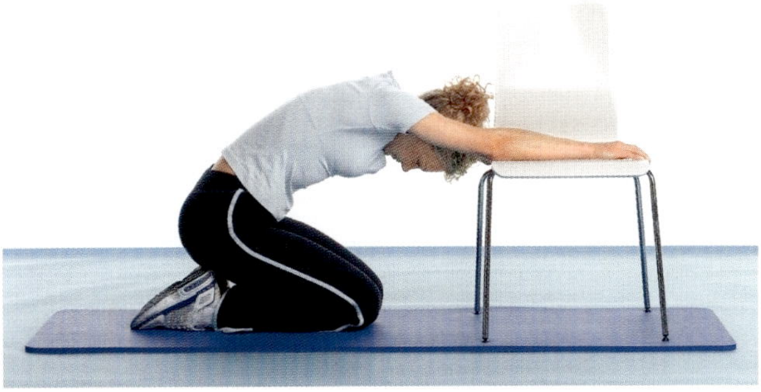

**Ausgangsposition:** Knien Sie sich neben einen Stuhl. Das Gesäß berührt die Fersen, Kopf und Rücken sind leicht nach vorn eingerollt. Die Arme liegen ausgestreckt auf der Sitzfläche des Stuhls, die Handinnenflächen zeigen nach unten.

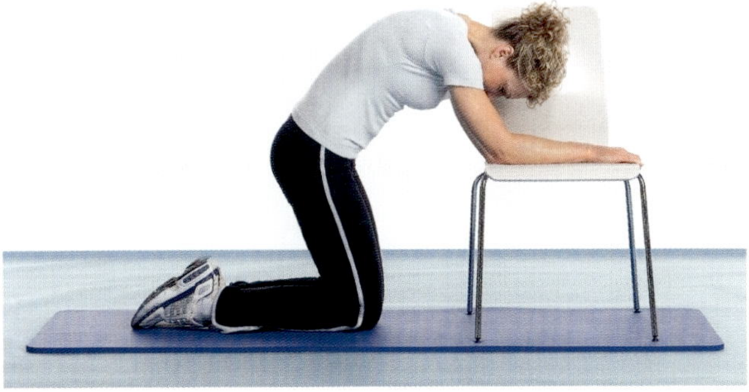

**Bewegung:** Schieben Sie nun den Rumpf nach vorn. Kopf und Schultern sind weiterhin leicht eingerollt, das Gesäß hebt von den Fersen ab, und die Ellbogen beugen sich.

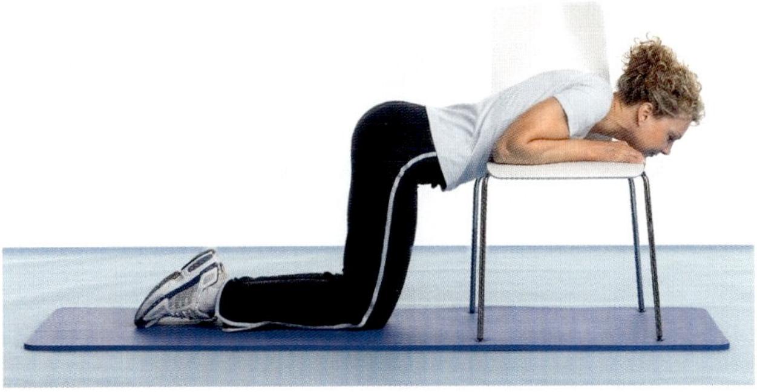

**Endposition:** Schieben Sie den Rumpf weiter nach vorn, bis er parallel zum Boden auf der Sitzfläche des Stuhls aufliegt. Die Ellbogen sind jetzt im spitzen Winkel gebeugt, Oberkörper und Beine bilden einen rechten Winkel. Gehen Sie zurück in die Ausgangsposition und wiederholen Sie die Bewegung elfmal.

# Gesäß und Becken beugen

## Kräftigung

Diese Übung hat zum Ziel, die Muskeln zu kräftigen, die für die Beugefähigkeit der Lendenwirbelsäule zuständig sind. Falls Sie unter akuten Problemen beim Beugen der Lendenwirbelsäule leiden, sollten Sie die Art und Weise, in der Sie die Übung durchführen können, mit Ihrem Arzt oder Therapeuten zunächst absprechen.

### Level 1

**12-mal pro Zirkel**

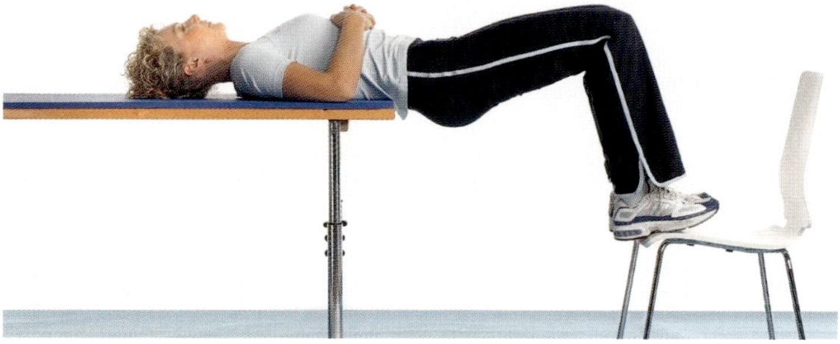

**Ausgangsposition:** Sie liegen mit Kopf und Rücken auf einem Tisch, Gesäß und Beine befinden sich vor der Tischkante. Die Beine sind in den Knien im rechten Winkel gebeugt, die Füße auf einem Stuhl abgestellt, die Hände über dem Bauch verschränkt. Oberschenkel, Oberkörper und Kopf bilden eine Linie.

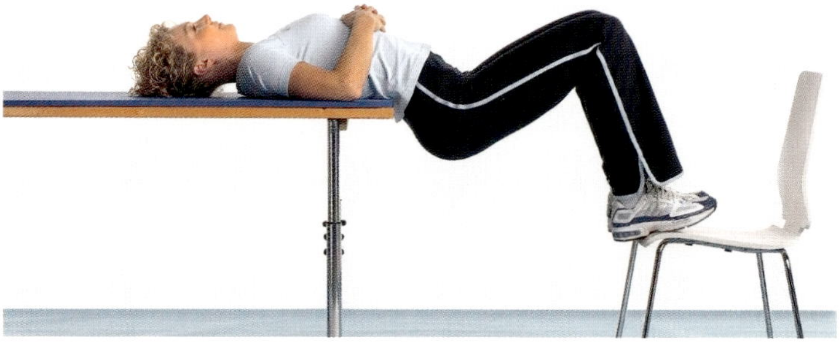

**Endposition:** Ziehen Sie das Gesäß und die Beckenregion langsam nach unten Richtung Boden. Kopf, oberer Rücken sowie die Füße behalten die Ausgangsposition bei. Halten Sie kurz die Spannung. Gehen Sie wieder langsam zurück in die Ausgangsposition und wiederholen Sie die Bewegung elfmal.

**Das bewirkt die Übung**

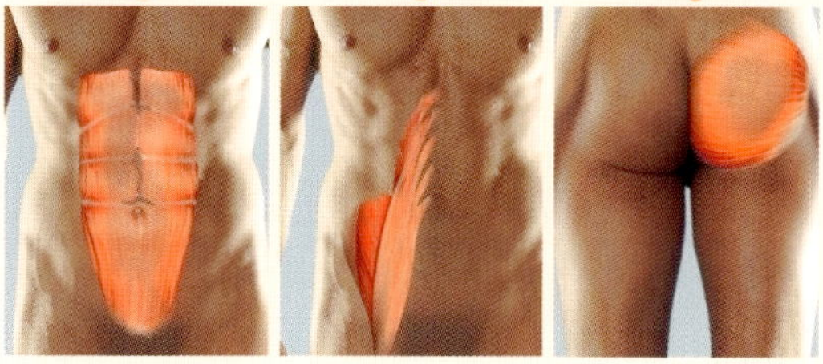


**Wichtig!**

Achten Sie darauf, dass Stuhl und Tisch bzw. Podest auf einer rutschfesten Unterlage stehen!

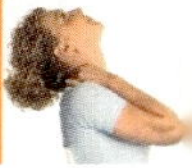

## Level 2

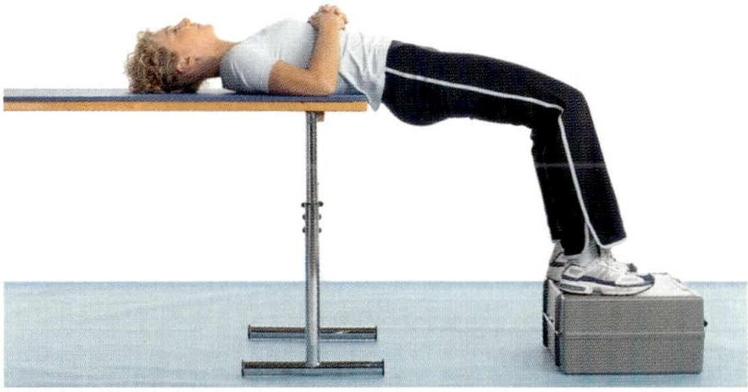

**Ausgangsposition:** Sie liegen mit Kopf und Rücken auf einem Tisch, Gesäß und Beine befinden sich vor der Tischkante. Die Füße stellen Sie auf einem kleinen Podest, zum Beispiel einem Koffer ab, sodass die Oberschenkel zum Boden hin leicht schräg abfallen. Die Hände sind über dem Bauch verschränkt.

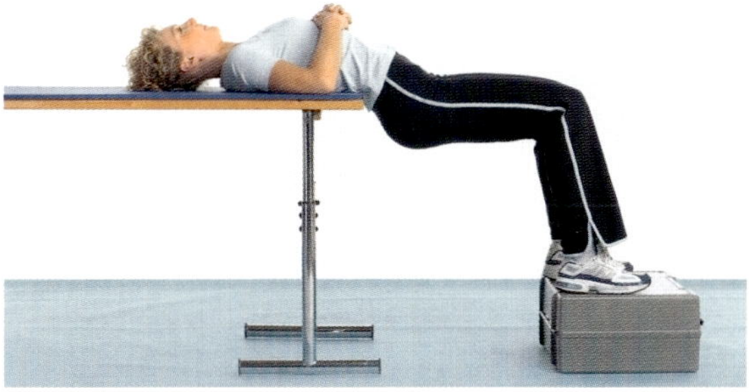

**Endposition:** Ziehen Sie das Gesäß und die Beckenregion langsam nach unten in Richtung Boden. Kopf und oberer Rücken sowie die Füße behalten die Ausgangsposition bei, die Oberschenkel sind dann parallel zum Boden. Halten Sie die Spannung kurz. Gehen Sie wieder langsam zurück in die Ausgangsposition und wiederholen Sie die Bewegung elfmal.

## Level 3

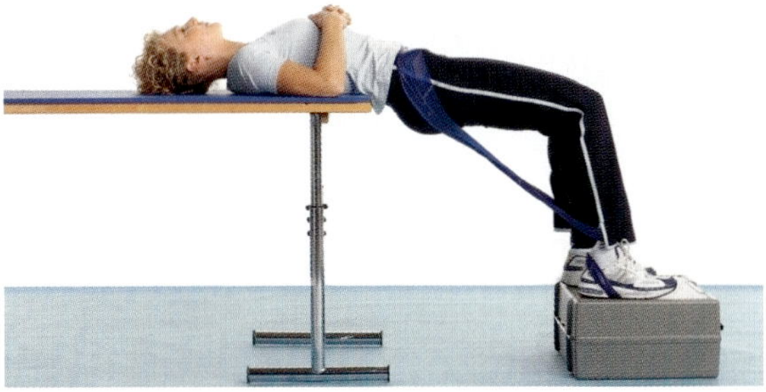

**Ausgangsposition:** Befestigen Sie je ein Ende eines Therabands an einer Ferse und legen Sie sich die entstandene Schlaufe um den Unterbauch. Legen Sie sich mit Kopf und Rücken auf einen stabilen Tisch, Gesäß und Beine befinden sich vor der Tischkante. Die Füße stehen auf einem Podest, etwa einem Koffer, sodass die Oberschenkel leicht schräg abfallen. Die Hände sind über dem Bauch verschränkt.

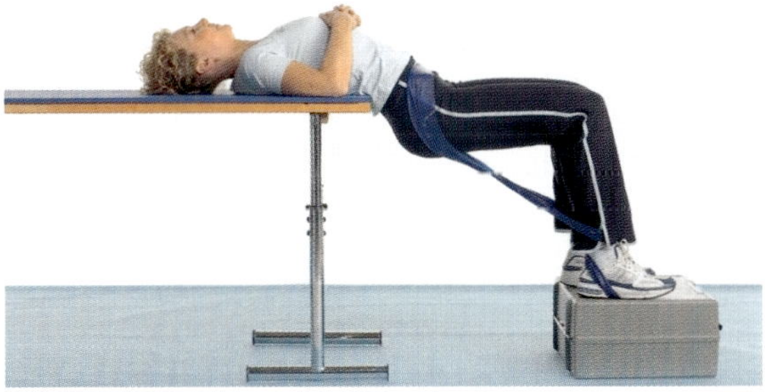

**Endposition:** Ziehen Sie das Gesäß und die Beckenregion langsam nach unten in Richtung Boden. Kopf und oberer Rücken sowie die Füße behalten die Ausgangsposition bei, die Oberschenkel sind dann parallel zum Boden. Halten Sie kurz die Spannung. Gehen Sie wieder langsam zurück in die Ausgangsposition und wiederholen Sie die Bewegung elfmal.

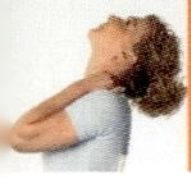



# Streckung gegen Widerstand

## Kräftigung

Mit dieser Übung trainieren Sie die Muskeln, die für die Streckung der Lendenwirbelsäule zuständig sind. Nur wenn diese gut gekräftigt sind, gelingt es auch, die Beckenregion ausreichend stabil zu halten.

### Level 1

**12-mal pro Zirkel**

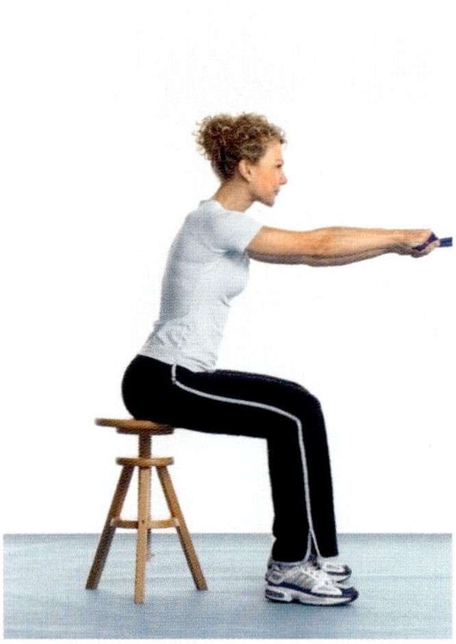

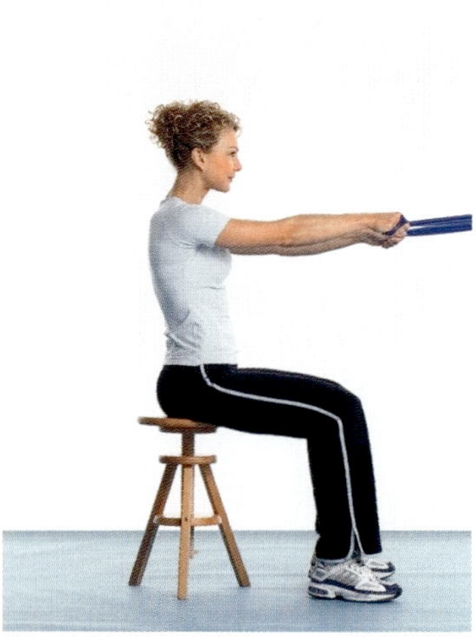

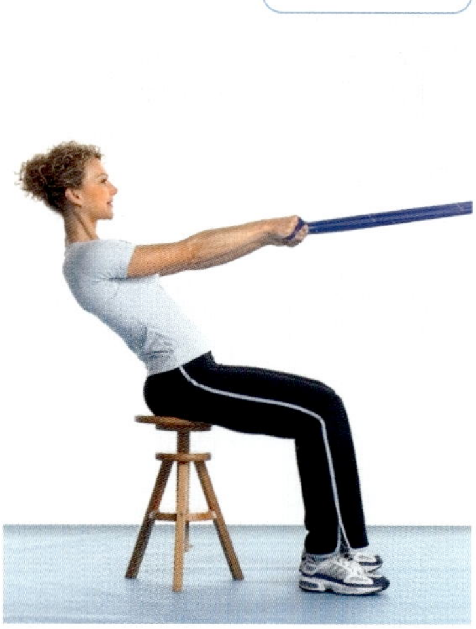

**Ausgangsposition:** Sie sitzen auf einem Hocker und halten ein Theraband, das vor Ihnen in Schulterhöhe (s. S. 38) befestigt ist. Die Arme sind gestreckt, der Oberkörper ist leicht vorgeneigt.

**Bewegung:** Bewegen Sie den Oberkörper gegen den Widerstand des Therabands langsam in eine aufrechte Sitzposition. Die Bauchmuskeln sind dabei leicht angespannt. Die Arme bleiben gestreckt.

**Endposition:** Bewegen Sie den Oberkörper weiter nach hinten, der Rücken ist verstärkt im Hohlkreuz. Nach 2 bis 3 Sekunden gehen Sie zurück in die Ausgangsposition und wiederholen die Bewegung elfmal.

**Das bewirkt die Übung**

kräftigend | kräftigend | kräftigend

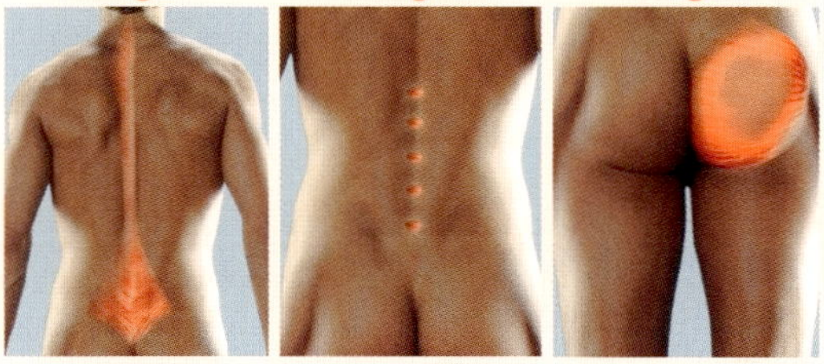

**Mein Motivationstipp!** Suchen Sie sich für diese Übung einen Partner und bitten Sie diesen, Ihre Beckenknochen von hinten mit den Händen zu fixieren. Dadurch bekommen Sie ein besseres Gefühl für die Bewegung.

## Level 2

**Ausgangsposition:** Sie stehen mit leicht gebeugten Knien in Schrittstellung. Der Oberkörper ist etwas nach vorn geneigt, der Rücken befindet sich im natürlichen Hohlkreuz. Die Arme sind nach vorn schräg unten ausgestreckt, in jeder Hand halten Sie eine Flasche.

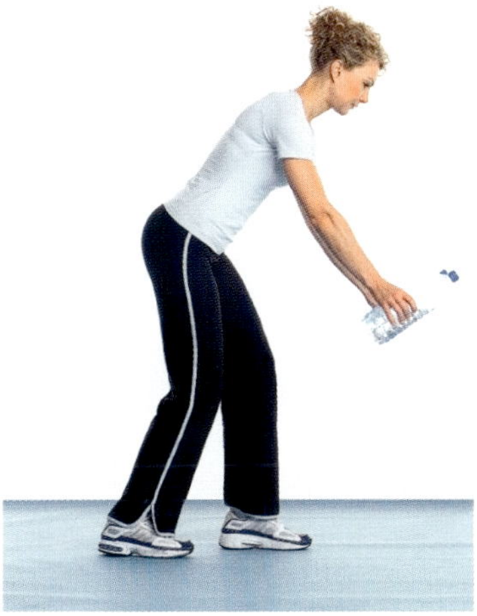

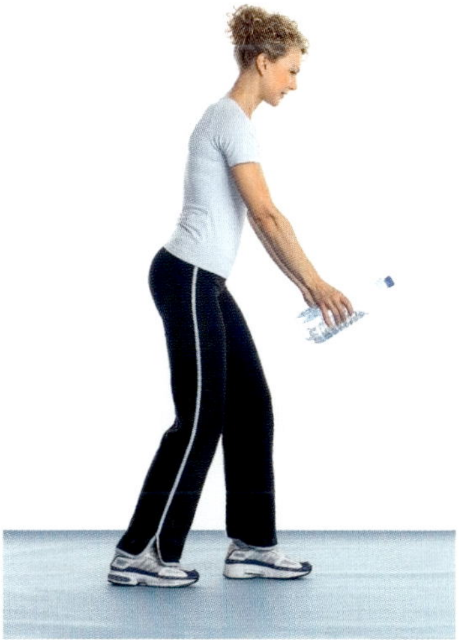

**Endposition:** Bewegen Sie den Oberkörper nach hinten, die Bauchmuskeln sind leicht angespannt. Der Oberkörper ist jetzt nur noch minimal nach vorn geneigt, der Rücken befindet sich verstärkt im Hohlkreuz. Nach 2 bis 3 Sekunden gehen Sie zurück in die Ausgangsposition und wiederholen die Bewegung elfmal.

## Level 3

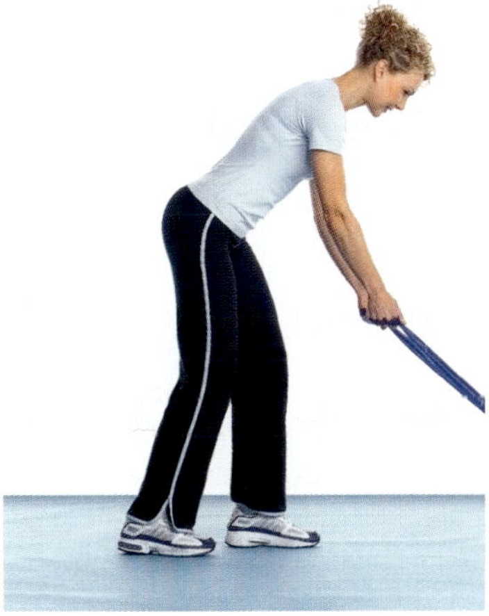

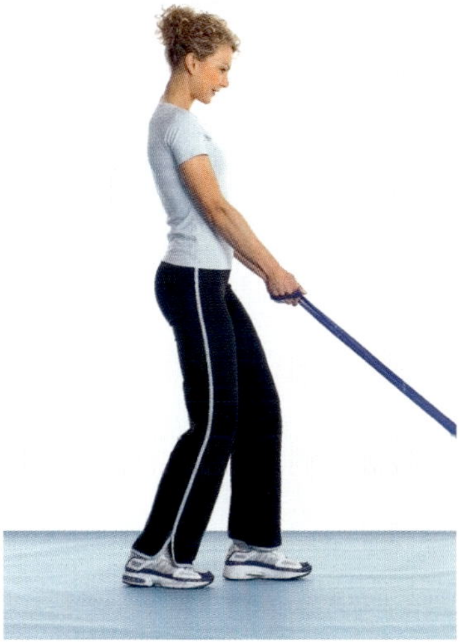

**Ausgangsposition:** Sie stehen mit leicht gebeugten Knien in Schrittstellung. Der Oberkörper ist etwas nach vorn geneigt, der Rücken befindet sich im natürlichen Hohlkreuz. Mit beiden Händen halten Sie ein Theraband, das vor Ihnen in Bodenhöhe befestigt ist (siehe Seite 38). Die Arme sind nach vorn schräg unten ausgestreckt.

**Endposition:** Bewegen Sie den Oberkörper nach hinten, die Bauchmuskeln sind leicht angespannt. Der Oberkörper ist jetzt aufrecht, der Rücken befindet sich in einem verstärkten Hohlkreuz. Nach 2 bis 3 Sekunden gehen Sie zurück in die Ausgangsposition und wiederholen die Bewegung elfmal.

# Drehung aus der Rückenlage

## Kräftigung

Ziel der Übung ist die Kräftigung der Muskulatur, die für die Fähigkeit sorgt, die Lendenwirbelsäule nach rechts und links zu drehen. Damit dies optimal gelingt, sollten Sie die Brustwirbelsäule möglichst am Boden aufliegen lassen.

## Level 1

**8-mal pro Zirkel**

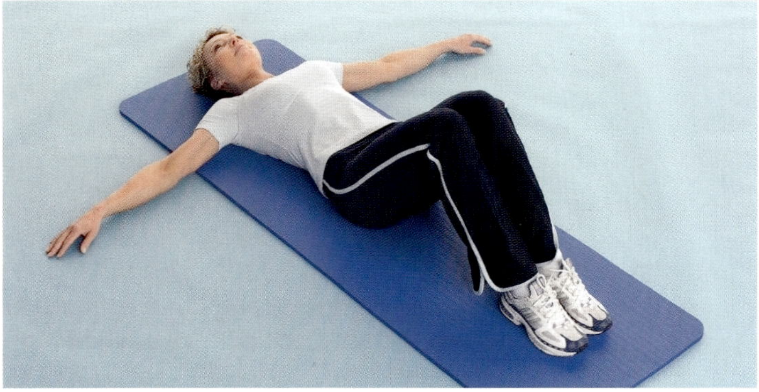

**Ausgangsposition:** Sie liegen auf dem Rücken, die Arme sind seitlich vom Oberkörper weggestreckt mit den Handinnenflächen auf dem Boden. Die Beine sind in Hüft- und Kniegelenken angewinkelt, die Füße stehen flach auf dem Boden.

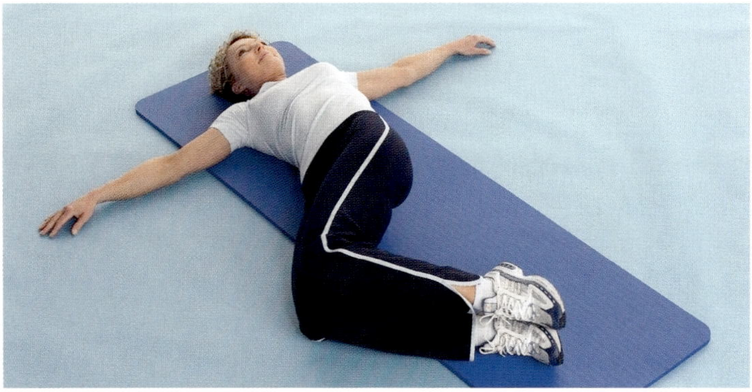

**Endposition:** Drehen Sie die Beine abwechselnd so weit wie möglich nach rechts und links, das heißt, die Kniegelenke bewegen sich Richtung Boden. Die Füße und der Oberkörper bleiben dabei fixiert. Die Schulterblätter halten während der gesamten Bewegung Bodenkontakt. Führen Sie die Bewegung zu beiden Seiten hin achtmal aus.

**Das bewirkt die Übung**

kräftigend | kräftigend | kräftigend

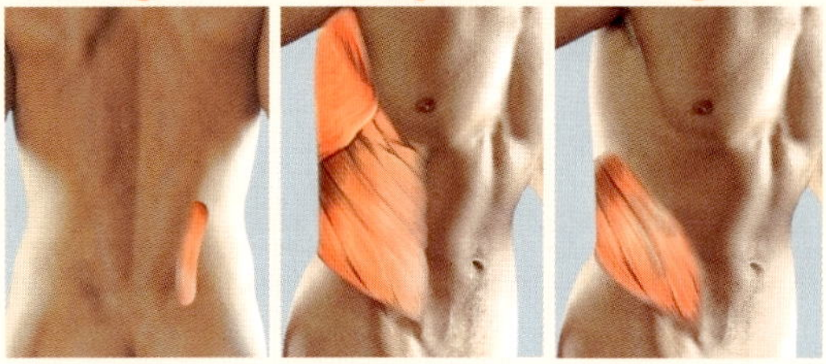

**Mein Motivationstipp!** Finden Sie die für sich angenehmste Lage für die Übung heraus, indem Sie die Füße entsprechend näher oder weiter entfernt vom Gesäß aufstellen.

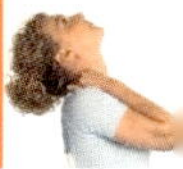

## Level 2

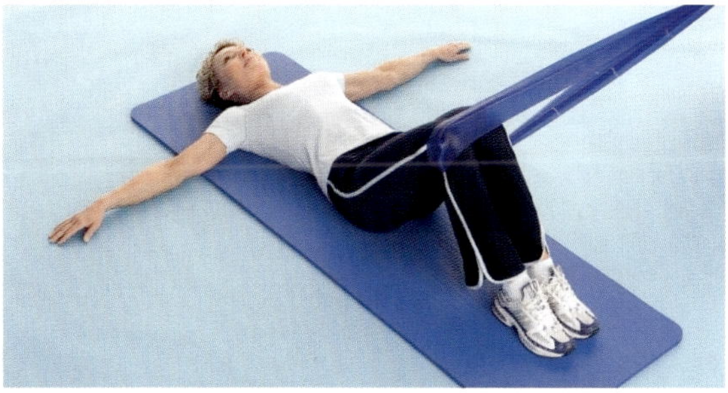

**Ausgangsposition:** Sie liegen auf dem Rücken, die Arme sind seitlich vom Oberkörper weggestreckt mit den Handinnenflächen auf dem Boden. Die Beine sind in Hüft- und Kniegelenken angewinkelt, die Füße stehen flach auf dem Boden. Vor Ihnen ist in 1 Meter Höhe ein Theraband mit beiden Enden befestigt (siehe Seite 38), dessen Schlaufe um Ihre Kniekehlen liegt.

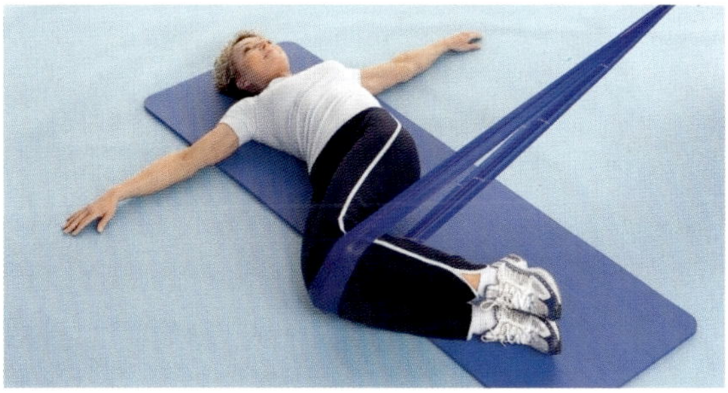

**Endposition:** Drehen Sie die Beine gegen den Widerstand des Therabands abwechselnd so weit wie möglich nach rechts und links, das heißt, die Kniegelenke bewegen sich Richtung Boden. Die Füße und der Oberkörper bleiben dabei möglichst fixiert, die Schulterblätter halten während der gesamten Bewegung Bodenkontakt. Führen Sie die Bewegung zu beiden Seiten hin achtmal aus.

## Level 3

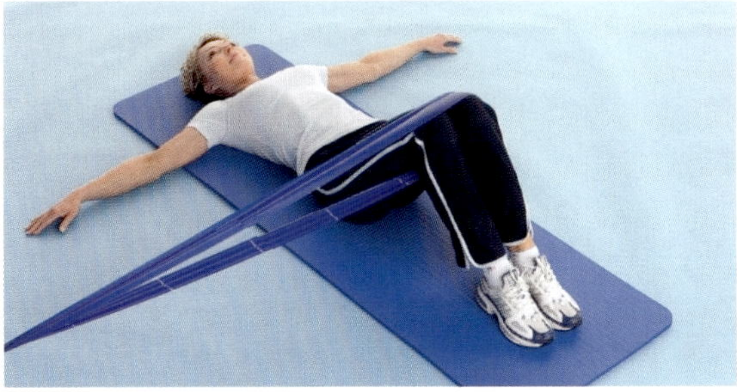

**Ausgangsposition:** Sie liegen auf dem Rücken, die Arme sind seitlich vom Oberkörper weggestreckt mit den Handinnenflächen auf dem Boden. Die Beine sind in Hüft- und Kniegelenken angewinkelt, die Füße stehen flach auf dem Boden. Seitlich rechts von Ihnen ist in 50 Zentimeter Höhe ein Theraband mit beiden Enden befestigt (siehe Seite 38), dessen Schlaufe um Ihre Kniekehlen liegt.

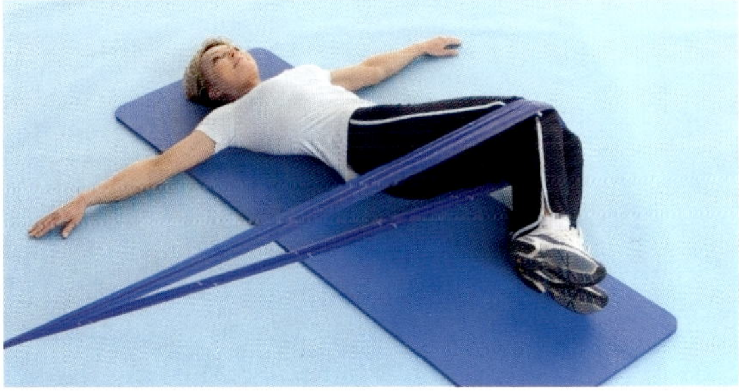

**Endposition:** Drehen Sie die Beine so weit wie möglich nach links, das heißt, die Kniegelenke bewegen sich Richtung Boden. Die Füße und der Oberkörper bleiben dabei fixiert, die Schulterblätter halten während der gesamten Bewegung Bodenkontakt. Gehen Sie zurück in die Ausgangsposition und wiederholen Sie die Bewegung siebenmal. Führen Sie die Bewegung zur rechten Seite hin ebenfalls achtmal aus.

# Seitneigung aus der Rückenlage

## Kräftigung

Hier verbessern Sie die Fähigkeit, die Lendenwirbelsäule seitlich zu neigen, indem Sie die daran beteiligte Muskulatur stärken. Die Rückenlage sorgt dafür, dass der Druck auf die Bandscheiben während der Bewegung so gering wie möglich ist. Legen Sie zur Unterstützung am besten ein Kissen oder Handtuch unter die Lendenwirbelsäule.

### Level 1

**8-mal pro Zirkel**

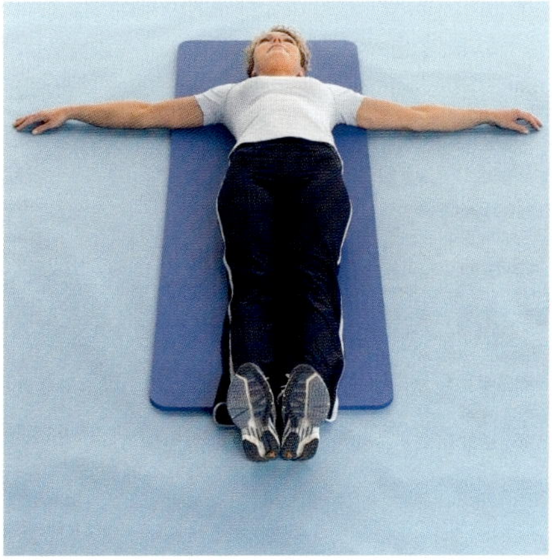

**Ausgangsposition:** Sie liegen mit ausgestreckten Beinen flach auf dem Rücken. Die Arme sind vom Körper weg seitlich ausgestreckt, die Handinnenflächen berühren den Boden. Die Fußspitzen sind zum Körper hin angezogen.

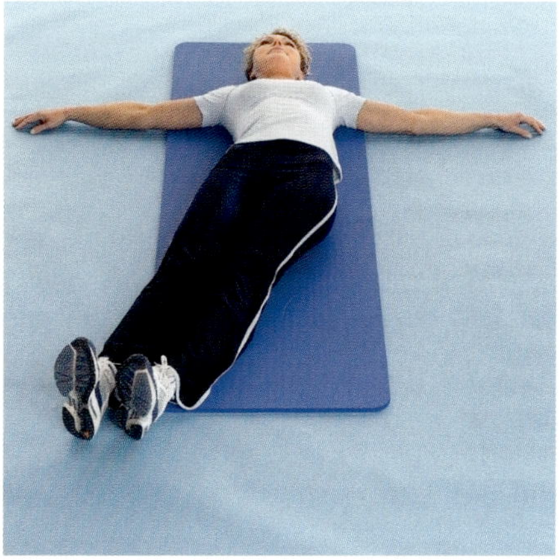

**Endposition:** Bewegen Sie die Beine nach rechts und wieder zurück zur Mitte. Wenn Sie die Übung auf einem glatten Boden ausführen, können Sie mit den Fersen Bodenkontakt halten, ansonsten heben Sie die Beine nur so weit wie für die Bewegung nötig an. Der Oberkörper bleibt stabil. Führen Sie die Bewegung nach rechts achtmal aus. Machen Sie dann die Bewegung zur linken Seite hin ebenfalls achtmal.

**Wichtig!**

Insbesondere wenn Sie Probleme mit den Facettengelenken im Bereich der Lendenwirbelsäule haben, sollten Sie mit Ihrem Arzt oder Therapeuten besprechen, inwieweit Sie diese Übung durchführen können.

**Das bewirkt die Übung**

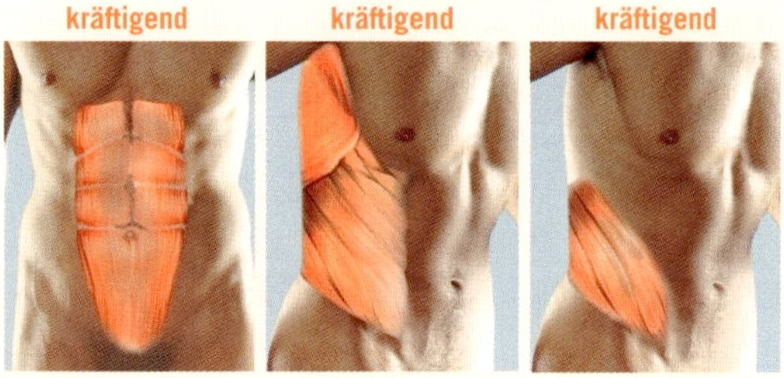

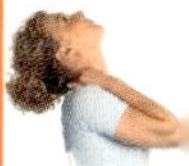

## Level 2

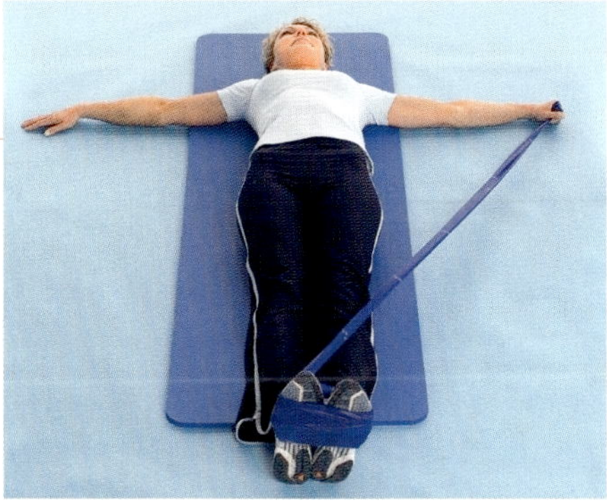

**Ausgangsposition:** Sie liegen mit gestreckten Beinen auf dem Rücken. Die Arme sind seitlich ausgestreckt, die Handinnenflächen berühren den Boden. An beiden Füßen haben Sie ein Ende eines Therabands befestigt (siehe Seite 38), das andere Ende halten Sie mit der linken Hand.

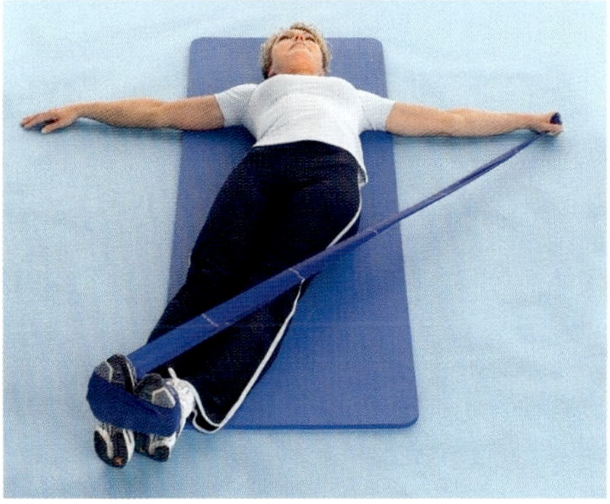

**Endposition:** Bewegen Sie nun die Beine nach rechts und wieder zurück zur Mitte. Wenn Sie die Übung auf einem glatten Boden ausführen, können Sie mit den Fersen Bodenkontakt halten, ansonsten heben Sie die Beine nur so weit wie für die Bewegung nötig an. Führen Sie die Bewegung nach rechts achtmal aus. Führen Sie dann die Bewegung zur linken Seite hin achtmal aus.

## Level 3

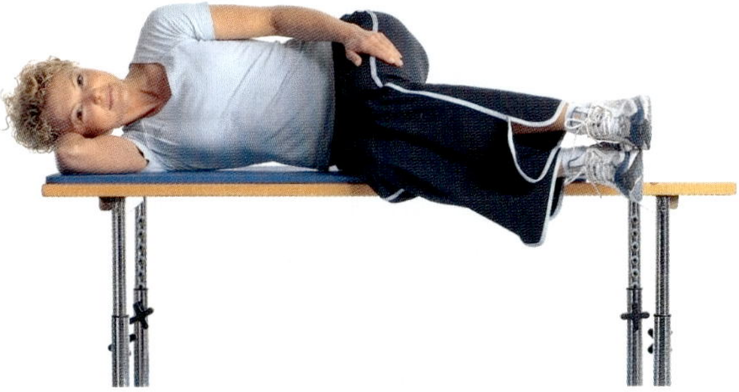

**Ausgangsposition:** Sie liegen seitlich auf einem Tisch, die Beine sind in Hüfte und Kniegelenken angewinkelt. Die Oberschenkel liegen noch auf dem Tisch, die Knie und Unterschenkel ragen nach vorn über die Tischkante hinaus und sind parallel zum Tisch. Mit dem unteren Arm stützen Sie Ihren Kopf, der obere Arm liegt locker seitlich auf dem Körper.

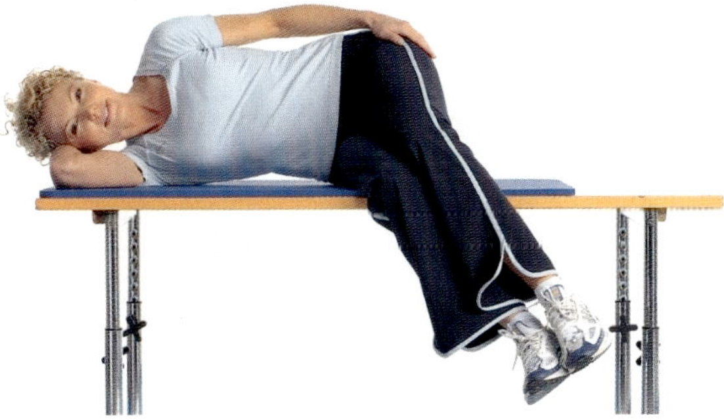

**Endposition:** Bewegen Sie die Beine gegen die Schwerkraft so weit wie möglich in Richtung Boden und anschließend wieder zurück in die Ausgangsposition. Führen Sie die Bewegung achtmal aus. Drehen Sie sich dann auf die andere Körperseite und führen Sie die Bewegung in die andere Richtung ebenfalls achtmal aus.

# Hüftdehnung

## › Mobilisation

Wenn Streck- und Beugebewegungen im Hüftgelenk schmerzen oder das Wegstrecken eines Beins zur Seite weniger als die doppelte Hüftbreite möglich ist, kann diese Übung helfen. Sie dehnt die verkürzten und verspannten Hüftmuskeln, die den Oberschenkel zur Körpermitte hinziehen, und verbessert dadurch die Beweglichkeit der gesamten Hüfte.

**10-mal am Ende des Zirkeltrainings**

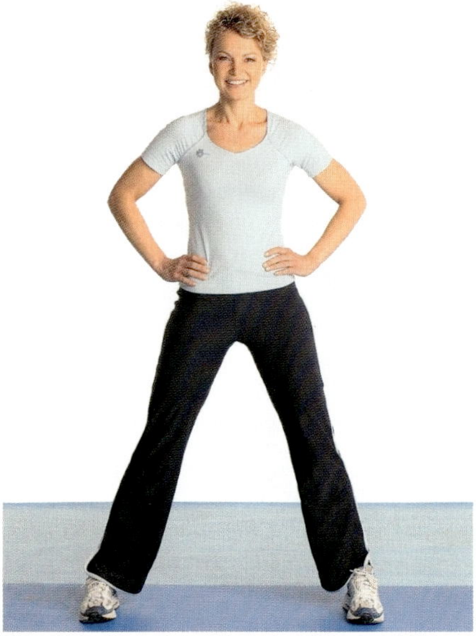

**Ausgangsposition:** Stellen Sie sich aufrecht hin. Die Füße stehen etwas mehr als hüftbreit auseinander. Stützen Sie beide Hände in den Hüften ab. Atmen Sie während der Übung ruhig weiter.

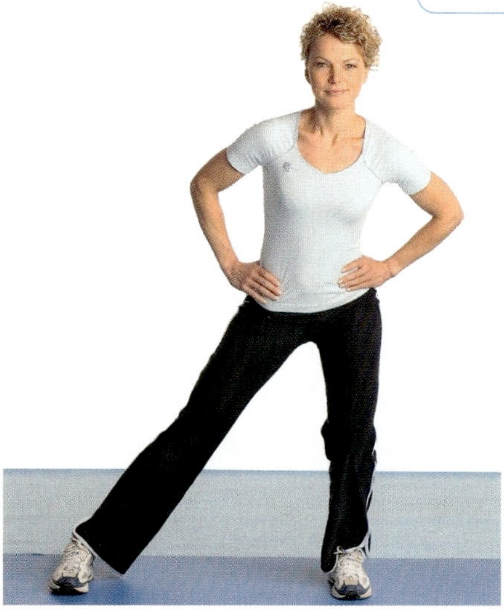

**Endposition:** Beugen Sie beide Kniegelenke, verlagern Sie das Gewicht auf die linke Körperseite und strecken Sie jetzt das rechte Knie durch. Halten Sie die Position 20 Sekunden. Zurück in die Ausgangsposition.

**Das bewirkt die Übung**

dehnend | kräftigend | kräftigend | kräftigend

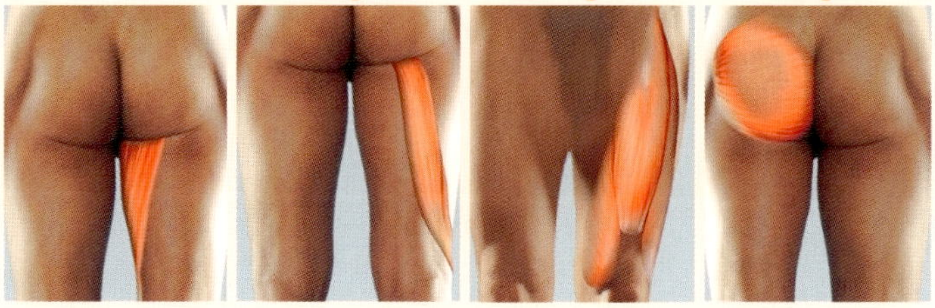

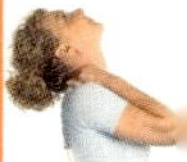

# Dehnung des Hüftbeugers

## Entspannung

Mit dieser Übung dehnen Sie neben dem Hüftbeuger außerdem die vordere Oberschenkelmuskulatur sowie die geraden Bauchmuskeln. Das Ausführen im Stand bewirkt eine wohltuende Entlastung des jeweils gedehnten Hüftgelenks und verhindert Verspannungen der Muskulatur, die den Dehnungseffekt negativ beeinflussen könnten.

**5-mal am Ende des Zirkeltrainings**

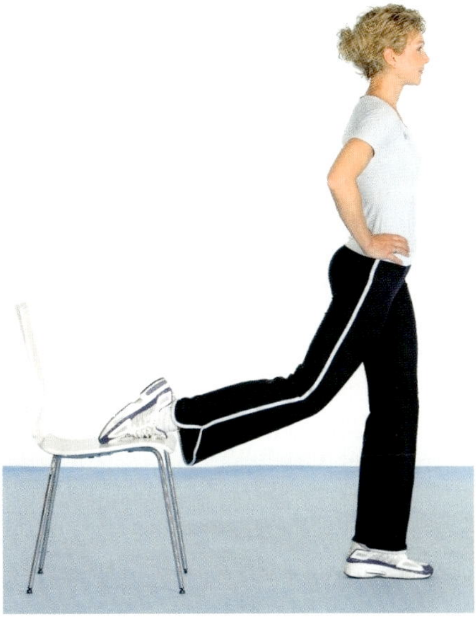

**Ausgangsposition:** Sie stehen vor einem Podest. Das rechte Bein ist im Knie angewinkelt und liegt mit dem Spann auf dem Podest. Das linke Bein steht mit gebeugtem Knie so weit wie möglich vor dem Podest.

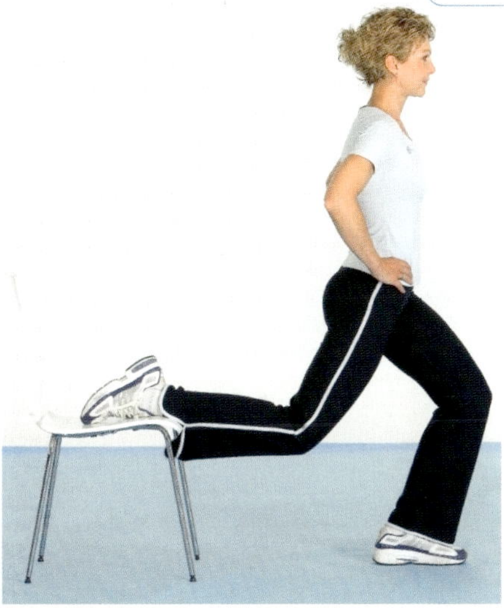

**Endposition:** Beugen Sie das Standbein langsam im Kniegelenk, das Bein auf dem Podest bleibt in der Ausgangsposition. Gehen Sie nach 7 Sekunden zurück in die Ausgangsposition und führen Sie die Bewegung mit beiden Beinen je fünfmal aus.

**Das bewirkt die Übung**

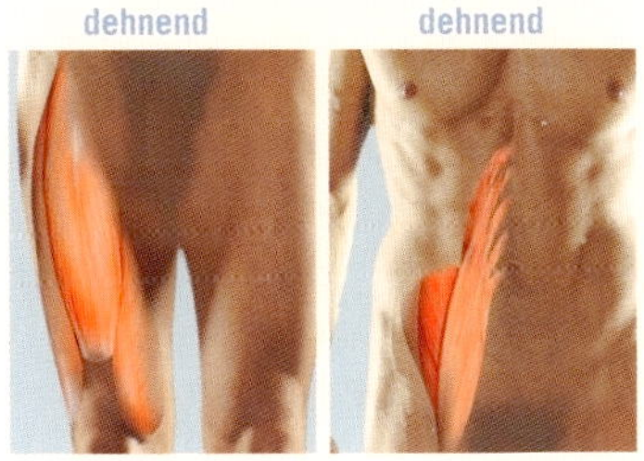


**Mein Motivationstipp!** Halten Sie während der Dehnung die Beckenregion stabil. Vermeiden Sie ein Hohlkreuz, indem Sie die Bauchmuskulatur durch Einziehen des Bauches anspannen.

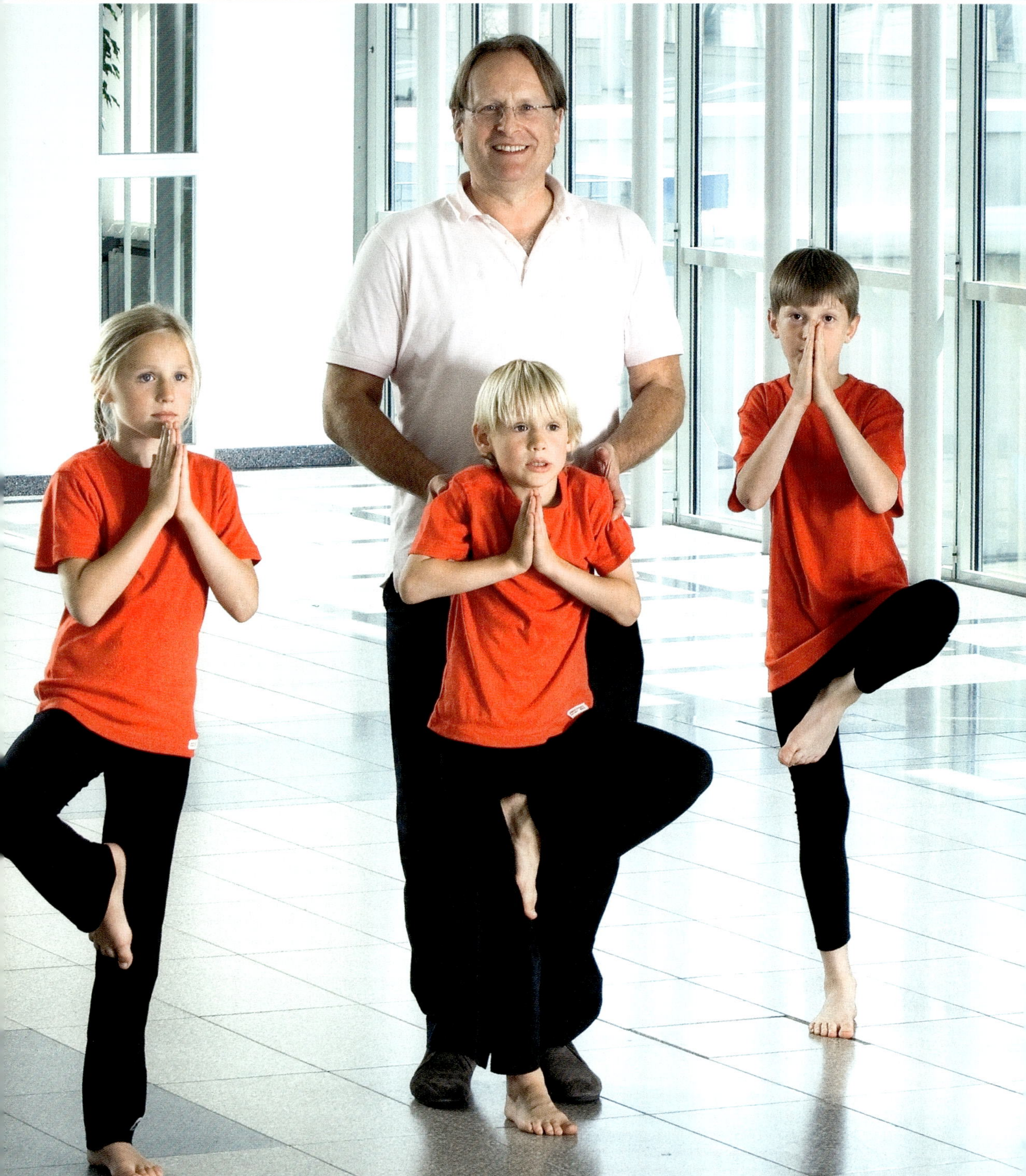

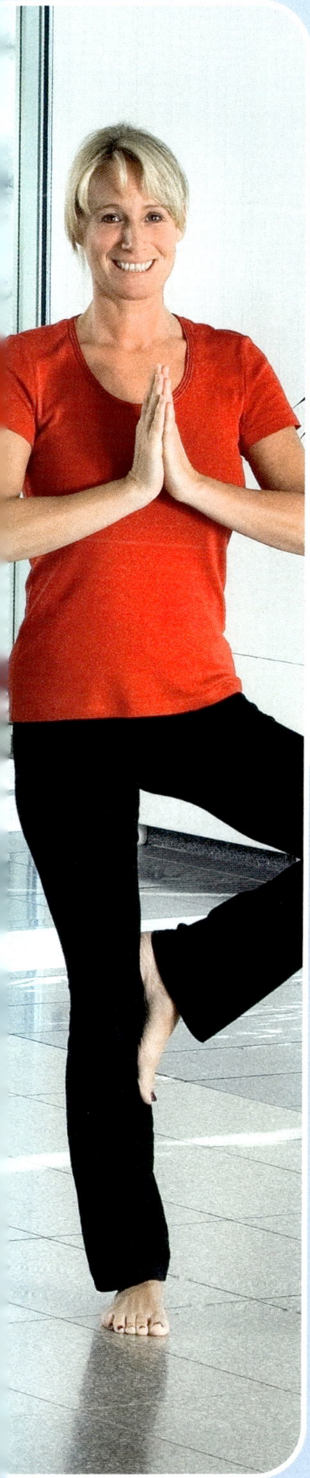

# Nie wieder Rückenschmerzen: Übungen für die Nachsorge

Nach monate- oder gar jahrelangen Rückenproblemen, Arztbesuchen und Therapien gehen Sie endlich wieder beschwerdefrei durchs Leben? Und Sie möchten diese Odyssee auf gar keinen Fall noch einmal mitmachen? Hier können Sie vor allem etwas gegen den Stress tun, der Ihren Rücken immer wieder verspannen lässt. Und weil das Trainieren gemeinsam oft leichter geht und auch mehr Spaß macht, zeige ich Ihnen hier eine Auswahl an geeigneten Rückenübungen für das Fitnessstudio. Sorgen Sie dafür, dass Sie mit dem richtigen Training dauerhaft gesund bleiben!

# Schmerzfrei bleiben: die optimale Nachsorge

Wir kommen jetzt zu einem meines Erachtens sehr wichtigen Teil unseres Rückenschulprogramms: der Nachsorge. Dieser Abschnitt ist deshalb so entscheidend, weil die folgenden Übungen Sie nicht nur einen begrenzten Zeitraum begleiten werden, wie es während einer bestimmten Behandlung der Fall ist, sondern Sie diese im Idealfall als ständigen Bestandteil in Ihren Tagesablauf integrieren werden. So können die Übungen einerseits dazu beitragen, eine erneute Rückenerkrankung zu verhindern oder ihr Auftreten hinauszuzögern, andererseits werden Sie dadurch tagtäglich erinnert, dass Sie einen gesunden Rücken brauchen, um aufrecht durchs Leben zu gehen.

Ich halte viel von den Vorstellungen des israelischen Medizinsoziologen Aaron Antonovsky (1923 bis 1994), der Gesundheit nicht als Abwesenheit von Krankheit sieht, sondern all die Faktoren berücksichtigt, die Gesundheit eigentlich ausmachen. Ich denke, dass es deshalb für die Nachsorge ganz besonders entscheidend ist, auf die seelischen Faktoren – darunter in erster Linie auf negativen Stress – einzugehen. Sie stecken weitaus häufiger hinter Rückenschmerzen, als viele denken (s. Seite 24).

- Entspannende Übungen und Stressabbau stehen also im Vordergrund des nachsorgenden Rückentrainings. Eine herausragende Bedeutung kommt hier gerade den asiatischen Bewegungslehren wie Yoga oder Tai-Chi zu (siehe Seite 219 und 220), die eine besonders stressabbauende und beruhigende Funktion haben und deshalb auch Eingang in das Rückentraining gefunden haben.
- Natürlich geht es auch in der Nachsorge noch darum, den Rücken weiterhin durch körperliches Training zu stärken. Aber damit Sie dauerhaft dabeibleiben und nicht Opfer der eigenen Bequemlichkeit werden, müssen

Mein Motivations-tipp!

## SCHULEN SIE IHRE SELBSTWAHRNEHMUNG

Die meisten Menschen haben das Gefühl für ihren Rücken verloren – denn dann würden sie viel rücksichtsvoller mit ihm umgehen. Doch wer seinen Körper besser wahrnimmt und sich Emotionen bewusster machen kann, der ist eher in der Lage, etwas für seine Rückengesundheit zu tun. Mit einer einfachen Übung, die Sie immer mal wieder vor Ihrem Rückentraining machen sollten, können Sie die Selbstwahrnehmung wieder schulen. Legen Sie zu Hause ein weiches Sofakissen auf den Boden. Stellen Sie sich barfuß auf das Kissen. Beginnen Sie, im Stand langsam und unangestrengt zu laufen. Schon nach wenigen Sekunden werden Sie automatisch tief durchatmen und Ihre Schultern fallen lassen. Nach zwei oder drei Minuten ist Ihr ganzer Körper warm und Ihr Kopf frei. Die Übung mobilisiert schließlich Ihre Gefühle: Sie spüren plötzlich, ob Sie frustriert oder wütend, traurig oder nervös sind. Und Ihre innere Verfassung hat große Auswirkungen auf Ihre äußere Haltung (siehe Seite 24).

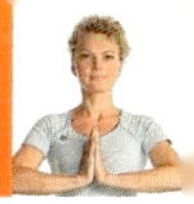

gerade nachsorgende Rückenübungen auch Spaß machen. Da dazu am ehesten Gleichgesinnte beitragen, habe ich Ihnen hier Übungen zusammengestellt, die Sie zusammen mit anderen Personen im Fitnessstudio ausüben können (siehe Seite 225). Am besten, Sie verabreden sich an einem bestimmten Tag zum Training.

- Leider werden Sie in Zukunft möglicherweise nicht umhinkommen, neben den täglichen nachsorgenden Übungen auch noch weitere Änderungen an Ihrem Lebensstil vorzunehmen, da sonst erneute Rückenbeschwerden programmiert sind. Welche Lebensstiländerungen sinnvoll sind, erfahren Sie auf Seite 221.

## Warum Entspannung so wichtig ist

Oft ist unser Alltag mit vielen Terminen und einem riesigen Arbeitspensum so ausgefüllt, dass wir gar nicht dazu kommen, darüber nachzudenken, ob dieser Stress Auswirkungen auf unseren Körper und unsere Seele haben könnte. Dass die tägliche Hetzerei ungesund ist, wissen wir zwar, aber oft sehen wir keine Möglichkeit, daran etwas grundlegend zu ändern. Ich möchte Ihnen auf den folgenden Seiten zeigen, wie Sie sich mit einfachen Mitteln entspannen und so auch im hektischsten Alltag Ruhe bewahren können.

Mithilfe des Tests im Kasten unten können Sie zunächst überprüfen, wie angespannt Sie sind. Sie werden überrascht sein, wie sehr Ihre für Sie inzwischen schon fast normale Muskelspannung über dem liegt, was Exper-

### Muskelspannung – wie gestresst sind Sie?

Trifft auf Sie bereits eine der folgenden Beobachtungen und/oder Aussagen in Alltagssituationen zu, weist das auf ein erhöhtes Spannungsniveau Ihrer Muskulatur hin:

- Wenn Sie sich im Spiegel beobachten, haben Sie oft Stirnfalten zwischen den Augenbrauen.
- Sie haben permanent hochgezogene Schultern.
- Sie werden oft darauf hingewiesen, dass Ihre Hände in angespannter Haltung vor Ihnen liegen oder Sie unruhig mit den Händen hantieren.
- Sie haben häufig kalte Füße oder Hände.
- Sie spüren Spannung/Unruhe in den Beinen.
- Tätigkeiten im Stehen oder Sitzen führen Sie oft in einer ausgeprägten Hohlkreuzhaltung aus.
- Wenn Sie sich im Stehen seitlich im Spiegel betrachten, fällt Ihnen auf, dass Ihre Knie im Stehen immer durchgedrückt sind.
- Sie haben oft einen verbissenen Gesichtsausdruck (angespannte Kiefermuskulatur).
- Ihre Füße stehen selten mit den ganzen Fußsohlen am Boden, stattdessen haben Sie meist nur die Zehenspitzen aufgestellt.
- Sie sitzen häufig auf der Kante statt auf der ganzen Sitzfläche Ihrer Sitzgelegenheit.

ten als gut erachten. Mit diesem Test wird nur die körperlich sichtbare Anspannung aufgezeigt – über Ihren seelischen Spannungszustand, der sich ja oft im Körperlichen äußert, gibt der Test keine Auskunft. Um sich Emotionen bewusst zu machen, hilft Ihnen die Übung im Kasten auf Seite 216.

Die wenigsten Menschen merken in ihrem hektischen Alltag überhaupt noch, dass sie ständig unter Strom stehen und Momente der Entspannung dringend nötig hätten. Dass sich Stress bei vielen vor allem auch in Rückenbeschwerden niederschlägt, habe ich schon ausführlich erläutert. Doch wer in der Lage ist, sich immer wieder bewusst zu entspannen, kann damit nicht nur akuten Muskelverspannungen begegnen, sondern wird dadurch auch ein sehr viel intensiveres Bewusstsein für seinen Körper und dessen Bedürfnisse entwickeln. Auf Dauer werden Sie (Warn-)Signale Ihres Körpers und Ihres Rückens so schon frühzeitig deuten und Beschwerden mit geeigneten Maßnahmen gegensteuern können.

## Bewährte Entspannungsmethoden

Doch wie geht das überhaupt, einfach mal so zwischendurch zu entspannen? Für den einen mag in der Mittagspause schon ein kurzer Spaziergang im Park ausreichen, der andere kann bei einem warmen Vollbad am Abend den Alltagsstress von sich streifen. Musik und Sport können ebenso zur Entspannung beitragen wie Massagen oder einfach nur ein Abendessen mit Freunden. Egal wie stark Sie im Alltag eingebunden sind: Vernachlässigen Sie diese ganz persönlichen, oft banalen Entspannungsmomente nicht!

### Entspannte Sitzpositionen

Um die Muskelspannung lösen zu können, finden Sie hier zunächst zwei Sitzpositionen (siehe auch Bild auf Seite 219), die Sie jederzeit einnehmen können und die Ihre Anspannung rasch verringern helfen. Die Kutscherposition und die passive Sitzhaltung (das »Lümmeln«) sind Körperhaltungen, in denen so wenig Muskeln wie möglich angespannt werden. Dabei werden Kopf und Hals hauptsächlich von der Wirbelsäule getragen, ohne dass die Rückenmuskeln zusätzlich viel Arbeit hätten. Sie werden feststellen, dass die

Mein Motivations-tipp!

### MINI-AUSZEITEN

Damit man sich im Alltag entspannen kann, helfen kleine Rituale. Diese vertrauten Strategien, die Ihnen Sicherheit geben, können Sie immer dann anwenden, wenn Sie sich in einer belastenden Situation befinden. Für mich ist so ein Ritual die »Mini-Auszeit«. Sie besteht aus vier Schritten: **Halt!** – unterbrechen Sie bewusst das, was Sie gerade tun. **Atmen!** – holen Sie tief Luft und spüren Sie in sich hinein, nehmen Sie das Herzklopfen war. Nach einigen Atemzügen gehen Sie weiter: **Nachdenken!** – Was tun Sie hier eigentlich? Muss das wirklich sein? Zum Schluss folgt: **Jetzt handeln** (z. B. Ruhepause, Haltung ändern)! Wenn Sie öfter so eine Auszeit von Ihrem Alltag nehmen, werden Sie sich wundern, wie oft Sie etwas an Ihrem Verhalten verändern, und feststellen, was Sie entlastet – und dann eventuell sogar weniger Rückenschmerzen haben.

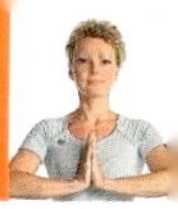

Berliner Droschkenkutscher, von denen die eine Haltung abgeschaut wurde, bereits vor über hundert Jahren genau wussten, wie sie kurze Pausen auf ihrem Kutschbock zur Entspannung nutzen konnten!

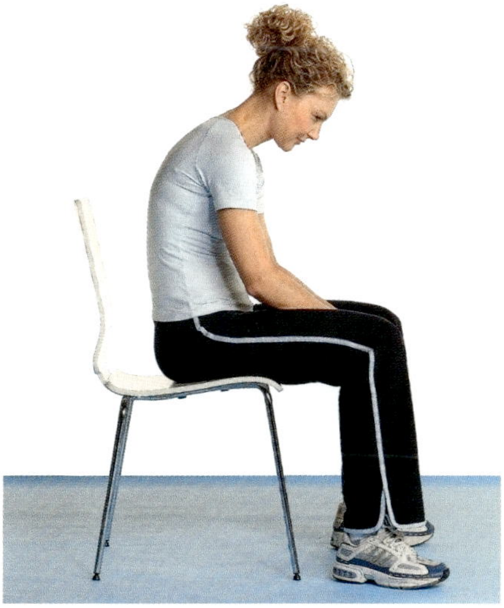

**Kutscherhaltung:** Sie sitzen mit hüftbreit geöffneten Beinen vorn auf dem Stuhl, die Füße stehen auf dem Boden, und die Fußspitzen zeigen leicht nach außen. Die Arme hängen locker vor Ihnen nach unten, die Unterarme liegen auf den Oberschenkeln. Der Kopf ist entspannt nach vorn geneigt.

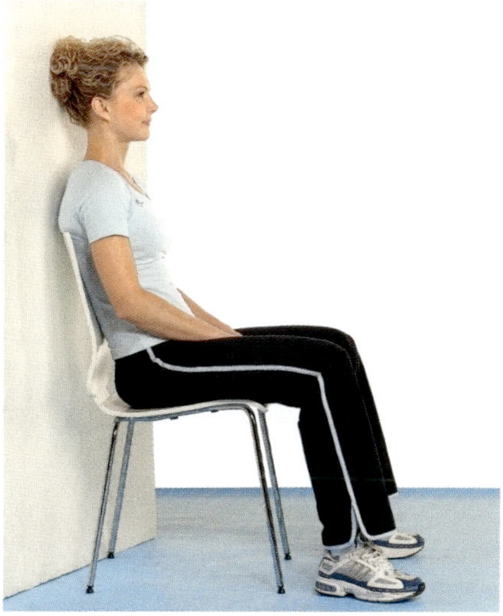

**Passive Sitzhaltung/Lümmeln:** Setzen Sie sich aufrecht mit hüftbreit geöffneten Beinen auf einen Stuhl. Lehnen Sie sich mit dem Rücken an die Lehne, Ihre Unterarme ruhen auf Ihren Oberschenkeln. Kopf und Oberkörper werden von der Stuhllehne oder einer Wand gestützt.

### Weitere Entspannungstechniken

Meist ist es jedoch auch sinnvoll, gezielte Entspannungstechniken einzusetzen. Es gibt zahlreiche Methoden, die sich bei Rückenpatienten bewährt haben und die Sie unter Anleitung rasch erlernen können:

Ich habe für mich persönlich einige Elemente aus dem Yoga als ideale Entspannungsmethode entdeckt und praktiziere sie schon seit vielen Jahren mit Erfolg. Doch bei Ihnen mag dies ganz anders sein. Probieren Sie auch hier einfach aus, was Ihnen guttut – falls Sie zum Beispiel feststellen, dass Yoga nichts für Sie ist, belegen Sie einen Kurs in autogenem Training.

- Bewegung kombiniert mit Atemübungen und meditativen Einheiten beim **Yoga** stärkt den Körper und sorgt für Ruhe und Ausgeglichenheit – ideal also bei Rückenproblemen! Einige besonders für den Rücken geeignete Übungen finden Sie ab Seite 222.

- **Tai-Chi** ist eine asiatische Bewegungsmeditation, die neben langsamen Bewegungsabfolgen zusätzlich meditative Elemente enthält. Es fördert die Beweglichkeit, das Körperbewusstsein und die Entspannung.
- **Qigong** ist ähnlich dem Tai-Chi, beinhaltet jedoch mehr statische Übungen und bewusste Atemtechnik. Es hilft durch seine sanften Bewegungen, durch Konzentrations- und Atemübungen dabei, Stress abzubauen. Qigong lernen Sie wie Tai-Chi am besten unter professioneller Anleitung.
- Bei **autogenem Training** arbeitet man darauf hin, den gesamten Körper mithilfe der eigenen Vorstellungskraft zu entspannen. Allein die Vorstellung von Ruhe, Schwere und Wärme in einzelnen Körperteilen bewirkt dabei, dass sich Verspannungen der Muskulatur lösen.
- Die **progressive Muskelrelaxation** nach Jacobson beruht auf der Tatsache, dass sich Muskeln nach einer gezielten Anspannung sehr viel besser entspannen können. Da diese Methode besonders leicht zu erlernen ist und man sie überall, wo man etwas Ruhe findet, ausführen kann, möchte ich Sie Ihnen nachfolgend näher vorstellen (siehe unten).
- Die **Feldenkrais-Methode** zielt darauf ab, sich Bewegung bewusst zu machen und dadurch insgesamt ein besseres Körperbewusstsein zu schaffen. Da Rückenprobleme ihre Ursache oft im unachtsamen Umgang mit dem eigenen Körper haben, hilft diese Methode hier oftmals.

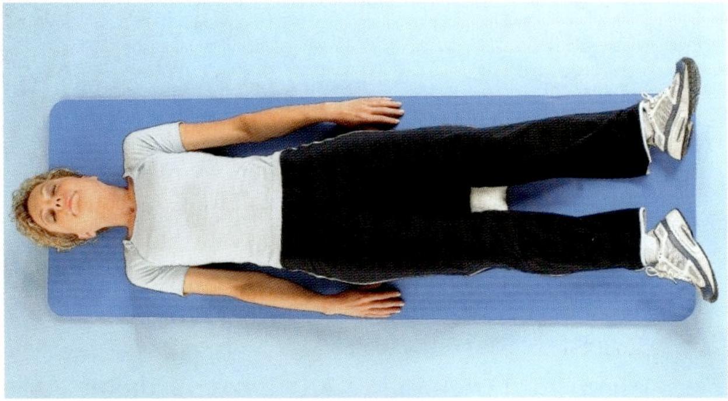

**Progressive Muskelrelaxation:** Legen Sie sich mit hüftbreit geöffneten Beinen auf den Boden. Unter der Lendenwirbelsäule und den Knien befindet sich je ein zusammengefaltetes Handtuch. Die Arme liegen seitlich am Körper. Versuchen Sie bewusst, die Muskeln in allen Körperbereichen zu entspannen.

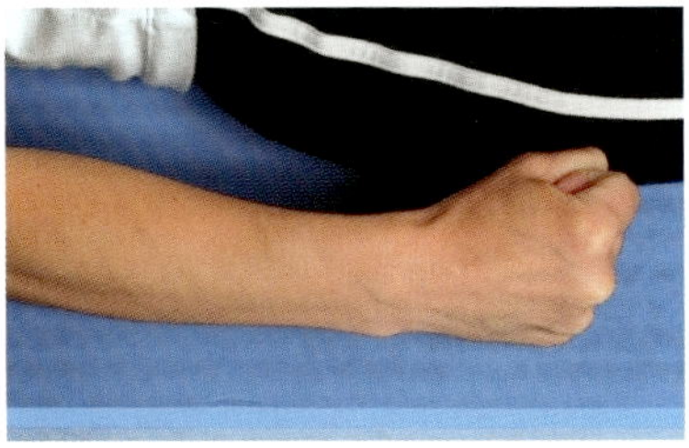

**Anspannung:** Spannen Sie nacheinander verschiedene Körperpartien (hier die Fäuste) mit aller Kraft an und halten Sie die Muskelanspannung jeweils für 5 Sekunden, bevor Sie sie wieder lösen.

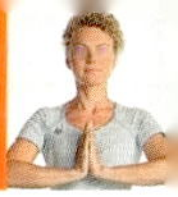

**Progressive Muskelrelaxation nach Jacobson**
Bei der Jacobson-Methode spannen Sie verschiedene Muskelgruppen immer stärker an, um sie danach bewusst loszulassen. Wer das Prinzip verstanden hat, kann diese Methode überall einsetzen. Konzentrieren Sie sich zunächst auf Ihre Hände und ballen Sie sie mit aller Kraft zu Fäusten. Nach 5 Sekunden entspannen Sie die Muskeln wieder und versuchen den Unterschied zwischen An- und Entspannung wahrzunehmen. Nach 15 Sekunden ballen Sie die Hände nur mit 50 Prozent Ihrer Kraft zu Fäusten. Merken Sie den Unterschied? Die Übung wird mit vielen Muskeln von Hand bis Fuß durchgeführt: Sie verbessert die Körperwahrnehmung und verringert die Muskelanspannung.

## Lebensstilveränderungen, die sich lohnen

Besonders hervorheben möchte ich die Bedeutung des Gewichts für Ihre Rückengesundheit. Jedes überschüssige Kilo beansprucht Ihre Bandscheiben, Muskel- und Bandstrukturen, sodass ich Ihnen nur dringend raten kann, Ihr Gewicht auf einen Body-Mass-Index (BMI) von 20 bis 25 einzustellen. Und so berechnen Sie Ihren BMI: Notieren Sie Ihr Körpergewicht in Kilogramm, nehmen wir als Beispiel 75 Kilogramm. Danach messen Sie Ihre Körpergröße, die beispielsweise 1,75 Meter beträgt. Multiplizieren Sie nun Ihre Körpergröße mit sich selbst (1,75 · 1,75) und teilen Sie dann Ihr Gewicht durch das Ergebnis (3,06). Ihr persönlicher BMI beträgt in diesem Beispiel also 24,51. Bei einem Body-Mass-Index, der größer als 25 ist, liegt bereits Übergewicht vor.

Da der BMI nichts über das Risiko für Erkrankungen wie Bluthochdruck, Arterienverkalkung, Herzinfarkt oder Diabetes aussagt, wird stattdessen oft der Bauchumfang angegeben. Als Richtlinie gilt: Frauen mit einem Bauchumfang von 81 bis 88 Zentimeter sind bereits übergewichtig, Männer bei 95 bis 102 Zentimeter. Falls Sie mit einer Gewichtsreduktion allein nicht zurechtkommen, konsultieren Sie Ihren Arzt oder einen anderen Fachmann.

Zudem ist es wichtig, dass Bewegung einen festen Platz in Ihrem Alltag findet. Neben Sport (siehe Seite 112) gibt es tagtäglich viele weitere Möglichkeiten, sich mehr zu bewegen, ohne gleich zum Leistungssportler zu werden. Legen Sie zum Beispiel kurze Entfernungen zu Fuß zurück, nehmen Sie das Fahrrad für etwas längere Strecken und wählen Sie statt des Fahrstuhls die Treppe.

Legen Sie auch bewusste Rückenpausen ein, beispielsweise mittags oder bei längeren Autofahrten. Ein rückenfreundlicher Arbeitsplatz, der auf verschiedene Sitzpositionen einstellbar ist, den Computer auf Augenhöhe bringt und das Telefonieren im Stehen erlaubt, ist ebenfalls sinnvoll.

Die bekannteste Methode, die das Körpergewicht bewertet, ist der Body-Mass-Index (BMI).
Er gibt das Körpergewicht eines Menschen im Verhältnis zu seiner Körpergröße an. Besonders leicht zu messen ist der Bauchumfang, der noch dazu etwas über das Risiko aussagt, an Herz-Kreislauf-Erkrankungen und Diabetes zu erkranken.

# 1. Entspannung und Stressabbau durch Yoga

Yoga verleiht Ihnen ein besseres Körperbewusstsein und stärkt den gesamten Organismus. Bei regelmäßigem Training werden Sie über Zwischenstufen wie meditative Versenkung einen Effekt spüren, der über die körperliche Ebene hinausgeht: Sie werden feststellen, dass Yoga Gelassenheit und Kraft gibt. Ich kann Ihnen Yoga nicht nur bei Rückenschmerzen, sondern grundsätzlich empfehlen. Die folgenden fünf Übungen sollen Ihnen einen Vorgeschmack geben, was Yoga Ihnen alles bieten kann. Sie ersetzen allerdings keinen erfahrenen Yoga-Lehrer, der Sie in die Hintergründe des Yoga und die richtige Atemtechnik einführt.

## Knie-Schenkel-Streckung

Mit dieser Übung im Sitzen verbessern Sie die Durchblutung Ihres unteren Rückens und des gesamten Bauch- und Beckenbereichs. Sie ziehen dabei Ihre Fersen 30 Sekunden lang zur Beckenmitte. Führen Sie zwei Wiederholungen durch.

**3-mal**

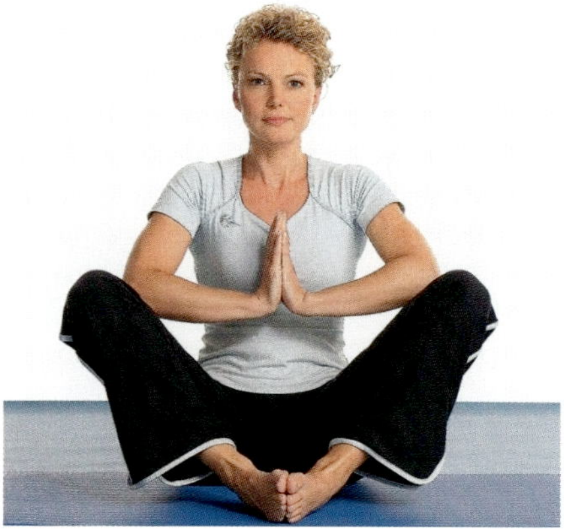

**Ausgangsposition:** Sie sitzen aufrecht auf dem Boden, ziehen die Füße, so weit es Ihnen schmerzlos möglich ist, Richtung Gesäß und pressen die Fußsohlen zusammen. Ihre Handinnenflächen berühren sich vor Ihrer Brust. Nach 30 Sekunden lösen Sie die Spannung und atmen aus.

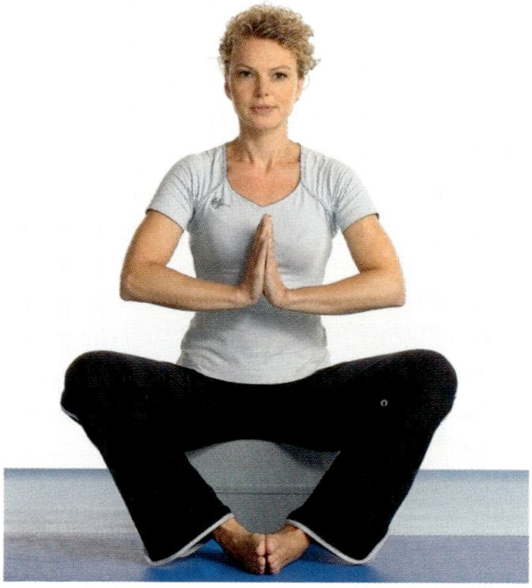

**Variante bei Rückenbeschwerden:** Sie sitzen aufrecht auf einer ca. 30 Zentimeter hohen Unterlage, sodass die Hüfte entlastet und es leichter wird, die Fußsohlen vor dem Körper zusammenzuführen. Atmen Sie ein und ziehen Sie dann die Fußsohlen Richtung Beckenmitte.

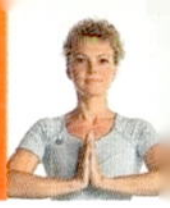

# Kriegerstellung

Diese Übung, die bei Schmerzen im unteren Rückenbereich hilft, stärkt die Oberschenkel- und Hüftmuskulatur. Sie trainiert Ihr Gleichgewicht und wirkt kreislaufanregend. Sie stehen seitlich in breiter Grätschstellung, dabei halten Sie Ihr Becken gerade, die Wirbelsäule aufrecht. Führen Sie die Übung auf jeder Seite dreimal durch.

**3-mal**

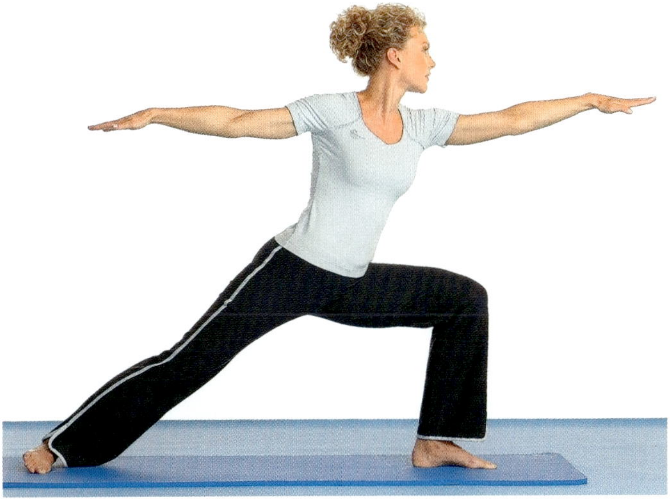

**Endposition:** Sie machen einen großen Ausfallschritt, Ihr gebeugtes linkes Bein steht vorn, Ihr rechtes ausgestrecktes Bein hinten. Ihr Gewicht ruht gleichmäßig auf beiden Beinen. Die Arme bilden mit Ihren Schultern eine Linie, die Handflächen zeigen nach unten. Ihr Blick ist nach vorn gerichtet. Nach 30 Sekunden entspannen Sie Ihren Körper wieder.

# Drehsitz

Der Drehsitz lockert Verspannungen im Schulterbereich und trainiert die Beweglichkeit und Rotationsfähigkeit Ihrer Wirbelsäule. Wenn Sie Ihre Hände nicht hinter Ihrem Körper zusammenführen können, nehmen Sie ein Handtuch zu Hilfe, das Sie an den Enden greifen. Führen Sie die Übung auf jeder Seite dreimal durch.

**3-mal**

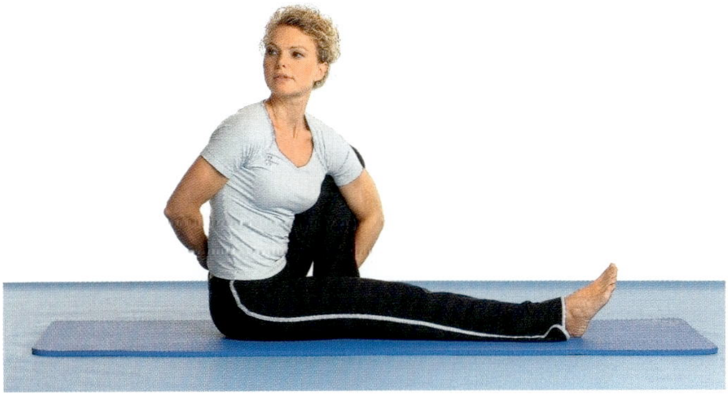

**Endposition:** Strecken Sie im Sitzen Ihr rechtes Bein aus und winkeln Sie Ihr linkes Bein so weit wie möglich an. Drehen Sie Ihren Oberkörper nach rechts und greifen Sie mit dem linken Arm um Ihr linkes Bein. Führen Sie beide Hände hinter Ihrem Rücken zusammen. Ihr Blick ist nach hinten gerichtet. Nach 30 Sekunden entspannen Sie Ihren Körper.

# Baum

Diese Übung im Stehen ist besonders geeignet, Ihren Gleichgewichtssinn zu stärken, da Sie möglichst lang auf einem Bein stehen. Sie kräftigt die tiefen Rumpfmuskeln, die Fuß- und die Beinmuskulatur und mobilisiert zudem die Hüftgelenke. Führen Sie die Übung auf jeder Seite dreimal durch.

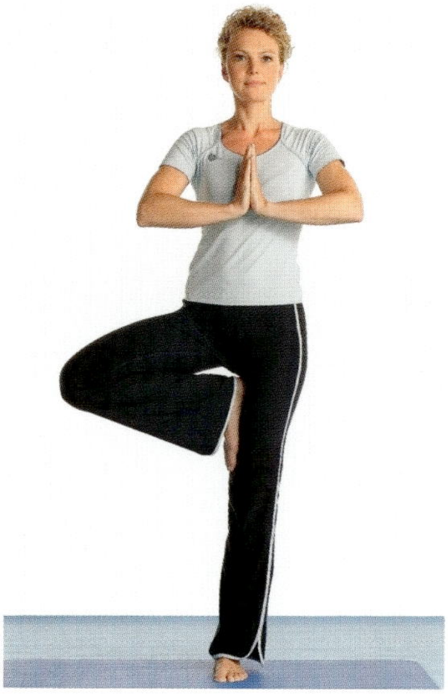

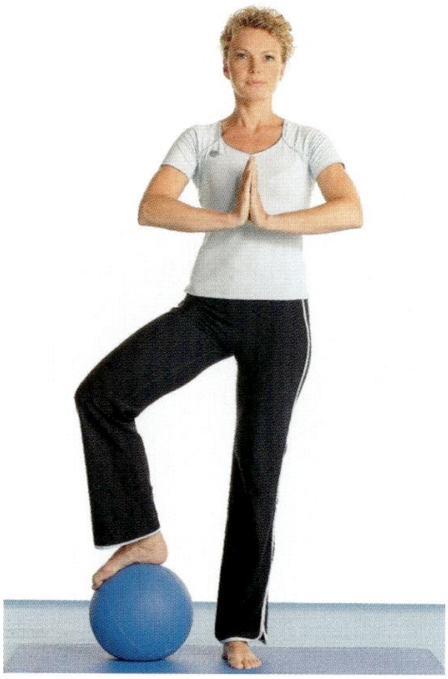

**3-mal**

**Endposition:** Sie stehen aufrecht und führen den rechten Fuß mit der Fußsohle an die Innenseite des linken Oberschenkels. Die Handinnenflächen berühren sich vor der Brust. Halten Sie die Position, so lang es Ihnen möglich ist.

**Variante für Anfänger:** Sie stehen aufrecht. Setzen Sie Ihren rechten Fuß seitlich auf einen rechts vor Ihnen liegenden Ball und führen Sie die Handflächen vor der Brust zusammen. Halten Sie die Position so lang wie möglich.

# Katze

Diese Übung im Sitzen unterstützt die Dehnung der Bein- und Beckenmuskulatur und streckt die Wirbelsäule. Sie beugen Ihren Oberkörper, so weit es Ihnen möglich ist, nach vorn und halten diese Stellung 30 Sekunden. Führen Sie zwei Wiederholungen durch.

**3-mal**

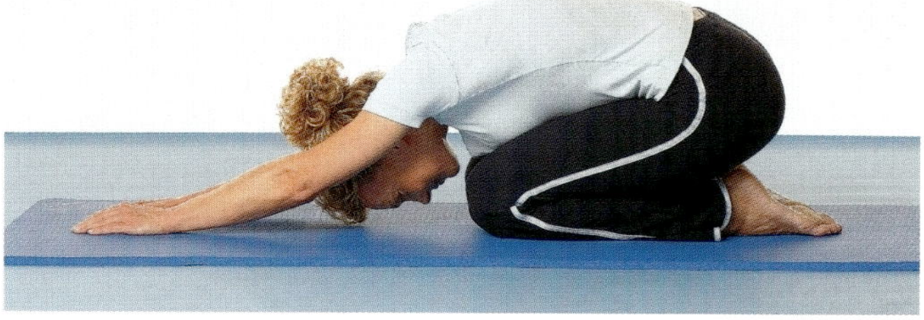

**Endposition:** Setzen Sie sich bei etwa hüftbreit geöffneten Beinen auf die Fersen, beide Arme werden nach oben gestreckt. Beugen Sie den Oberkörper dann so weit wie möglich nach vorn, die gestreckten Arme folgen der Bewegung. Die Handflächen berühren den Boden.

# 2. Rückentraining im Fitnessstudio

Während Fitnessstudios bis vor einigen Jahren noch einen schlechten Ruf hatten, sind heute viele mit modernsten Geräten ausgestattet, die sogar ganze Muskelketten gezielt trainieren können. Wählen Sie am besten ein Studio, das als Präventionszentrum gilt. Besonders zu empfehlen sind Studios, die auf einen großen Kardio-Trainingsbereich mit vielen Crosstrainern, Fahrrädern und Laufbändern Wert legen, um auch Ihre Ausdauer zu verbessern.

Die nachfolgenden Übungen sind so konzipiert, dass sie die am häufigsten vernachlässigten Muskelbereiche stärken. Die Geräte, die Sie hierfür benötigen, finden Sie in nahezu jedem Fitnessstudio. Trainieren Sie die folgenden Übungen (wenn nicht anders angegeben) auf der Gewichtsstufe, auf der es Ihnen gelingt, 20 Wiederholungen auszuführen. Führen Sie die Übung 15-mal aus, machen Sie eine kurze Pause und führen Sie dann fünf weitere Serien mit je 15 Wiederholungen aus.

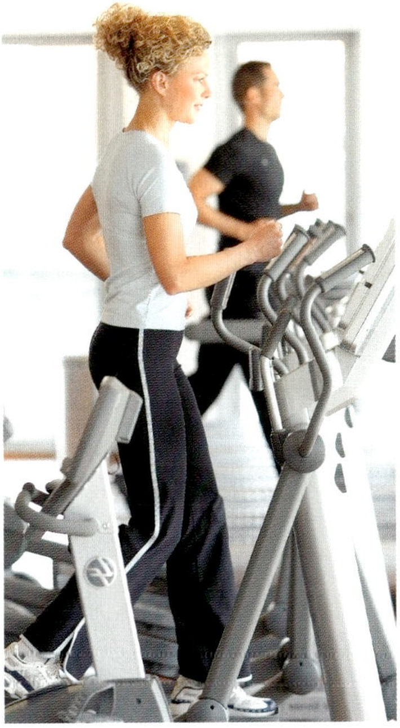

**Crosstrainer:** Der ständige Bodenkontakt beider Füße verhindert eine einseitige Wirbelsäulenbelastung.

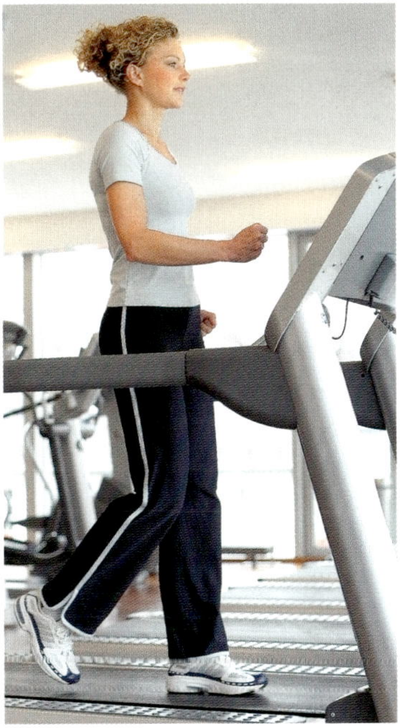

**Laufband:** Das Walking-Training mit kleiner Schrittlänge fördert den Stoffwechsel der Bandscheiben.

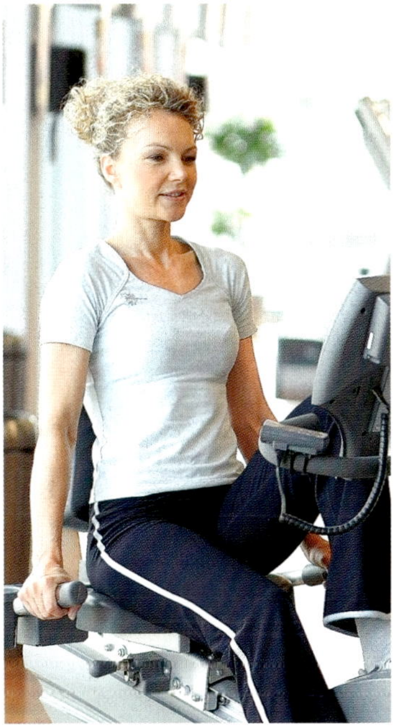

**Fahrrad:** Moderne Geräte ermöglichen ein Training mit aufrechter, gleichmäßig belasteter Wirbelsäule.

# Row

Diese Übung ist besonders für Sie geeignet, wenn Sie unter einem starken Rundrücken oder einer Skoliose leiden, Ihre Brustwirbelsäule also zu stark nach hinten gekrümmt ist. Sie ziehen dabei im Sitzen beide Ellbogen gegen einen Widerstand möglichst weit nach hinten, sodass sich bei regelmäßigem Training die Brustwirbelsäule wieder aufrichtet. Wenn in Ihrem Studio keine Row-Maschine zur Verfügung steht, können Sie die Übung auch an einem Seilzug ausführen. Bewegen Sie sich langsam und kontrolliert.

15-mal

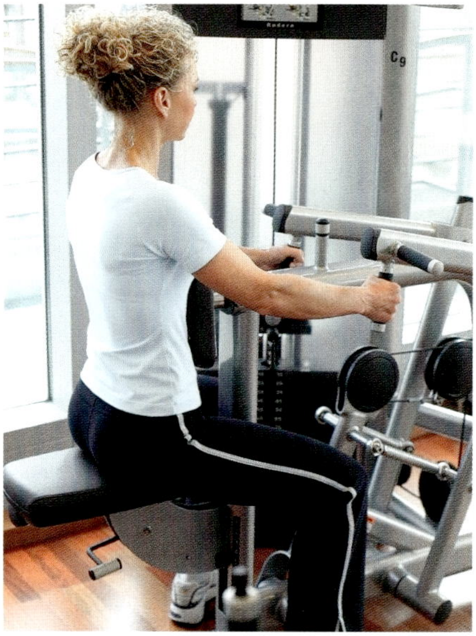

**Ausgangsposition:** Setzen Sie sich aufrecht hin, die Füße sind etwas nach außen gerichtet. Der Kopf ist gerade in Verlängerung der Wirbelsäule, die Hände der gestreckten Arme fassen die Griffe.

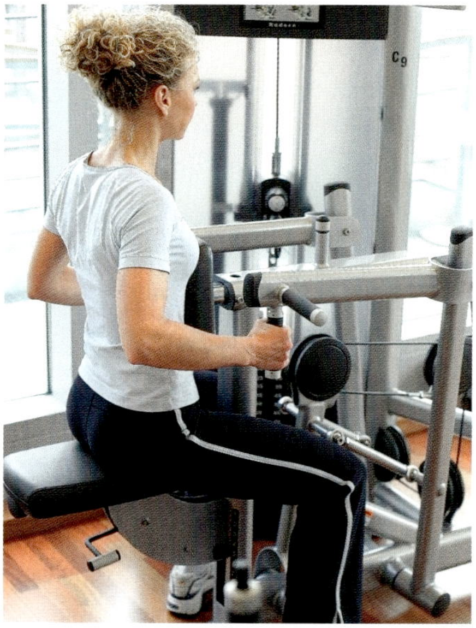

**Endposition:** Ziehen Sie die Ellbogen nach hinten. Halten Sie den Kopf gerade und ziehen Sie die Schultern nicht nach oben. Gehen Sie nach 1 bis 2 Sekunden in die Ausgangsposition zurück.

**Das bewirkt die Übung**

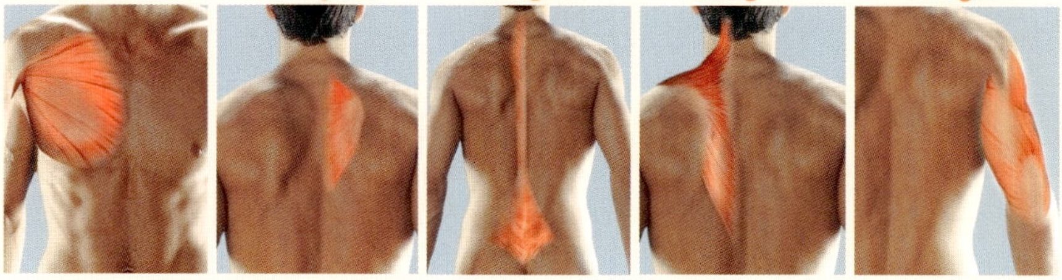

# Rückenstrecker

Bei der folgenden Übung, die die gerade Rückenmuskelkette kräftigt, senken Sie aus dem Kniestand heraus Ihren Oberkörper ab und richten ihn dann wieder auf. Stellen Sie den Fußadapter so ein, dass mindestens die vordere Hälfte Ihrer Fußsohle Kontakt zur Platte hat, Ihre Wadenmuskulatur sollte leicht angespannt sein. Ihr Beckenkamm, also der obere Rand des Beckens, sollte auf dem Polster aufliegen. Führen Sie die Bewegungen wieder langsam und kontrolliert aus.

15-mal

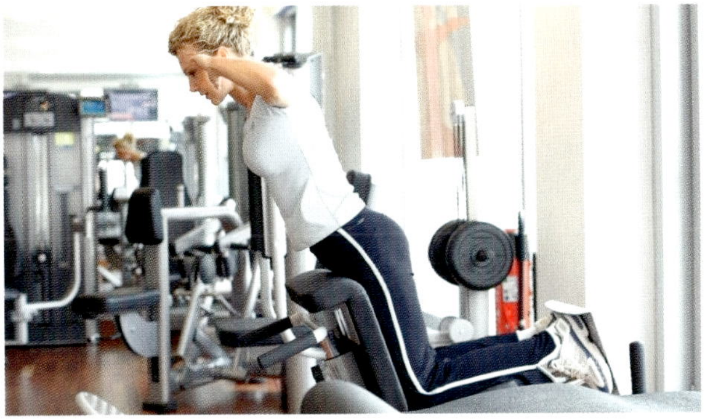

**Ausgangsposition:** Knien Sie sich auf das Gerät, der Oberkörper bildet eine Linie mit den Oberschenkeln. Das Becken ist nach hinten gekippt. Die Hände ruhen an den Schläfen.

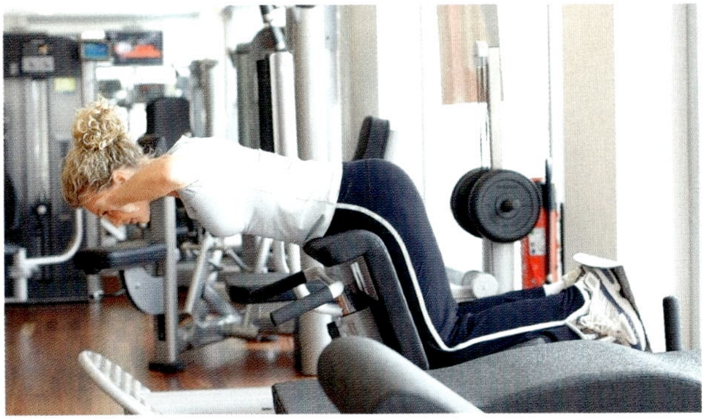

**Endposition:** Neigen Sie den geraden Oberkörper langsam nach vorn in die Horizontale, das Becken wird dabei ebenso nach vorn gekippt. Gehen Sie nach 1 bis 2 Sekunden in die Ausgangsposition zurück.

**Das bewirkt die Übung**

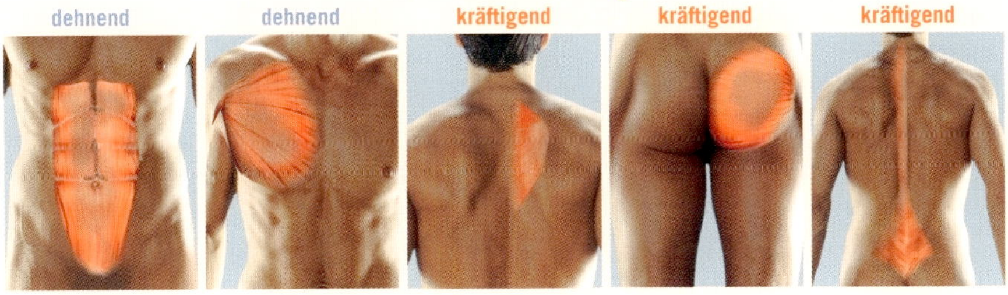

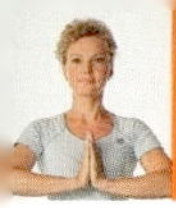

# Latzug

Die durch dieses Gerät vorgegebene aufrechte Haltung Ihrer Wirbelsäule ermöglicht ein Training auch bei bestehenden Haltungsproblemen oder kurz danach. Bei der Übung ziehen Sie Ihre nach oben ausgestreckten Arme gegen einen Widerstand nach unten an Ihren Körper heran und vermindern so den Druck auf die Bandscheiben. Führen Sie zwei bis drei Serien mit jeweils acht bis zehn Wiederholungen mit geringer Gewichtsbelastung durch. Sie können die Übung immer wieder zwischen andere Übungen einschieben.

**8-mal**

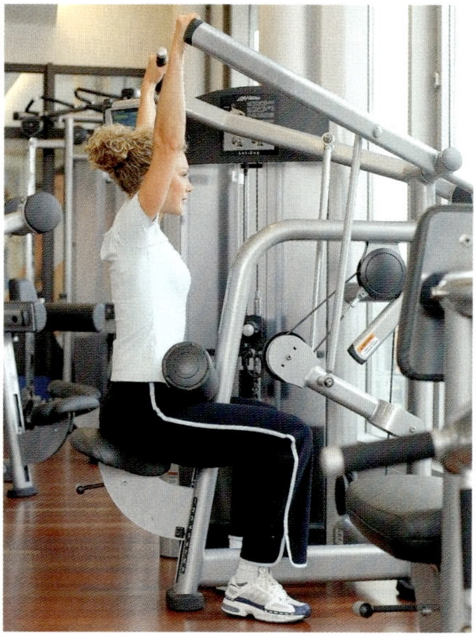

**Ausgangsposition:** Sie sitzen aufrecht, die Hände sind etwas mehr als schulterbreit auseinander, die Arme fast ausgestreckt. Der Kopf ist gerade in Verlängerung der Wirbelsäule, die Schultern bleiben unten.

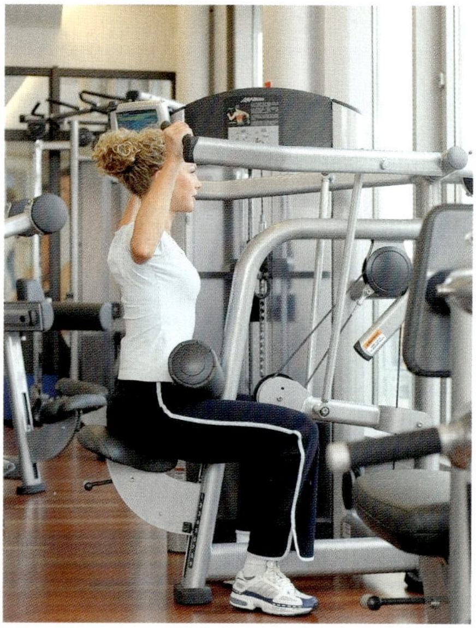

**Endposition:** Ziehen Sie die Hände langsam und kontrolliert nach unten. Halten Sie dabei den Kopf gerade, die Schultern bleiben weiterhin unten. Gehen Sie nach 1 bis 2 Sekunden in die Ausgangsposition zurück.

**Das bewirkt die Übung**

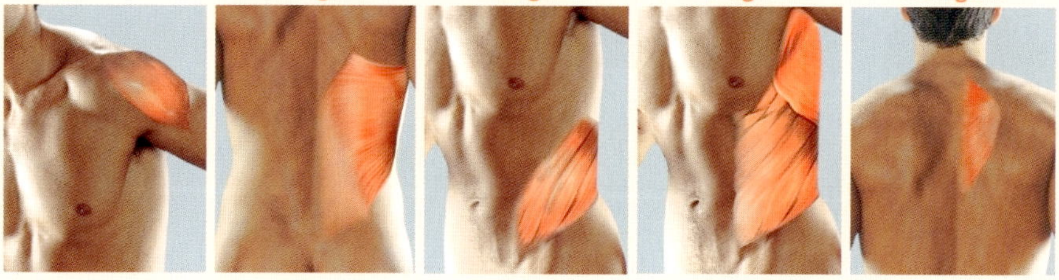

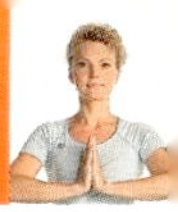

# Backextension

Bei dieser Übung bewegen Sie im Sitzen Ihren Oberkörper gegen einen Widerstand nach hinten, sodass die Rückenstreckermuskeln gekräftigt werden. Achten Sie darauf, dass Ihre Füße ständig Bodenkontakt haben. Halten Sie außerdem Ihren Kopf ruhig auf den Schultern und überstrecken Sie ihn nicht nach hinten. Kippen Sie das Becken wie bei der Übung Rückenstrecker (siehe Seite 227). Wenn das Trainingsgerät über keine Handgriffe verfügt, verschränken Sie Ihre Arme vor der Brust.

**15-mal**

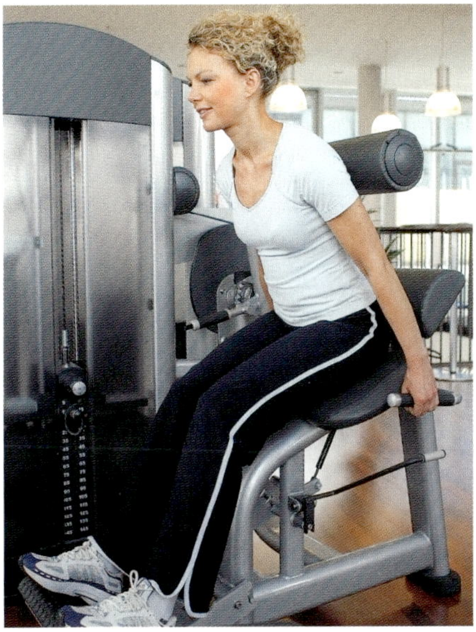

**Ausgangsposition:** Sie sitzen mit hüftbreit geöffneten Beinen, die Oberschenkel zeigen nach vorn unten. Ihre Hände umfassen die Handgriffe, Ihr Oberkörper ist leicht vorgeneigt, aber gerade.

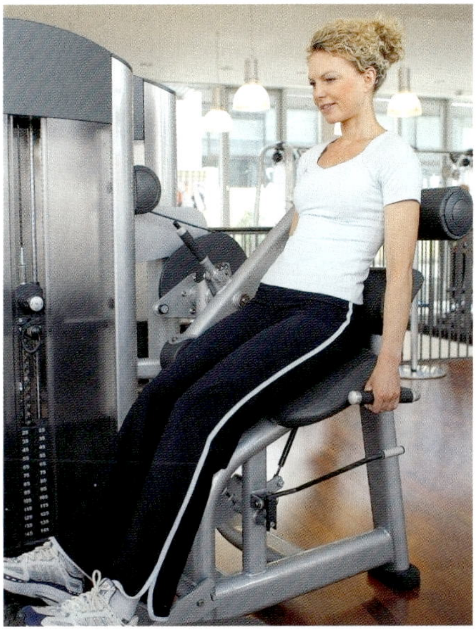

**Endposition:** Bewegen Sie Ihren Oberkörper gegen den Widerstand des Geräts langsam und kontrolliert nach hinten. Gehen Sie nach 1 bis 2 Sekunden wieder in die Ausgangsposition zurück.

**Das bewirkt die Übung**

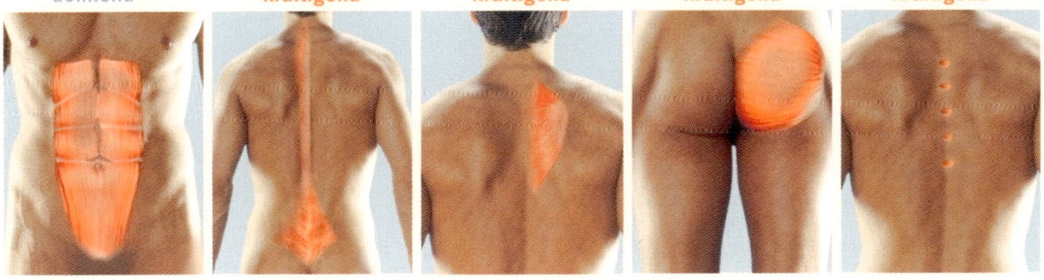

## Bildnachweis

**Corbis:** Alison Wright 113 (m); Reed Kaestner 116 (2. v.r.); Ted Levine 113 (r.); **Dr. Kai-Uwe Nielsen:** 75–85, 87–97, 99–109, 122–145, 179–189, 191–201, 203–212, 219, 220, 222–229; **Fotolia:** Alexander Rochau 113 (2. v.l.), 116 (2. v.l.), 116 (r.); Dennis Oblander 116 (l.); Franz Pfluegl 115 (2. v.l.); Petra Eckerl 115 (m.); shoot4u 116 (m.); **Gettyimages:** B2M Productions 115 (r.); Glowimages 113 (2. v.r.); Inti St. Clair 115 (l.); Ryan McVay 113 (l.); **Jana Liebenstein:** 8/9, 40/41, 44, 46–50, 54–73, 110/111, 146/147, 176/177, 213, 214/215

### Hinweis

Die im Buch und auf der DVD veröffentlichten Ratschläge wurden mit größter Sorgfalt von Autor und Verlag erarbeitet und geprüft. Eine Garantie kann jedoch nicht übernommen werden. Ebenso ist eine Haftung des Autors bzw. des Verlags und seiner Beauftragten für Personen-, Sach- oder Vermögensschäden ausgeschlossen.

Erkrankungen mit ernstem Hintergrund gehören immer in ärztliche Behandlung. Bei bereits bestehenden Beschwerden kann das Buch deshalb keinen fachärztlichen Rat ersetzen.